薬膳と漢方の食材小事典

体にいい食べ方、食材の組み合わせがよくわかる

監修
東邦大学医学部東洋医学研究室
橋口 亮　田中耕一郎
奈良和彦　千葉浩輝

食材219種
生薬57種

日本文芸社

はじめに

　2000年程前の東洋医学書、『黄帝内経(こうていだいけい)』では、身体は、100年間は生きるようにつくられていると書かれています。
　その身体を育むのは――日々どのように過ごすのか、ということ。それには目に見える季節に応じた衣食住に関する具体的な行動はもちろん、はたからは見えない心の中、「日々なにを考えて過ごすのか」という気持ちも含みます。

　東洋医学では、常にがんばり続けるという発想はありません。あるときは目標に向かって走るのもよいでしょう。しかし、そのぶん、しっかりと心も身体も緩ませ、ゆっくりと時を過ごすことも同じくらいに大切なことと考えています。
　だからといって休みすぎると、健康が損なわれるとされています。両方の側面が伴ってこそ、健康のバランスがとれるのです。

　本書は、季節に沿った食生活をテーマに食材の東洋医学的効能について解説したものです。大自然に育まれた、季節ごとの旬のものをいただきながら、自身の身体を振り返ることは、あわただしい日常の中で、今という時を過ごす貴重な機会となります。
　あまりストイックにならず、できる範囲で楽しみながら生活の中に取り入れてみてください。
　本書が、皆さまの健康に役立てれば、非常にありがたく思います。

監修者を代表して
東邦大学医学部東洋医学研究室
田中耕一郎

CONTENTS

- 2 　はじめに
- 8 　本書の使い方

Part 1　薬膳と漢方のキホン

- 10　薬膳と漢方の考え方
- 16　今のあなたの体質傾向は？
  - 19　気虚／気滞
  - 20　血虚／瘀血
  - 21　陽虚／陰虚
  - 22　水毒／実熱

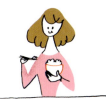

Part 2　春の食材

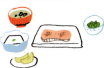

植物性食材

- 24　青じそ〈おおば〉
- 25　あさつき
- 26　いちご
- 27　うど
- 28　オレンジ、みかん
- 29　かぶ
- 30　キャベツ
- 31　グリーンアスパラガス
- 32　グリンピース・さやえんどう
- 33　グレープフルーツ
- 34　黒きくらげ
- 35　せり
- 36　セロリ
- 37　たけのこ
- 38　たまねぎ
- 39　豆苗
- 40　菜の花
- 41　パプリカ、ピーマン
- 42　ふき・ふきのとう
- 43　ゆず、レモン
- 44　よもぎ
- 45　わらび

動物性食材

- 46　いか
- 47　えび
- 48　かつお、まぐろ
- 49　ヨーグルト

Part 3　梅雨の食材

植物性食材

- 52　あずき
- 53　枝豆
- 54　大麦
- 55　金針菜
- 56　桑の実〈マルベリー〉
- 57　こんぶ、のり、わかめ
- 58　さくらんぼ
- 59　しいたけ
- 60　じゃがいも
- 61　しょうが
- 62　そら豆
- 63　大豆・豆腐
- 64　とうもろこし
- 65　納豆
- 66　にんじん
- 67　にんにく
- 68　パクチー〈コリアンダー〉
- 69　ひじき
- 70　びわ
- 71　みょうが
- 72　ラズベリー
- 73　らっきょう
- 74　緑豆・緑豆もやし・はるさめ

動物性食材

- 75　あさり、しじみ
- 76　あじ
- 77　いわし
- 78　はまぐり
- 79　鶏肉

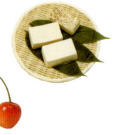

Part 4　夏の食材

植物性食材

- 84　アボカド
- 85　いちじく
- 86　梅
- 87　オクラ
- 88　かぼちゃ
- 89　キウイフルーツ
- 90　きゅうり
- 91　高野豆腐〈凍り豆腐〉
- 92　さやいんげん
- 93　ししとう〈ししとうがらし〉
- 94　すいか
- 95　すもも
- 96　そば
- 97　とうがん
- 98　トマト
- 99　梨
- 100　なす
- 101　にがうり〈ゴーヤー〉
- 102　パイナップル／バナナ
- 103　パパイヤ／ぶどう
- 104　ブルーベリー
- 105　メロン
- 106　桃
- 107　モロヘイヤ／レタス

動物性食材
- 108 岩がき
- 109 うなぎ
- 110 かに
- 111 牛肉
- 112 すずき
- 113 たこ
- 114 とびうお〈あご〉
- 115 ほたて
- 116 ムール貝

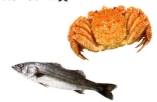

Part 5　秋の食材

植物性食材
- 118 柿
- 119 かぼす
- 120 かりん
- 121 菊花
- 122 ぎんなん
- 123 くこの実
- 124 栗
- 125 黒豆
- 126 玄米・胚芽米
- 127 ごま
- 128 小麦
- 129 こんにゃく
- 130 ざくろ
- 131 雑穀
  （あわ、キヌア、きび、黒米など）
- 132 さつまいも
- 133 さといも
- 134 しめじ
- 135 白きくらげ
- 136 ながいも、やまいも
- 137 ナッツ類
  （アーモンド、カシューナッツなど）
- 138 なつめ
- 139 白米・ビーフン・フォー
- 140 はすの実
- 141 はと麦
- 142 プルーン
- 143 まいたけ
- 144 松の実
- 145 ゆりね
- 146 らっかせい〈ピーナッツ〉
- 147 りんご
- 148 れんこん
- 149 ワイルドライス

動物性食材
- 150 鴨肉
- 151 牛乳
- 152 さけ
- 153 さば
- 154 さんま
- 155 たまご
- 156 チーズ
- 157 豚肉

Part 6　冬の食材

植物性食材

- 162　カリフラワー
- 163　きんかん
- 164　くず・くず粉
- 165　くるみ
- 166　ごぼう
- 167　小松菜
- 168　春菊
- 169　大根
- 170　チンゲン菜
- 171　にら
- 172　ねぎ
- 173　白菜
- 174　ブロッコリー
- 175　ほうれんそう

動物性食材

- 176　かき
- 177　かれい
- 178　さわら
- 179　たい
- 180　たら
- 181　たらこ
- 182　羊肉（ラム、マトン）
- 183　ひらめ
- 184　ぶり

Part 7　通年の食材

調味料など

- 186　えごま油／オリーブ油／花椒、山椒／からし、マスタード
- 187　カルダモン／ココナッツミルク
- 188　こうじ／こしょう／ごま油／砂糖
- 189　塩／シナモン／しょうゆ／酢
- 190　セージ／ターメリック〈ウコン〉
- 191　丁子〈クローブ〉／とうがらし
- 192　なたね油〈キャノーラ油〉／ナツメグ
- 193　バジル／パセリ
- 194　バター／はちみつ／はっか〈ミント〉
- 195　八角〈スターアニス〉／フェンネル〈ういきょう〉
- 196　玫瑰花／みそ／みりん

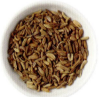

嗜好品

- 197　ウーロン茶／紅茶／コーヒー／ココア
- 198　ジャスミン茶／焼酎／日本酒／ハイビスカス茶
- 199　プーアル茶／緑茶／ローズヒップ茶／ワイン

Part 8 よく使われる生薬

- 206 阿膠／鬱金
- 207 黄耆
- 208 黄柏
- 209 黄芩／黄連
- 210 艾葉
- 211 藿香
- 212 葛根
- 213 乾姜
- 214 甘草
- 215 桔梗／枳実
- 216 杏仁
- 217 金銀花／荊芥
- 218 桂皮
- 219 膠飴／紅花
- 220 香附子／厚朴
- 221 呉茱萸／五味子
- 222 柴胡
- 223 細辛／山査子
- 224 山梔子／山椒
- 225 地黄
- 226 芍薬
- 227 石膏／川芎
- 228 蒼朮／蘇葉
- 229 大黄
- 230 大棗
- 231 沢瀉／知母
- 232 釣藤鈎
- 233 陳皮
- 234 当帰
- 235 冬虫夏草／桃仁
- 236 杜仲
- 237 人参
- 238 麦門冬
- 239 薄荷
- 240 半夏
- 241 白朮／枇杷葉
- 242 茯苓
- 243 附子
- 244 防風／牡丹皮
- 245 麻黄
- 246 竜眼肉／霊芝

Q&A
- 50 もっと知りたい　薬膳Q&A①
- 200 もっと知りたい　薬膳Q&A②

Recipe
- 80 かんたん薬膳にチャレンジ！①　薬膳茶
- 158 かんたん薬膳にチャレンジ！②　薬膳がゆ
- 202 かんたん薬膳にチャレンジ！③　薬膳酒

- 247 本書に登場する漢方用語解説
- 248 食材・生薬 五十音別さくいん
- 250 食材 症状別さくいん
- 253 食材 体質別さくいん

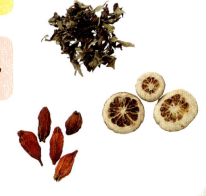

本書の使い方

本書は、その季節に食べたい身近な食材と、よく使われる生薬をわかりやすく解説しています。季節や体質、症状に合わせて、毎日の食事に役立ててください。

食材

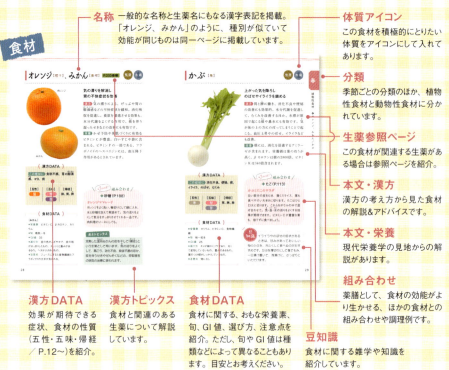

名称
一般的な名称と生薬名にもなる漢字表記を掲載。「オレンジ、みかん」のように、種別が似ていて効能が同じものは同一ページに掲載しています。

体質アイコン
この食材を積極的にとりたい体質をアイコンにして入れてあります。

分類
季節ごとの分類のほか、植物性食材と動物性食材に分かれています。

生薬参照ページ
この食材が関連する生薬がある場合は参照ページを紹介。

本文・漢方
漢方の考え方から見た食材の解説&アドバイスです。

本文・栄養
現代栄養学の見地からの解説があります。

組み合わせ
薬膳として、食材の効能がより生かせる、ほかの食材との組み合わせや調理例です。

豆知識
食材に関する雑学や知識を紹介しています。

漢方DATA
効果が期待できる症状、食材の性質（五性・五味・帰経／P.12〜）を紹介。

漢方トピックス
食材と関連のある生薬について解説しています。

食材DATA
食材に関する、おもな栄養素、旬、GI値、選び方、注意点を紹介。ただし、旬やGI値は種類などによって異なることもあります。目安とお考えください。

生薬

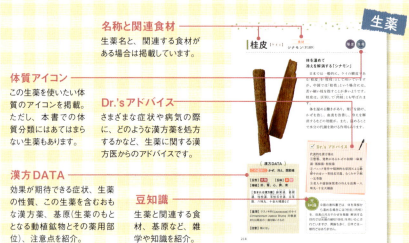

名称と関連食材
生薬名と、関連する食材がある場合は掲載しています。

体質アイコン
この生薬を使いたい体質のアイコンを掲載。ただし、本書での体質分類にはあてはまらない生薬もあります。

Dr.'sアドバイス
さまざまな症状や病気の際に、どのような漢方薬を処方するかなど、生薬に関する漢方医からのアドバイスです。

漢方DATA
効果が期待できる症状、生薬の性質、この生薬を含むおもな漢方薬、基原（生薬のもととなる動植鉱物とその薬用部位）、注意点を紹介。

豆知識
生薬と関連する食材、基原など、雑学や知識を紹介。

※本書で紹介している食材・生薬の効能は一般的なものです。個人の体質や体調、症状によっては異なります。また、病気や体調不良にお悩みの方は、医師など専門家にご相談のうえ、ご利用ください。

Part 1
薬膳と漢方のキホン

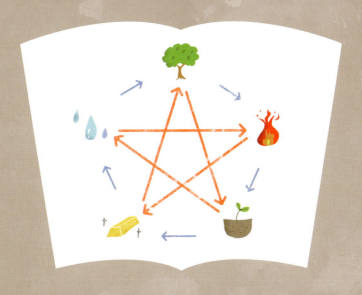

「薬膳」というと、街の薬膳専門レストランでないと
食べられないと思っていませんか？
実は、薬膳は、いつも使っている身近な食材でできるのです。
まずは、漢方の考え方を知っておきましょう。
薬膳とはなにか、自分の体質はどんなものかもわかってきます。
薬膳に使う食材は、自分の体質や季節によって変わるもの。
漢方のキホンのキから始めましょう！

薬膳と漢方の考え方

「薬膳」とはその人の体質に合ったオーダーメイドの食事

　漢方とは、漢方医学(東洋医学)のことをいい、漢方薬や薬膳、鍼灸なども含む医学を指します。西洋医学では、ひとつの病気に対してみな同じ治療を行いますが、漢方は、一人ひとりの体質に合わせた方法で症状を改善するのが特徴です。

　その考え方で体系づけられた食事療法が「薬膳」です。「人も自然の一部である」という漢方独自の思想に基づき、季節や体質、体調に合わせて食材を選んで作る、いわばオーダーメイドの食事といえます。

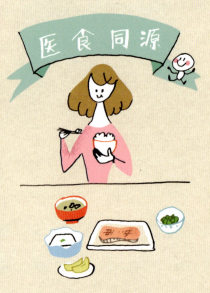

身近な食材も薬膳に！

　薬膳の基本は、食材も薬も同じ効果があるという「医食同源」の考え方です。

　自然の動植物にある効能を生かした薬が生薬です。

　薬膳は生薬を使った難しい調理だと思われがちですが、ふだん食卓にのぼる食材でも、十分薬膳になります。特別な食材を用意する必要はありません。薬膳は、身近な食材で気軽に作れるものです。

季節、体質、食材の特徴を知る

　薬膳は、まず自分の体質や体調について知ることから始まります。同時に、食材のもっている性質や味を知ることも必要です。

　どんな食材にも効能はありますが、季節や体調、組み合わせによって、毒にも薬にもなるということを覚えておいてください。

　次のページから、漢方や薬膳を詳しく知るためのキーワードについて説明していきましょう。

自然界のすべての事象には「陰」と「陽」がある

漢方の基本的な考え方に、「陰陽思想」があります。これは自然界のすべての事象には陰と陽があり、互いに相反し、入れ替わり、補い合うという考え方です。たとえば、上と下、日と月、昼と夜、女と男などです（右図）。

人にも陰陽があり、14ページで述べる五臓が陰、六腑が陽、体内が陰、体表が陽となります。陰と陽はバランスをとり合っており、そのバランスが崩れると、人は体調不良や病気になったりします。

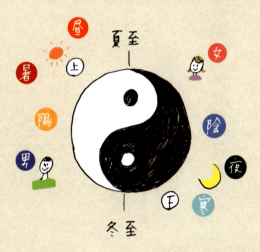

あらゆるものは「五行」で5つに分類される

自然界は「木・火・土・金・水」の5つの物質によって構成され、あらゆるものをこの5つにあてはめて分類するのが「五行学説」です。

季節も人の臓器も5つに分類され、食材も、味（五味）や性質（五性）に分類されます。季節ごとに不調になりやすい臓器と、その治療に役立つ食材の目安となるため、五行は、病気の診断と治療、薬膳に応用されてきました。

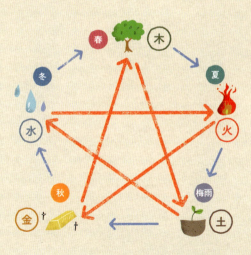

→ 相生（促進）　「木をこすると火になる」のように相手の働きを促進させる関係

→ 相剋（抑制）　「木は土から養分をとる」のように相手の働きを抑えてバランスをとる関係

体内に入ったときの働き方で決まる「五味」

「五味」とは、食材の味を五行に基づいて分類したもので「酸・苦・甘・辛・鹹（塩味）」があり、五行と同じ位置にあります。たとえば、「酸」は梅、酢、ゆず、りんごなど酸っぱい味で、「木」の位置です（下図）。

現代栄養学と異なるのは、これらが、「甘い」「辛い」など、単に舌で感じる味だけではなく、「甘」は、「滋養強壮があり、痛みを和らげる効能がある」など、食材が、体内に入ったときにそれぞれ特有の働きをもつことです。薬膳では、この「味がもつ働き」が食材選びの大切なポイントとなります。

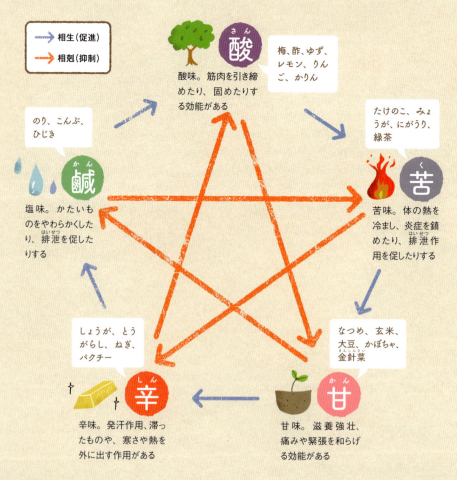

- 相生（促進）
- 相剋（抑制）

酸 酸味。筋肉を引き締めたり、固めたりする効能がある
梅、酢、ゆず、レモン、りんご、かりん

苦 苦味。体の熱を冷まし、炎症を鎮めたり、排泄作用を促したりする
たけのこ、みょうが、にがうり、緑茶

甘 甘味。滋養強壮、痛みや緊張を和らげる効能がある
なつめ、玄米、大豆、かぼちゃ、金針菜

辛 辛味。発汗作用、滞ったものや、寒さや熱を外に出す作用がある
しょうが、とうがらし、ねぎ、パクチー

鹹 塩味。かたいものをやわらかくしたり、排泄を促したりする
のり、こんぶ、ひじき

体を温めたり冷やしたりする「五性」

食材は、体に入ったときの働き方によって「熱性」「温性」「平性」「涼性」「寒性」の五性に分類されます。体を冷やす性質のものが「寒性」「涼性」、温めるものが「熱性」「温性」。「平性」はどちらでもありません。

五性は季節と深い関係があります。体に熱がこもりやすい夏には、「涼性」や「寒性」の食材が旬を迎え、体の熱を冷ましてくれます。また体が冷える冬の食材の多くは、体を温める「温性」です。このように、薬膳では、旬の食材をうまく使いながら、体の状態や機能を補うことが基本となります。

五性	効能	おもな食材
熱（ねつ）	体を温めて気の巡りをよくし、冷えからくる痛みを止める。血行を促進し、新陳代謝を高めるのにもっとも効果的。	花椒（かしょう）、こしょう、山椒（さんしょう）、シナモン、とうがらし、マスタード、羊肉、焼酎
温（おん）	冷えや寒さを取り、寒さからくる疲れや食欲不振を癒（いや）す。気や血液の流れをよくして新陳代謝を高める働きがある。	しょうが、かぼちゃ、松の実、栗、ねぎ、にら、みかん、あじ、えび、さば、八角、牛肉
平（へい）	体を冷やしすぎず、また温めすぎない、熱性と寒性の中間にあたる。体にやさしく両者を緩和する作用がある。	ブロッコリー、キャベツ、にんじん、さといも、かつお、うなぎ、豚肉、はちみつ、オリーブ油
涼（りょう）	寒性ほど強くないものの、体の余分な熱を取って、微熱やのぼせを改善する。夏の体温調節にも効果がある。	きゅうり、セロリ、なす、オクラ、レタス、ほうれんそう、大根、りんご、鴨肉、みそ、ごま油
寒（かん）	体内の余分な熱を取ったり、鎮静や消炎の作用がある。発熱やのどの渇き、痛みを改善したり、便通をよくしたりする。	にがうり、れんこん、トマト、アスパラガス、たけのこ、ごぼう、すいか、バナナ、わかめ、あさり

熱 ↑　↓ 寒

解剖学的な内臓とは違う「五臓」と「六腑」の機能

人の臓器も五行の考え方から、「肝・心・脾・肺・腎」の五臓に分類されます。さらに五臓を補う「胆、小腸、胃、大腸、膀胱」の五腑があり、体内の空間である「三焦」を含め、六腑と呼びます。これらは、いわゆる解剖学的な臓器とは異なり、下の表で示した機能をもつと考えます。

感情も五臓にあるとして、下表のように、肝は怒り、心は喜びなどに関連しています。

また、生薬や食材が、それぞれ効果的に作用する体の部位(五臓六腑)を「帰経」といいます。帰経は、ひとつの食材が複数もっていることもあります。

◆ 五臓の機能

肝	血液を貯蔵し、全身に分配。情緒(怒り)と消化を助け、運動機能とも深くかかわる。
心	心臓の循環機能、意識、五臓をコントロール。血液を送り出し、体を温め、栄養を送る。
脾	消化吸収をつかさどって栄養分を気・血に換える。水分の吸収・排泄を促進する働きもする。
肺	呼吸をつかさどる。皮膚を正常に保ち、病気の侵入を予防。津液を巡らせ水分調節をする。
腎	成長や発達、老化のリズムと性機能をコントロール。泌尿器系や生殖活動をつかさどる。

◆ 五行の色体表

五行	木	火	土	金	水
五臓	肝	心	脾	肺	腎
六腑	胆	小腸・三焦	胃	大腸	膀胱
五味	酸	苦	甘	辛	鹹
季節	春	夏	梅雨	秋	冬
五志	怒	喜	思	悲	恐
六邪	風邪	熱邪・火邪	湿邪(湿気)	燥邪(乾燥)	寒邪

生命活動を支える「気・血・水（津液）」

漢方では、体内にある「気・血・水」という3つの要素によって、心身の活動が営まれると考えます。気は体を動かす生命エネルギー、血は血液とほぼ同じで、栄養素や酸素を全身に行きわたらせます。水は津液ともいい、血液以外の体内水液で、栄養成分を含み、体をうるおします。このうち、ひとつでも不足したり、流れが滞ったりすると、体調不良や病気の原因になります。

この気・血・水のバランスによって今の体質がわかります（下表）。この本では8つの体質に分けています。まずは、次のページであなたの体質をチェックしてみましょう。

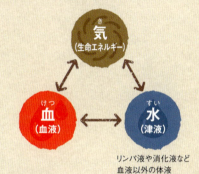

リンパ液や消化液など血液以外の体液

◆ 気・血・水のバランスで分けられる体質

気虚（ききょ）	体のエネルギーである気が足りない状態。気力や体力が落ちて、かぜをひきやすい。
気滞（きたい）	気が滞って巡りの悪い状態。膨満感やつかえた感じがある。イライラしやすい。
血虚（けっきょ）	血が足りなくて栄養不足。集中力が低下し、不安を抱えたり、不眠になりやすい。
瘀血（おけつ）	血が滞って巡りの悪い状態。老廃物がたまり、月経の不調や月経痛、更年期症候群に。
陽虚（ようきょ）	体を温める陽が不足して冷え体質に。気力が出ない、かぜをひきやすいなどに。
陰虚（いんきょ）	体にうるおいをもたらす陰が不足。のどや口が渇く、のぼせ、ほてりなど乾燥体質に。
水毒（すいどく）	水が滞って巡りが悪い状態。水分の代謝が悪く、体がむくんだり、下痢や冷え症に。
実熱（じつねつ）	一見元気だが、ストレスや高カロリーの食事などで体に熱がこもり、不調になりやすい。

※体質の数は、細かく分けるとさらに増える場合があります。この本では、わかりやすく8つに分類しています。

今のあなたの体質傾向は？

体質は今の状態をあらわすもの ふたつ以上になることもある

　自分の体質がわかると、起こりやすい症状や、その症状の改善、予防するためにとるべき食材がわかります。

　ただ、実際にチェックしてみると、複数の体質に該当したり、日によって体質が変わるということがあります。体質は、体の今の状態をあらわすもので、いつもひとつに決まるものではありません。また、季節や年齢、環境、生活習慣などによっても変わってきます。ときどきチェックして、今の体質を確認しましょう。

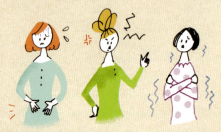

( )内は、特に関連している「五臓」(体の部位)です。(全身)は五臓すべてにかかわっています。

気虚（ききょ）

- ☐ 体がだるい（全身）
- ☐ 疲れやすく、気力が出ない（全身）
- ☐ 疲労時に不調になり、休息するとよくなる（全身）
- ☐ 気分が落ち込みやすい、無力感がある（全身・肺）
- ☐ 日中や食後に眠気がある（全身・脾）
- ☐ 食欲が少なくあっさりしたものを好む。量をとれない。食後もたれやすい（脾）
- ☐ かぜをひきやすい（肺）
- ☐ 目や声に力がない。口数が少なく消極的（心・肺）
- ☐ 足腰がだるい（腎）
- ☐ 物事にびくびくしやすい。怖がり（腎）

✓チェック ◯個

気滞（きたい）

- ☐ 不安感や不満があり、よくため息をつく（肺・肝）
- ☐ 胸、わき腹に圧迫感や痛みがある（肺・肝）
- ☐ のどがつかえ、締めつけられる感じがする（肺・肝）
- ☐ イライラして怒りっぽい（肝）
- ☐ 寝起きが悪い（肝）
- ☐ おならやげっぷが出る（肝・脾）
- ☐ 緊張したときやストレスを感じたときに調子が悪くなる（全身）
- ☐ 午前中に調子が悪くなる（肝）
- ☐ 炭酸水を好む（脾）
- ☐ 月経前に不調になる（肝）

✓チェック ◯個

血虚（けっきょ）

- ☐ 集中力がなくなる（心）
- ☐ 動悸がする、不安感がある（心）
- ☐ 疲れているのに寝つきが悪い、眠りが浅く、夢ばかりみる（心）
- ☐ 眼が疲れやすい（肝）
- ☐ 月経の量が少ない、月経周期が長い（肝）
- ☐ 顔色が悪く、肌にツヤがない（全身）
- ☐ 髪が抜けやすく、ぱさつく。ふけが出やすい、皮膚が乾燥して荒れている（全身）
- ☐ めまいや立ちくらみが起こりやすい（全身）
- ☐ 爪がもろく、ひび割れたり、ささくれができたりしやすい（全身）
- ☐ 筋肉がつりやすい（全身）

✓チェック ◯ 個

瘀血（おけつ）

- ☐ 顔色や唇が赤黒く、クマができやすい（全身）
- ☐ 肌が荒れやすく、シミ、くすみなど色素沈着しやすい（全身）
- ☐ 舌、歯茎が紫または赤黒い、舌の裏の静脈が太い（全身）
- ☐ 感情の起伏が激しく、特に月経前にひどい（肝）
- ☐ 首こり、肩こりがひどい、いつも同じ場所が痛む（全身）
- ☐ 月経痛がひどく、レバー状の経血が出る、月経周期が不順（肝）
- ☐ 慢性的なストレスがある（全身）
- ☐ 病気が長引きやすい。痔核などの持病や手術歴がある（全身）
- ☐ 夜になると悪化する痛みがある（全身）
- ☐ 比較的筋肉質である（全身）

✓チェック ◯ 個

陽虚（ようきょ）

- ☐ 非常に寒がりで、厚着や暖房を好む（全身）
- ☐ 冬に体調を崩しやすく、寒いと動きたくなくなる（全身）
- ☐ 寝ても疲れがとれにくい。目覚めが悪く、何もしたくない（全身）
- ☐ 顔色が青白い（全身）
- ☐ 汗をかきにくく、むくみやすい（全身）
- ☐ 性欲がわかない（腎）
- ☐ 尿量が多く、昼夜ともトイレが近い（腎）
- ☐ 下痢傾向で冷たいものを食べると悪化する（脾）
- ☐ 温かい飲みものや食べものを好む（脾）
- ☐ 温めるとよくなる腰痛や関節痛がある（全身）

✓チェック ◯ 個

陰虚（いんきょ）

- ☐ のどが渇きやすい、飲みたがる（全身）
- ☐ のぼせやすく、手足がほてる（全身）
- ☐ 頬だけが赤い（全身）
- ☐ 尿量が少なく、色が濃い（全身）
- ☐ 寝汗をかく（全身）
- ☐ 夕方から夜にかけてだるさ、ほてり、微熱が出る。または悪くなる（全身）
- ☐ 寝つきが悪く、夜中に目が覚める。よく眠れない（全身・心）
- ☐ からせきが出る、または長引く（肺）
- ☐ 便秘しやすく、コロコロした便が出る（大腸）
- ☐ 性欲が強く、興奮しやすく、疲れやすい（腎）

✓チェック ◯ 個

水毒 (すいどく)

- [ ] むくみやすく、体が重だるい(全身)
- [ ] 雨や曇り、雨天前に体調不良となる(全身)
- [ ] 太りやすく、脂肪がつきやすい(全身)
- [ ] 口が粘り、舌が白くむくんでいる(全身)
- [ ] 頭痛や関節痛などの痛みがあり、雨天前に悪化する(全身)
- [ ] 尿量は比較的少ない(全身)
- [ ] 手足が常に湿っている(全身)
- [ ] 脂っこい食事を好む(全身)
- [ ] 全体的に冷えやすい(全身)
- [ ] 比較的おっとりした性格である(全身)

✓ チェック ◯ 個

実熱 (じつねつ)

- [ ] 顔が赤くほてりやすく、目が充血する(全身)
- [ ] 汗っかきで暑がり、熱がこもりやすい(全身)
- [ ] 声が太く大きい、早口である(全身)
- [ ] 冷たい食べものや飲みものをほしがる(全身)
- [ ] 怒りっぽい、イライラする(全身)
- [ ] 口内炎、歯周病、湿疹、吹き出物など局所に炎症を起こしやすい(全身)
- [ ] 口臭、体臭、便臭が気になる(全身)
- [ ] 尿、痰、おりものの色が濃い(全身)
- [ ] 比較的行動的でじっとしていられない(全身)
- [ ] 食欲旺盛である(全身)

✓ チェック ◯ 個

▍体質チェックは毎日やってもOK!

　結果はいかがでしたか？ 3つ以上あてはまったら、その体質の傾向があり、5つ以上だったら、その体質と考えていいでしょう。体質は季節や年齢、生活習慣などによって変わるので、複数の体質が当てはまることもあります。

　自然の中で生きている私たちは、特に季節の影響を受けやすいもの。そのためこの本では、食材を季節ごとに紹介しています。体質チェックは毎日やってもOKです。季節とその日の体質に合わせて、食材選びをするうちに、体質や不調が穏やかに改善されていくでしょう。

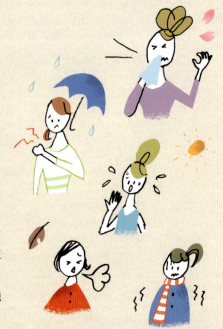

気虚（ききょ）「気」が足りないエネルギー不足

- 常に体がだるく疲れやすい
- 動作がすべてのろのろ
- びくびくすることが多く、怖がり
- 食欲不振や胃もたれを起こしやすい

生命エネルギーともいえる気が不足している状態です。気が不足すると、消化吸収などの体の機能の働きが悪くなり、免疫力も落ちて、病気にかかりやすくなります。

季節の変わり目に体調を崩しやすく、かぜや花粉症などのアレルギー疾患、胃腸障害、不正出血などの婦人科系疾患に注意が必要です。過度の運動や睡眠不足は体調を崩す原因になります。

（この体質には）

【五性】温　平
【五味】甘

【食材】
しょうが、白米、大豆、かぼちゃ、枝豆、あじ、うなぎ、牛肉、豚肉、鶏肉、なつめ、ココアなど

【こんな食べ方を】
胃腸を冷やすものや、生ものなど消化しにくい食べものは避け、温かく消化のよいものを。食べすぎは禁物です。

 ## 気滞（きたい）「気」が滞って巡りが悪い

- イライラして怒りっぽい
- 胸、わき腹、のどに圧迫感
- 不満、不安、ゆううつ感がある
- おならやげっぷが出やすい

気が滞っている状態。おもに緊張をうまくコントロールができないことが原因です。気滞の人は春に体調を崩すことが多く、ストレスでのどが詰まる、おなかや胸が張るという症状のほか、イライラや不安、ゆううつ、不眠などの精神的症状が起こります。

放っておくと、血液や体液（津液（しんえき））の巡りまで滞ることがあるので注意して。うまく気分転換を図って、ストレスをためこまないようにしましょう。

（この体質には）

【五性】温　平　涼
【五味】辛　苦

【食材】
キャベツ、レタス、みょうが、こしょう、そば、ピーマン、オクラ、酢、ジャスミン茶など

【こんな食べ方を】
気の滞りを解消するには、ピリッと辛みのあるものや、香りが強いものを選んで食べましょう。

血虚（けっきょ）「血」が足りない状態

- 顔色が悪く、肌にツヤがない
- 髪が抜けやすく、パサついている
- 手足がつりやすい
- 寝つきが悪く、眠りが浅い

血が不足し、貧血になりやすくなります。体のすみずみまで栄養が行きわたらず、肌荒れや抜け毛、白髪、爪が割れるなどの不調が出ます。脳の血液が不足すれば、集中力の低下や、イライラや不眠などの症状が出ることも。

女性は月経があるので、血が不足しがち。特に月経後に不調になります。偏食や無理なダイエットによる栄養不足、疲労や睡眠不足なども血虚の原因に。

（この体質には）

【五性】 平 温
【五味】 甘 酸 鹹

【食材】
なつめ、黒きくらげ、黒豆、ごま、くるみ、ほうれんそう、にんじん、ぶどう、かき、羊肉、たまご、牛乳など

【こんな食べ方を】
自然な甘みや酸味がある果物や、黒い色の食材、赤い色の食材がおすすめ。貧血予防に鉄分もとりましょう。

瘀血（おけつ）「血」が滞って巡りが悪い状態

- シミやくすみになりやすい
- 感情の起伏が激しい
- 首こりや肩こりがひどい
- 比較的筋肉質な体型

血液が滞っている状態。血液が汚れていたり、粘度が高まったりしていることも。血行不良が起こって、肩こりや目のクマなどの症状があらわれます。

冷えや運動不足、不規則な生活、偏食、ストレスなどでなった気虚や気滞、血虚から瘀血になることもあります。妊娠・出産のための体の構造の特徴から、女性は男性より瘀血になりやすいとされます。冷えに注意し、適度な運動を習慣にしましょう。

（この体質には）

【五性】 温 熱 平
【五味】 辛 苦

【食材】
あずき、大豆、黒きくらげ、ブルーベリー、桃、たまねぎ、にんにく、パセリ、かつお、たらなど

【こんな食べ方を】
血行を促進する辛味成分を含むたまねぎやにんにくなどの食材を。体を温める温性の食材もおすすめ。

陽虚（ようきょ） 「陽」が不足して冷えている状態

- 体つきは細め
- 冷えからの腰痛や関節痛
- 寒がりで冬に弱い
- 声に力がなく小さい

（この体質には）

【五性】温 熱
【五味】甘 辛

【食材】
くるみ、栗、にら、しょうが、ナツメグ、シナモン、八角、丁字、とうがらし、よもぎ、ねぎ、さば、牛肉、羊肉など

【こんな食べ方を】
冷たい食べものや飲みもの、胃腸を冷やす生もの、脂っこいもの、消化しにくい食べものは避けて。塩分も控える。

ストレスや虚弱体質などが原因で、温める力が少なく、熱量が不足した状態。陽虚の人は、冬に不調になりやすく、冷えからくる腰痛や関節痛などの症状が出ます。かぜをひきやすかったり、むくみや肩こりなどが起こったりすることも。

ふだんから体を冷やさないようにして、熱量をためておけば、温める力がついていきます。朝から活動し、積極的に日光にあたるのもおすすめです。

 ## 陰虚（いんきょ） 体をうるおす水分が足りない状態

- 頬だけが赤い
- 尿量が少なく、色が濃い
- 寝汗をかく
- からせきが出る、長引く

（この体質には）

【五性】平 涼 寒
【五味】甘 酸 鹹

【食材】
グリーンアスパラガス、豆苗、松の実、アボカド、とうがん、トマト、れんこん、すいか、梨など

【こんな食べ方を】
平性か涼性、甘味、酸味の食材を中心に選びます。体をうるおす、水分の多い食材を選びましょう。

体液（津液：しんえき）が足りず、乾燥している状態。体をうるおし、熱を冷ます津液が少ないので、熱によるのぼせや口の渇き、便秘などが起こります。血液がスムーズに流れにくくなることも。からせきが出るなど、乾燥する秋に不調が出やすいでしょう。

陰虚の人は、体をうるおす食べものを意識してとりましょう。ストレスや過労は大敵です。夜更かしは避け、睡眠をたっぷりとるよう心がけましょう。

水毒 水分が滞って巡りが悪い状態

- 太りやすく、脂肪がつきやすい
- 性格的におっとりしている
- 雨やくもり、雨の前に体調が悪くなる
- 体が冷えやすい

（ この体質には ）

【五性】 平 温 熱
【五味】 辛

【食材】
うど、オレンジ、みかん、はと麦、やまいも、こんぶ、ひじき、プーアル茶など

【こんな食べ方を】
胃腸の働きをよくして、水分を調整するような食材がおすすめです。体を冷やさないようにしましょう。

体内に水分がたまった状態。代謝が悪い人、冷え症の人はなりやすいといえます。梅雨になりやすく、雨天前に体調が悪くなるのが特徴。腎機能の低下や、食べすぎ、飲みすぎなどがおもな原因です。

水毒の人は、冷たい飲みもののとりすぎに注意し、気を巡らせる食材を積極的にとって。利尿作用のある食材で代謝を改善することも大切。体を温めるものをとり、夏でも体を冷やさないようにしましょう。

実熱 体に熱がこもりやすい状態

- 顔がほてっていて、目が赤い
- 暑がりで、汗っかき
- 冷たい食べものや飲みものが好き
- 行動的でじっとしていられない

（ この体質には ）

【五性】 涼 平 寒
【五味】 苦 鹹

【食材】
トマト、きゅうり、梨、すいか、バナナ、とうがん、あさり、メロン、高野豆腐など

【こんな食べ方を】
夏が旬の食材に多い、体の熱を取る食材がよいでしょう。辛いスパイスや、高カロリーのものは避けて。

体に熱がこもっている状態です。体をうるおす成分がもともと少ない陰虚と違い、実熱は余分な熱によって体の水分が減ってしまった状態。消化器系や循環器系の病気になることもあります。

ストレスやアルコール、高カロリーの食事などが原因なので、これらの要因を取り除くとともに、体の熱をとる涼性や寒性の野菜を多くとりましょう。がんばりすぎず、体を休ませることが大切です。

Part2
春 の食材

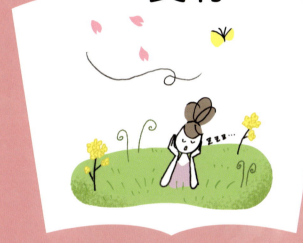

春の食材の特徴

春は情緒が不安定になりやすい季節。精神活動に影響する「肝」の働きが悪くなり、血が高ぶり、めまいやのぼせなどが起こりやすくなります。また、冬にため込んだ老廃物を解毒(げどく)するのも「肝」。
春は「肝」が発する気(き)をのびやかに働かせる、ややえぐみがあるピーマン、パプリカ、たけのこ、菜の花や、みかん、ゆず、レモンなどの柑橘類をしっかりとりましょう。「血(けっ)」の巡りもよくするえび、いか、かつおなども旬を迎えます。

青じそ 【青紫蘇】〈おおば〉 P.228参照

気滞

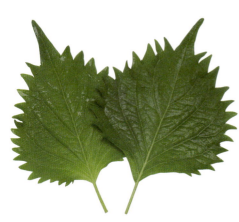

気の巡りをよくして不調を改善する

[漢方] 殺菌、発汗、解熱、解毒作用があり、昔から、薬味や刺し身のつまなどに利用されています。気の滞りを解消します。気分がすぐれないときに役立つほか、ストレスによるのどのつかえ、食欲不振、吐き気などを改善します。

[栄養] β-カロテン、ビタミンB2、カルシウムを含む量が、野菜のなかでも特に多いのが特徴。含まれているフラボノイドや、α-リノレン酸には、抗アレルギー作用があります。なお、赤じそはアントシアニンを多く含みます。

漢方DATA

この症状に 寒け、体の冷え、のどのつかえ、食欲不振、吐き気、つわり

【五性】	【五味】	【帰経】
温	辛	肺、脾

Good! 組み合わせ

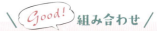

＋ごま（P.127） ＋豆腐（P.63）

豆腐のごま和え
角切りにした豆腐にごまを加えて全体を混ぜます。器に盛りつけたら、せん切りにしたしそをトッピング。少量のしょうゆで味をととのえます。細かく刻むほどに香り成分の薬効が引き出されます。

食材DATA

- ●栄養素／ビタミンB群、ビタミンC、カルシウム、カリウム、シソアルデヒド、β-カロテン
- ●旬／6～9月
- ●GI値／28
- ●選び方／香りが高く、緑色が濃いもの。葉先がピンとしていてハリがあるもの。
- ●注意点／香り成分のシソアルデヒドは、加熱すると揮発しやすいので、生でとるとよい。

漢方トピックス

赤しその葉は漢方では「蘇葉（ソヨウ）」と呼ばれます。種は「蘇子（ソシ）」、茎は「蘇梗（ソキョウ）」と呼ばれ、それぞれ乾燥させて使われます。効果はどれも同じで興奮性発汗、解熱、鎮咳、鎮静、鎮痛、利尿などがあります。

あさつき【浅葱】

春

植物性食材 ❖ 青じそ〈おおば〉／あさつき

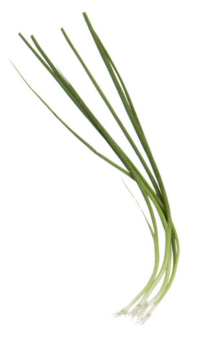

刺激成分がイライラを解消し、食欲を増進させる

[漢方] 高ぶった神経を鎮め、イライラを解消する作用があります。消化吸収を促進し、食欲増進や疲労回復に役立ちます。粘膜を強化する作用もあり、かぜ予防や美容にもよいとされます。

[栄養] 刺激成分の硫化アリル（りゅうか）が多く含まれ、消化液の分泌を促すとともに、血行を改善して疲労物質（乳酸）（にゅうさん）を分解します。また、β-カロテン、ビタミンB₂、B₆など、ビタミンも豊富で、代謝吸収を高め、体に活力を与えます。

漢方DATA

| この症状に | のぼせ、イライラ、食欲不振、体力減退、疲労 |

【五性】	【五味】	【帰経】
温	辛	肺、脾（ひ）、胃

食材DATA

- 栄養素／β-カロテン、ビタミンB群、食物繊維、カルシウム、鉄
- 旬／冬
- GI値／28
- 選び方／葉先までピンとしていて、緑色が濃いもの。
- 注意点／特になし

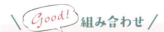 Good! 組み合わせ

➕ しょうが（P.61）　➕ 豆腐（P.63）

豆腐のごま油炒め
刻んだしょうがをごま油で炒め、香りが出たところで角切りにした豆腐を加えます。全体に油がまわったら、あさつきを刻んで混ぜ合わせて。食欲がないとき、疲れているときにおすすめです。

 豆知識　あさつきの硫化アリルは、刻んで細胞を壊したときに分泌が促されます。硫化アリルは、時間の経過とともに消えてしまうので、高い効能を得るには、食べる直前に調理することがポイントです。

いちご 【苗】

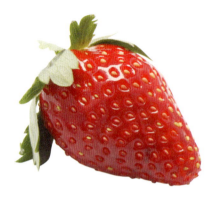

余分な熱を取り、胃の働きを高める

[漢方] のどをうるおし、からせきを鎮めます。体にこもった余分な熱を冷まします。体をうるおす作用のほかに気の巡りをよくする働きもあります。胃の働きを高め、食欲不振や消化不良、便秘を緩和します。

[栄養] ビタミンCが豊富で、かぜ予防やシミ、しわを予防するなど美肌に効果的です。むし歯予防によいとされるキシリトールも多く含まれます。

漢方DATA

この症状に 口の渇き、からせき、のどの痛み、食欲不振、消化不良、便秘、シミ

【五性】	【五味】	【帰経】
涼	甘	肝、肺、胃

食材DATA

- 栄養素／ビタミンC、食物繊維、カリウム
- 旬／晩冬〜初夏
- GI値／29
- 選び方／ヘタが青々としてみずみずしいもの。赤色が均一であざやかなもの。ブツブツがはっきりしているもの。
- 注意点／ヘタの部分を包丁で切るとビタミンCが半減してしまうので注意。

Good! 組み合わせ

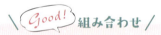

✚ **白米**（P.139）

いちごのリゾット

オリーブ油を熱し、米を入れて炒めます。水を4、5回に分けて入れ、米に芯がなくなったら、少量の塩で調味。そこに小さく切ったいちごを入れて全体を混ぜます。疲れを癒し、いちごの赤が幸せな気分にしてくれそうです。

豆知識

いちごは、牛乳、練乳などの脂質と一緒にとりましょう。いちごに含まれるポリフェノール類の吸収率が格段にアップするのです。いちごミルクは効率のよい食べ方です。

うど【独活】

春　植物性食材　❖いちご／うど

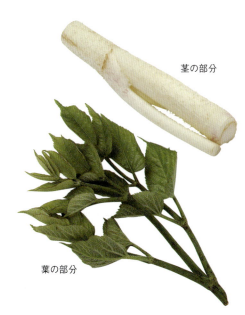

茎の部分

葉の部分

体の湿気を取り除き冷えや痛みを和らげる

【漢方】体を温めて、寒けを取り除く作用があり、冷え症の改善や、足腰の痛みの緩和によいでしょう。体の湿気を取り除く作用もあり、春先の湿気をおびた風にあたることで起こる関節痛（寒湿痺といいます）や皮膚の湿疹、のどの炎症の改善にも有効です。

【栄養】血圧の上昇を抑えるカリウムや新陳代謝を高めるアスパラギン酸を含みます。緑の葉の部分には、抗酸化作用があるクロロゲン酸が豊富。

漢方DATA

この症状に　冷え症、関節痛、湿疹

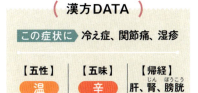

【五性】温　【五味】辛・苦　【帰経】肝、腎、膀胱

食材DATA

- 栄養素／カリウム、マグネシウム、カルシウム、ビタミンC、食物繊維
- 旬／冬〜春
- GI値／−
- 選び方／うぶ毛が生えそろったもの。白っぽいもの。ハリがあるもの。
- 注意点／生薬の「独活」は、より効果が強い。

Good!組み合わせ

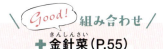

➕ 金針菜（P.55）

うどと金針菜のきんぴら

うどと金針菜をそれぞれ細切りにし、ごま油で炒めてきんぴらにします。滞った血の巡りをよくし、鉄分を豊富に含み血を補う金針菜と、余分な水分を排出して、痛みや腫れを取るうどの組み合わせは、関節の痛みを和らげる働きがあります。

漢方トピックス

うどの根を乾燥させたものを、漢方では「独活（ドッカツ）」と呼びます。発汗や解熱作用があり、かぜによる熱を下げるほか、関節痛や頭痛、冷え、むくみなどの改善や、皮膚の湿疹の治療に用いられています。

オレンジ【橙子】、みかん【蜜柑】 P.233参照 気滞 水毒

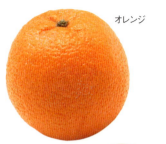
オレンジ

みかん

気の滞りを解消し胃の不快症状を改善

漢方 気の滞りによる、げっぷや胃の膨満感などの不快症状を緩和。消化吸収を促進し、食欲を増進させる効果も。水分代謝をよくする作用で、痰を伴う湿ったせきなどの改善にも有効です。

栄養 かぜ予防や美肌づくりに有効なビタミンCが豊富。白いすじや袋に含まれる、ビタミンPの一部である、フラボノイドのヘスペリジンには、血圧降下作用があるとされています。

漢方DATA

この症状に▶食欲不振、胃の膨満感、せき、痰

【五性】温　【五味】甘・酸　【帰経】肺、胃、脾

食材DATA

[みかん]
- 栄養素／ビタミンC、β-カロテン、カリウム
- 旬／晩秋～冬
- GI値／33
- 選び方／皮の色があざやかで、皮の粒がはっきりしたもの。ズッシリと重みがあるもの。ヘタが小さめのもの。
- 注意点／ジュースにすると食物繊維とフラボノイドの大半が失われる。

Good! 組み合わせ
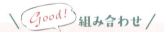
➕ 砂糖（P.188）

オレンジママレード
オレンジをよく洗い、輪切りにして鍋に入れ、水と砂糖を加えて煮詰めて。気の巡りをよくして気分をすっきりさせてくれる一品です。肉料理のソースにしても。

漢方トピックス
完熟した温州みかんの皮を干して「陳皮」という生薬として用います。気の巡りをよくして、肩こり、消化不良、食欲不振のほか、痰を伴うせきやぜんそくなどの、呼吸器官の病気の治療に使われます。

かぶ【蕪】

気滞　水毒

春　植物性食材　❖オレンジ、みかん／かぶ

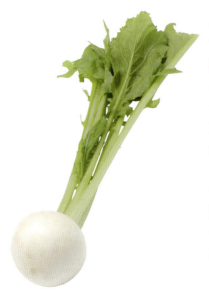

上がった気を降ろしのぼせやイライラを鎮める

漢方 胃と脾に働き、消化不良や便秘の改善にも効果的。水分代謝を促進して、むくみを改善するほか、水滞が原因で起こる痰や鼻水にも有効です。気が体の上の方にのぼってしまうことで起こる、血圧上昇やのぼせ、イライラなども改善。

栄養 根には、消化を促進するアミラーゼが含まれます。栄養価は葉のほうが高く、β-カロテンは根の2800倍、ビタミンKは340倍含まれます。

漢方DATA

この症状に／消化不良、便秘、痰、イライラ、のぼせ、むくみ

【五性】	【五味】	【帰経】
平	甘／苦	胃、脾、肺

食材DATA

- 栄養素／カリウム、ビタミンC、食物繊維
- 旬／秋〜初冬
- GI値／25
- 選び方／キメが細かくツヤがあり、丸くて変形していないもの。重みのあるもの。葉のつけ根がしっかりしているもの。
- 注意点／特になし

Good! 組み合わせ

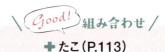

➕ **たこ（P.113）**

かぶとたこのサラダ
白い部分の皮をむき、薄くスライス、葉も食べやすい大きさに切ります。たこはひと口大に切ります。これらをボウルの中で混ぜ合わせて。気・血・水の巡りをよくする効果が期待できます。ビタミンCが豊富な葉も、捨てずに食べましょう。

豆知識

イライラやのぼせの症状があるときは、甘みがあっておいしい旬のかぶを、冷たくして食べるのがおすすめです。かぶを薄切りにして塩でもみ、一日漬け置いて、浅漬けに。さっぱりといただけます。

キャベツ【甘藍】

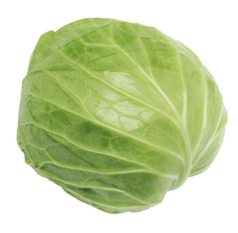

胃を活性化させて
食欲を増進させる

【漢方】不足している気血(きけつ)を補う食材で、元気がないとき、食欲がないときにおすすめです。胃の働きをよくするので、食欲不振や消化不良、げっぷ、胃痛など、胃腸に不調があるときには意識してとりましょう。止血作用もあるとされます。

【栄養】ビタミンCやβ-カロテン、カルシウムのほか、胃酸の分泌を抑えて、胃の粘膜の再生を促すとされるビタミンUが豊富。ビタミンUは水溶性なので、生で食べるのがおすすめです。

漢方DATA

| この症状に | 食欲不振、胃もたれ、胃痛、胃弱、体力減退 |

【五性】	【五味】	【帰経】
平	甘	肝、大腸、胃、腎

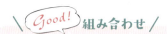

組み合わせ

➕ ごま(P.127)　➕ みそ(P.196)

キャベツのごまみそだれ
キャベツをゆでて食べやすい大きさに切ります。みそにすりおろしたごまを入れてタレを作り、キャベツと和えます。胃腸の働きを助けるキャベツとみそ、滋養強壮効果にすぐれたごまの最強の組み合わせです。

食材DATA

- 栄養素／ビタミンC、ビタミンU、カリウム、葉酸、カルシウム、食物繊維
- 旬／春・夏・冬
- GI値／26
- 選び方／葉の色があざやかでハリとツヤのあるもの。巻きがしっかりしているもの。ズッシリと重みのあるもの。
- 注意点／特になし

豆知識 とんかつやかきフライなどにはせん切りキャベツが添えられています。これは野菜不足を補うためだけではなく、油による胃もたれをキャベツで防ぐためでもあります。まさに理にかなった組み合わせです。

グリーンアスパラガス【芦笋】

春 / 植物性食材 ❖ キャベツ／グリーンアスパラガス

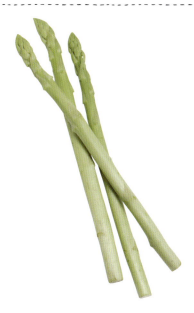

うるおす作用と出す作用で体調をととのえる

漢方 肺をうるおす作用があり、せきを鎮めます。体液を補って唾液の分泌を促進し、口やのどの渇きをうるおします。また、尿の出をよくして余分な水分を排出するといった作用があります。ホワイトアスパラガスの効能もほぼ同じです。

栄養 多く含まれるアスパラギンは、疲労や体力の回復に効果があります。ビタミン類も豊富に含まれるほか、β-カロテン、カリウムなども。

漢方DATA

この症状に 疲労、口の渇き、のどの渇き、尿が少ない、せき

【五性】	【五味】	【帰経】
寒	甘／苦	肺、脾、腎

食材DATA

- 栄養素／アスパラギン酸、葉酸、ビタミンE、鉄、β-カロテン、カリウム
- 旬／初春〜初夏
- GI値／25
- 選び方／あざやかな緑色のもの。太さが均一で真っ直ぐのもの。穂先がしまっているもの。
- 注意点／特になし

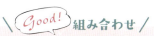 組み合わせ

➕ **とうがん（P.97）**

アスパラガスととうがんの蒸しサラダ
余分な水分を取り除く作用が強いとうがんと組み合わせてパワーアップ。下処理をしたアスパラガスととうがんを食べやすい大きさに切って、それぞれ蒸します。ドレッシングなど油と一緒にとるとβ-カロテンの吸収がより高くなります。

豆知識 グリーンアスパラガスは、盛り土をして日にあてて育てたもの。ホワイトアスパラガスは、土をかぶせ、遮光栽培をしたものです。ほかにもミニ、ホワイトミニ、紫、アスパラソバージュなどの種類があります。

グリンピース・さやえんどう 【莢豌豆】

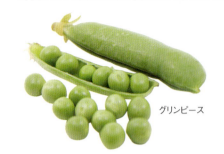

グリンピース

さやえんどう

胃腸の働きを高める
むくみにも有効

漢方 胃腸の働きをととのえて、胃もたれや食欲不振、下痢(げり)の改善に役立ちます。水分代謝をよくして、尿の出を促すので、むくみにも効果的。解毒(げどく)作用もあるので、ニキビや吹き出物などの改善にもよいでしょう。また。母乳の出をよくする効果もあるとされます。

栄養 β-カロテンやビタミンCが豊富。ビタミンB_1やタンパク質のほか、不溶性食物繊維を多く含み、便秘に効果があります。必須アミノ酸のメチオニンを含み、血中ヒスタミンの濃度を下げて、アレルギーによるかゆみを鎮めます。

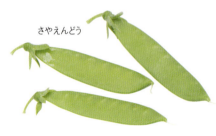

漢方DATA

この症状に むくみ、胃もたれ、食欲不振、下痢、ニキビ・吹き出物

【五性】	【五味】	【帰経】
平	甘	脾(ひ)、胃

食材DATA

[さやえんどう]
- **栄養素**／炭水化物、タンパク質、ビタミンB群、ビタミンC、β-カロテン、鉄、葉酸、食物繊維
- **旬**／春〜初夏
- **GI値**／28
- **選び方**／豆が小さく皮が薄めのもの。あざやかな緑色のもの。みずみずしいもの。ヒゲが白くて、しおれていないもの。
- **注意点**／特になし

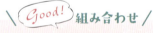 組み合わせ

＋豚足

さやえんどうと豚足のキムチ煮
火を通した豚足(市販品)を食べやすく切って鍋に入れ、ひたひたの水とさやえんどうを加えて煮込んで。仕上げに白菜キムチを加えてひと煮します。豚足のタンパク質が母乳の質をアップ。母乳の出をよくする定番の組み合わせです。

 「えんどう」は、収穫段階で呼び名が変わります。若い豆が「さやえんどう」、いちばん成熟してホクホクしているのが「えんどう豆」、その間の未成熟でやわらかい豆が「グリンピース」。ですから、いずれも成分は同じです。

グレープフルーツ

春 / 植物性食材 ❖ グリンピース・さやえんどう／グレープフルーツ

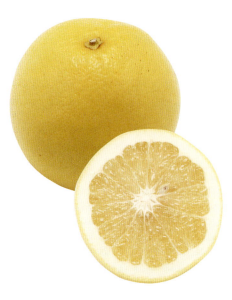

**胃の不快な症状を解消
二日酔いにおすすめ**

漢方 気の巡りをよくし、胃もたれや胃痛など、胃の不快症状を緩和します。疲労回復やかぜの予防にも効果的。二日酔い軽減にも役立ちます。

栄養 ビタミンCが多く、美肌効果やかぜ予防が期待できます。
ピンクグレープフルーツに多く含まれるβ-カロテンの中のリコピンは、抗酸化作用が強く、動脈硬化の予防に効果があるとされます。

漢方DATA

この症状に　疲労、二日酔い、胃もたれ、胃痛、胃の不快感

【五性】寒　【五味】甘／酸　【帰経】肺、肝、脾

食材DATA

- 栄養素／ビタミンC、カリウム、リコピン
- 旬／春〜初夏
- GI値／31
- 選び方／皮の色があざやかでハリとツヤがあり、形がととのっているもの。ズッシリと重みのあるもの。皮のシミは味に関係がない。
- 注意点／降圧剤を服用中は食べないこと。

Good! 組み合わせ
＋レタス（P.107）

グレープフルーツのさっぱりサラダ
グレープフルーツの皮と薄皮を取り除いたものと、レタスをひと口大にちぎって混ぜ、サラダ油、酢、塩、こしょうなどシンプルなドレッシングで和えます。レタスもグレープフルーツと同様に、胃腸の調子をととのえる効果があります。

豆知識
グレープフルーツに含まれるフラノクマリンという成分は、降圧剤などの血中濃度を上げる作用があります。薬が効きすぎることがあるので、薬と一緒にはとらないようにしましょう。グレープフルーツジュースも同様です。

黒きくらげ【黒木耳】

陰虚　血虚　瘀血

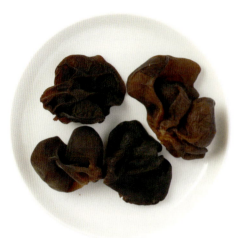

血に関係する症状に効果を発揮する

漢方 腎と肺を補い、口の中の乾燥を鎮め、老化防止や滋養強壮に役立ちます。血の巡りをよくして、補う作用があるため、鼻血や貧血、痔にも効果的。胃腸をうるおし、便秘を改善する効果も期待できます。また、傷の治りを促進します。

栄養 食物繊維はごぼうの3倍、ビタミンDは食品の中でもトップクラスの含有量。体内でビタミンDに変わり、骨粗しょう症やがん予防に効果的なエルゴステリンも豊富です。

（ 漢方DATA ）

この症状に 鼻血、貧血、痔、便秘

【五性】	【五味】	【帰経】
平	甘	腎、肺、胃、大腸

（ 食材DATA ）

- 栄養素／食物繊維、カルシウム、鉄、ビタミンD
- 旬／春～秋
- GI値／26
- 選び方／生の場合は、肉厚で表面がしっとりしてツヤのあるもの。
- 注意点／特になし

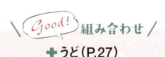

＋うど（P.27）

黒きくらげとうどの炊き合わせ
水に戻して石づきをとった黒きくらげと、食べやすく切ったうどを、出汁で炊き合わせて。老化を防ぐ黒きくらげと、体を温め、邪気を取り除くうどとを合わせた若返りレシピです。それぞれ異なる歯ごたえも楽しめます。

豆知識 黒い食材は腎の働きを高め、骨粗しょう症や、腰痛、ひざ痛、白髪、認知症など老化による症状を予防するとされます。黒きくらげのほか、黒豆、黒米、黒ごま、こんぶ、わかめ、のり、ひじき、黒砂糖、黒酢などがあります。

せり【芹】

 気滞 瘀血 実熱

体の熱をとり、血管を健康な状態に保つ

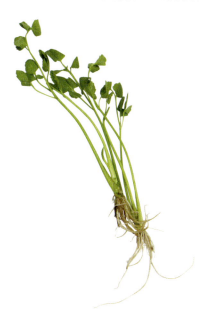

漢方 体の余分な熱を取り、水分代謝をよくするので、むくみの改善に効果的。血管を丈夫にして血行を促進することから、高血圧や貧血の予防や改善に有効です。ストレス解消や、肩こりやめまいを緩和する作用も。
葉の形が似ているクレソンも、ほぼ同じ効能があります。

栄養 ビタミン類、鉄のほか、粘膜を強化するβ-カロテンや、血圧降下に有効なカリウムを含みます。

春 / 植物性食材 ❖ 黒きくらげ／せり

漢方DATA

この症状に むくみ、発熱、貧血、高血圧、肩・首こり、胃弱、ストレス

【五性】	【五味】	【帰経】
涼	甘 辛	肺、肝、膀胱(ぼうこう)

食材DATA

- 栄養素／β-カロテン、鉄、カリウム、食物繊維
- 旬／春
- GI値／－
- 選び方／緑色があざやかなもの。香りのよいもの。根元にハリがあるもの。
- 注意点／特になし

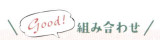 Good! 組み合わせ

➕ そば(P.96)

せりそば
そばをゆでて、食べやすい長さに切ったせりをのせて食べます。疲労回復に役立つそばにストレスを解消する効果のあるせりをトッピング。心と体の両方の疲れをとりましょう。

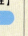 豆知識

せりは、古くから人によって水田のまわりに植えられており、植えられていたものが広がって自生しています。一方、せりに似ているクレソンは、田んぼの中で雑草扱いされており、一年を通じて生えています。

セロリ【芹菜】

気滞　実熱　水毒

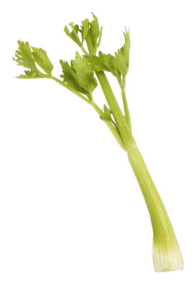

気持ちを落ち着かせ、のぼせやストレス解消にも

漢方 余分な熱を冷まし、特に頭部の気を降ろす作用があり、肝に働きます。のぼせや、ストレスによるめまい、不眠、高血圧を改善します。独特の香りも、効能にひと役かっています。水分代謝をよくする効果もあるので、むくみや便秘の解消にも役立ちます。月経痛緩和にも。

栄養 不溶性食物繊維を含み、便秘の予防に◎。独特な香りの成分であるアピインには、気持ちを落ち着かせたり、血圧を下げたりする作用があります。

（ 漢方DATA ）

この症状に のぼせ、イライラ、不眠、血圧上昇、めまい、むくみ、便秘、月経痛

【五性】涼
【五味】甘／辛
【帰経】肝、脾、腎、肺

（ 食材DATA ）

- 栄養素／カリウム、食物繊維、β-カロテン
- 旬／秋～春
- GI値／24
- 選び方／葉の色があざやかでシャキッとしているもの。茎に凹凸があり肉厚なもの。茎が白いものは甘くてやわらかい。
- 注意点／特になし

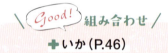
Good! 組み合わせ

➕ **いか(P.46)**

セロリといかの炒めもの
セロリといかを食べやすく切ります。一緒にフライパンに入れて、セロリのシャキシャキとした食感が残る程度にさっと炒めて塩少々で味つけ。セロリと同じく、月経痛や不正出血など女性の不調を改善する、いかとの組み合わせです。

豆知識 セロリの香りが強いのは、アピイン以外にも40種類ほどの香りの成分が含まれているため。イライラして落ち着かない、寝つきが悪いなどのときは、セロリを食べなくても、ちょっと香りをかぐだけでも落ち着きます。

たけのこ【筍】

実熱　水毒　気滞

春　植物性食材　❖　セロリ／たけのこ

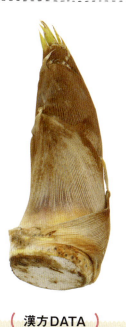

せきや痰におすすめ
便通をよくする働きも

[漢方] 体を強く冷やす食材で、熱を冷まして炎症を鎮めます。せきや粘りのある痰の改善におすすめ。ストレスによって起こる胸のつかえや頭痛、イライラを除きます。胃や大腸に働きかけるので、消化を促進したり、便秘を解消する効果もあります。

[栄養] 血圧の上昇を抑えるカリウムが豊富。不溶性食物繊維であるセルロースは、便秘改善やコレステロールの吸収を抑制する効果があります。

(漢方DATA)

この症状に のぼせ、ほてり、のどや胸のつかえ、イライラ、頭痛、せき、痰、便秘、消化不良

【五性】	【五味】	【帰経】
寒	甘 / 苦	胃、大腸

(食材DATA)

- 栄養素／カリウム、亜鉛、食物繊維
- 旬／春
- GI値／26
- 選び方／皮に色ツヤがあり、みずみずしいもの。太めでズッシリと重みのあるもの。つりがね形のもの。
- 注意点／脾が弱い人に強い作用がある。

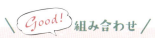
Good! 組み合わせ

➕ えび(P.47) ➕ さやえんどう(P.32)

えびときぬさやの炒めもの
えびと筋を取ったきぬさやを合わせて油で炒めます。少量の塩かしょうゆで調味しても。たけのこは体を冷やす食材なので、温性のえびと平性のさやえんどうを合わせるのがおすすめ。できれば、油も温性のなたね油がよいでしょう。

豆知識 たけのこを切ったときに出てくる白い粉状のものは、実はチロシンという成分。アミノ酸の一種で、甲状腺ホルモンやドーパミン（脳内の神経伝達物質のひとつ）のもとになるものです。すべて洗い流さず、そのまま使いましょう。

たまねぎ【玉葱】

気滞　瘀血　水毒

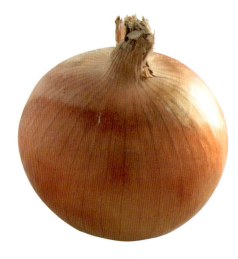

体を温める食材。
胃もたれやむくみなどにも

漢方 気・血（けつ）の滞りを解消し、体を温めます。胃の消化液の分泌を促して胃もたれの改善も。また、水湿（すいしつ）の滞りを改善し、むくみや血圧上昇なども改善します。体を温め、発汗して熱を冷ますので、かぜの初期に食べるのもよいでしょう。辛みの少ない、春の新たまねぎは、生で食べるのがおすすめ。

栄養 目を刺激して涙を出させる成分、硫化（りゅうか）アリルが、疲労回復を促進し、イライラや不眠を解消。さらに、血液をサラサラにする効果や抗菌作用もあるのです。

漢方DATA

この症状に 消化不良、胃もたれ、食欲不振、おなかのハリ、むくみ、高血圧、動脈硬化、イライラ、不眠

【五性】温　【五味】辛・甘　【帰経】脾、肺、心

食材DATA
- 栄養素／カリウム、食物繊維
- 旬／特に春
- GI値／30
- 選び方／皮がよく乾燥しているもの。キズがなくツヤのあるもの。芽が出ていないもの。頭の部分がしっかりしたもの。
- 注意点／特になし

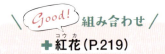
Good! 組み合わせ

➕ **紅花（コウカ）（P.219）**

紅花のたまねぎスープ
たまねぎをお湯の中で透き通るまでゆで、塩で調味して、紅花を少量入れましょう。たまねぎと同様に気分のイライラや更年期症候群、不眠症といった女性特有の症状を改善する紅花との相性はピッタリで、おいしくいただけます。

豆知識 たまねぎに含まれる、硫化アリルは水溶性。水にさらすと流れ出てしまうので、注意して。また、加熱すると、硫化アリルは別の物質に変化してしまいます。たまねぎを効果的に食べるのなら、生がおすすめです。

豆苗
とうみょう

陰虚　実熱

春　植物性食材　❖　たまねぎ／豆苗

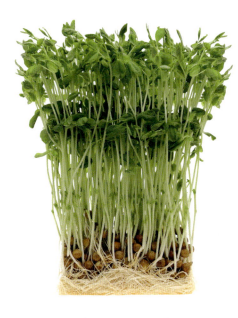

脾と胃に働き食欲不振を改善する

[漢方] えんどう豆が発芽した、若い芽が豆苗です。脾と胃に働きます。食欲不振や、体力低下による吐き気や下痢(げり)が続くときにおすすめ。

肝に働き、頭部へのぼった熱を冷まし、疲れ目、結膜充血などの目の症状の改善にも効果あり。

[栄養] ビタミンB2、C、E、葉酸が豊富。β-カロテンは、ほうれんそうを超える含有量で、免疫機能を強化し、活性酸素の生成を防ぐ働きがあります。

漢方DATA

【この症状に】食欲不振、吐き気、下痢、疲れ目

【五性】	【五味】	【帰経】
寒	甘	脾、胃、肝

食材DATA

- 栄養素／ビタミンK、ビタミンB2、ビタミンC、ビタミンE、β-カロテン、葉酸
- 旬／3〜5月
- GI値／38（えんどう豆）
- 選び方／葉の色が濃い緑のもの。根つきのものだと長持ちする。
- 注意点／根つき豆苗を再生利用する場合は、豆の上で刈り取る。

Good! 組み合わせ

➕ あさり（P.75）

豆苗とあさりの炒めもの
豆苗は、豆の上ギリギリの位置で切り、砂抜きしたあさりと一緒にごま油などで炒めます。豆苗と同じく肝の熱による目の疲れや充血を改善するあさりの組み合わせ。油と一緒にとってβ-カロテンの吸収を高めましょう。

豆知識

根元にある豆の色が悪くなっていなければ、再収穫することができます。根元で切り落としたあと、豆の部分を水にひたして、日のあたるところに置いておいて。豆苗は栄養価が高い野菜。再収穫してたくさん食べましょう。

菜の花〈菜花〉(なのはな/なばな)

瘀血　気滞

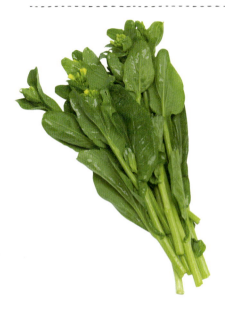

春に起こりがちな のぼせやストレスの解消に

漢方 肝に働き、気の滞りを解消するため、のぼせ、ストレス、イライラなどの春に起こりがちな不快症状の改善に向いています。また血の滞りを取り除き、高血圧や動脈硬化、月経不順などを予防します。

栄養 栄養価が高い菜の花。β-カロテンやビタミンC、カルシウムの含有量は、野菜の中でもかなり高く、葉酸も豊富に含むので、妊婦は積極的にとるとよいでしょう。

漢方DATA

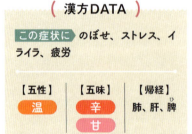

この症状に のぼせ、ストレス、イライラ、疲労

【五性】温
【五味】辛・甘
【帰経】肺、肝、脾

食材DATA

- 栄養素／食物繊維、β-カロテン、ビタミンC
- 旬／初春
- GI値／25
- 選び方／花がまだ咲いていない、つぼみの状態で、つぼみが密集してそろっているもの。
- 注意点／特になし

Good! 組み合わせ

＋ たけのこ（P.37）　＋ からし（P.186）

菜の花とたけのこのからし和え
ゆでたけのこの上半分を縦に薄切りにし、塩を入れたお湯でさっとゆでた菜の花を食べやすく切ったものを混ぜ、三杯酢と和がらしで和えます。辛味に属するからしも血の巡りをよくし、イライラや不安感、疲労感を和らげるひと品です。

豆知識 菜の花の正式名称は「アブラナ」ですが、食材としての名前は「菜の花」「菜花」が一般的です。同じアブラナ科に属する菜の花の仲間には、小松菜、ブロッコリー、白菜、大根などがありますが、薬効は、それぞれ異なります。

パプリカ、ピーマン【青椒】

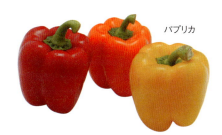
パプリカ

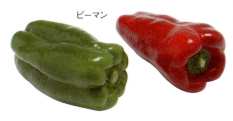
ピーマン

のぼせやめまい、食欲増進に

[漢方] 肝に働き、気の滞りを取り去るので、のぼせやめまい、胸のつかえを鎮めて、気持ちを落ち着かせる作用があります。脾に働き、食欲を高める作用もあります。

[栄養] ピーマンに多く含まれるビタミンDは、ビタミンCの吸収を助けます。パプリカのビタミンCの含有量は、レモンよりも多く、肌荒れの改善や疲労回復に効果があります。青臭さのもとであるピラジンには、血栓を予防する働きがあるとされます。ルテインが含まれるので、加齢黄斑変性症の予防にもよいでしょう。

漢方DATA

この症状に のぼせ、めまい、食欲不振、消化不良、疲労

【五性】	【五味】	【帰経】
平	甘／辛	心、脾

食材DATA

[ピーマン]
- 栄養素／ビタミンD、ビタミンC、ビタミンE、β-カロテン、食物繊維
- 旬／夏
- GI値／26
- 選び方／肉厚でツヤとハリがあるもの。フカフカしていないもの。色の濃いもの。ヘタが黒ずんでいないもの。
- 注意点／特になし

Good! 組み合わせ

＋豚肉（P.157）

ピーマンと豚肉の炒めもの
適当な大きさに切ったピーマンと豚バラ肉を炒めて、みそとみりんの合わせ調味料で味つけ。ピーマンのβ-カロテンやビタミンEは油と相性がよく、さっと炒めることで吸収がよくなります。豚肉の疲労回復効果で疲れもとれるでしょう。

豆知識 豊富に含まれたビタミンCが、加熱調理しても壊れにくいのが、ピーマンの特徴のひとつ。それは、ピーマンの果肉が厚くて、組織がしっかりしているのと、ビタミンCを酸化させないビタミンPも含まれているからなのです。炒めたり、焼いたりと加熱して食べましょう。

春　植物性食材　❖菜の花／パプリカ、ピーマン

ふき【蕗】・ふきのとう【蕗の薹】

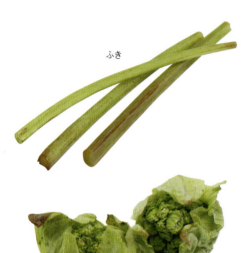

ふき

ふきのとう

ふきは体を温め ふきのとうは体を冷やす

漢方 ふきは、血を巡らせ、せきや痰、便秘などに効果があります。体を温める作用がありますが、ふきのとうは、逆に体を冷やす作用があるので気をつけて。ふきと同じく便秘に効きますが、ほかに花粉症にもよいでしょう。

栄養 苦味成分には体の酸化を予防するポリフェノール類が多く含まれ、血の巡りをよくし、肩こり、にきびやくすみなどの肌トラブルを改善。食物繊維も豊富で便秘解消に役立ちます。

（ 漢方DATA ）

この症状に [ふき]便秘、気管支炎、胸のつかえ、食欲不振、せき、痰

【五性】	【五味】	【帰経】
温	苦	肝、心、肺

（ 食材DATA ）

[ふき]
- 栄養素／ポリフェノール、β-カロテン
- 旬／春
- GI値／－
- 選び方／太さが均一なもの。太さが2cmくらいのもの。
- 注意点／特になし

Good! 組み合わせ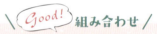

＋ヨーグルト（P.49）

ふきのとうのヨーグルトパスタ
ふきのとうはアクを抜き、ゆでて小さめに切ります。ゆでたパスタとヨーグルトで和え、少量の塩で調味します。ふきのとうの独特の香りが食欲を増進させ、消化を助けます。せきが出るときにもおすすめです。

豆知識 ふきのとうには、ペタシテニンという毒性の物質が含まれています。食べすぎると肝臓にダメージを与えるとされているため、あまりたくさん食べすぎないように注意しましょう。

ゆず【柚子】、レモン【檸檬】

気滞　水毒

春　植物性食材　❖ ふき・ふきのとう／ゆず、レモン

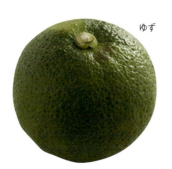
ゆず

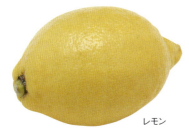
レモン

気とビタミンCの力で疲れた体を元気に

漢方 いずれも気を巡らせる作用があるので、吐き気がある、食欲がない、気分がすぐれない、疲れる、などのときによいでしょう。せきや痰を鎮める効果もあります。ゆずの皮には、気持ちをリラックスさせる効能があります。二日酔いをさます効果もあるとされます。

栄養 ビタミンCが豊富で抗酸化作用にすぐれています。クエン酸やリンゴ酸などの有機酸が含まれ、疲労や筋肉痛に効果があります。

（ 漢方DATA ）

この症状に 吐き気、食欲不振、せき、かぜのひき始め、疲労、痰

【五性】	【五味】	【帰経】
平	酸	肺、脾、胃
涼	甘	

（ 食材DATA ）

[レモン]
- 栄養素／ビタミンC、カリウム
- 旬／通年(輸入物)
- GI値／34
- 選び方／皮がなめらかでハリとツヤがあるもの。
- 注意点／特になし

\Good!/ 組み合わせ

➕ 塩（P.189）

塩レモン
乱切りと薄切りにしたレモンを塩でつけて1週間～1カ月保存します。レモンそのものはもちろん、上ずみを調味料として料理に使いましょう。塩はビタミンCの酸化を防ぎ、レモンの酸味は塩味を引き立てるので、減塩効果が期待できます。

豆知識 レモンの有効成分はおもに皮に含まれているので、皮ごと食べるのがおすすめです。ただし、外国産に付着している防カビ剤は、熱湯につけるなどしてもきれいに落としきれません。できるだけ国産品を使いましょう。

よもぎ【蓬】 P.210参照

瘀血　気滞　陽虚

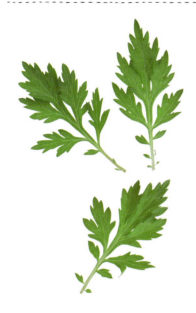

体を温め、血行促進 民間薬として使われる

漢方 血行を促進し、体を温める作用があります。補血、止血作用もあり、古くから民間薬として使われてきました。肩こり、腰痛、冷え症のほか、月経痛、不正出血、痔出血、皮下出血などの改善に役立ちます。

栄養 β-カロテンや食物繊維が豊富。ビタミンやカリウム、鉄分のほか、貧血の予防や改善に作用するとされるクロロフィル（葉緑素）も多く含まれます。

漢方DATA

この症状に 冷え症、肩こり、腰痛、月経痛、貧血、出血

【五性】温
【五味】辛、苦
【帰経】肝、脾、腎

Good! 組み合わせ
＋キャベツ（P.30）

温野菜のよもぎペーストがけ
よもぎを細かくちぎり、適量の塩、こしょうとともにミキサーにかけて、ペースト状にします。蒸したキャベツなどの温野菜にかけて食べます。ミキサーにかけるとき、塩・こしょうを入れず、ほかの野菜とともにスムージーにしてもOK。

食材DATA

- **栄養素**／葉緑素、β-カロテン、ビタミンC、ビタミンE
- **旬**／春
- **GI値**／－
- **選び方**／野生の場合、やわらかく摘みとりやすいもの。葉は薄い緑で、赤くなっていないもの。
- **注意点**／特になし

漢方トピックス

陰干しにして水分を飛ばしたものが「艾葉（ガイヨウ）」と呼ばれる生薬です。煎じて飲むと腹痛、健胃、かぜ、冷え症、月経不順、月経痛、不正出血、流産の予防などに使用されます。温熱効果があるので、温灸や入浴剤としても使えます。

わらび【蕨】

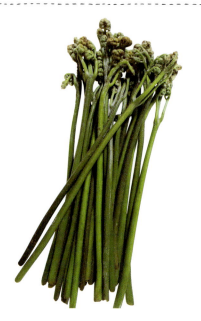

熱を冷まし、うるおいを与える作用が

[漢方] 熱を冷ます効能があります。熱をもった関節痛や感染性の大腸炎によいでしょう。また、肌にうるおいと弾力を与えます。わらびは体を冷やすので、食べすぎや、毎日食べるのは避けましょう。

[栄養] 食物繊維が豊富で、腸内環境をととのえ、便秘を解消したり、免疫力を強化したりします。細胞の再生を促すビタミン B_2、老化を防ぐビタミン E のほか、皮膚や目、口、鼻の粘膜を丈夫にする働きのある $β$-カロテンも含みます。

春 / 植物性食材 ❖ よもぎ／わらび

漢方DATA

この症状に	便秘、関節痛、出血

【五性】	【五味】	【帰経】
寒	甘	肝、胃、大腸

食材DATA

- ●栄養素／$β$-カロテン、カリウム、食物繊維、ビタミン B_1、ビタミン B_2
- ●旬／春〜初夏
- ●GI値／−
- ●選び方／うぶ毛がたくさんついているもの。茎が太く短いもの、首が上を向く前のもの。
- ●注意点／生のわらびはビタミン B_1 の分解酵素であるアノイリナーゼ含んでいるため、十分にアク抜きをし、加熱して食べる。

Good! 組み合わせ

✚ たけのこ（P.37）

わらびとたけのこのポン酢和え
アク抜きして小さめに切ったわらびと、薄切りにしたたけのこをゆで、ゆずポン酢をかけます。わらびとたけのこが体を冷やすので、体を温めるすりおろししょうがをのせて、バランスをとりましょう。

豆知識

生のわらびは、ビタミン B_1 分解酵素や、発がん性物質を含むので、アク抜きが必要です。沸騰した湯にわらびを入れ、上から重曹を入れてすぐに火から下ろします。落としぶたをして一晩おき、流水で洗って使います。

いか【烏賊】

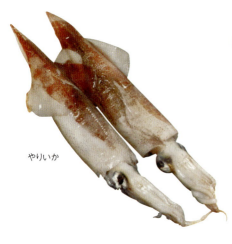
やりいか

血行をよくして女性特有の不調を改善

漢方 脾や胃を補い、肝の働きを助ける作用があります。血を補うと同時に止血作用があり、おりものが多いときや、月経不順、不正出血、無月経、過多月経による貧血などに効果があるとされます。

栄養 脂質が少なく、低カロリーの食材なので、ダイエット向きです。血液中のコレステロールを下げたり、血圧を正常に保ち、中性脂肪を減らしたりするタウリンが豊富です。

漢方DATA

この症状に おりものが多い、月経不順、不正出血、無月経、貧血、高コレステロール

【五性】	【五味】	【帰経】
平	鹹	肝、腎

食材DATA

- 栄養素／タンパク質、ビタミンE、亜鉛
- 旬／夏〜秋(するめいか)、冬〜春(やりいか)
- GI値／40
- 選び方／ツヤがあるもの。透明感があるもの。
- 注意点／食物アレルギーを起こしやすいとされている特定原材料および特定原材料に準ずる食材。

Good! 組み合わせ

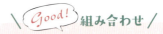

＋ にら(P.171)

いかとにらの和えもの

いかとにらをそれぞれゆで、食べやすい大きさに切ります。ごま油をフライパンで熱し、とうがらしを炒め、しょうゆ、酢、砂糖少々を加え、いかとにらを入れて、全体を混ぜます。にらの温め効果とあわせて、貧血や冷え症などを解消できるでしょう。

漢方トピックス

いかの甲骨は「烏賊骨」という漢方薬です。収れん作用があり、局所部位の止血、胃酸を抑えて胃潰瘍などの痛みをとる、傷の修復の促進、婦人科での不正出血、おりものの治療などに用いられています。

えび 【海老】

体を温め、冷えを取る 老化の予防も

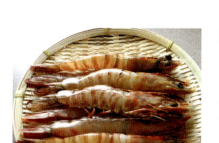

くるまえび

[漢方] エネルギーを増やして、体を温め、下肢の冷えやだるさを取ります。腎を補って、老化を予防することから、加齢に伴って現れる、ふらつきや聴力低下、頻尿などを改善。胃の働きを高める作用もあり、食欲不振やおなかのハリの改善に有効です。

[栄養] 赤い色素成分アスタキサンチンが、免疫力を強化。造血作用や、血行を促す核酸、コレステロールを低下させるタウリンも豊富です。

(漢方DATA)

[この症状に] 足腰の冷え・だるさ、ふらつき、聴力低下、頻尿、食欲不振、おなかのハリ、イライラ、母乳の出が悪い

【五性】温 【五味】辛・鹹 【帰経】肝、腎、脾

(食材DATA)

- 栄養素／タンパク質、ビタミンE、亜鉛、カルシウム
- 旬／春～秋
- GI値／40
- 選び方／頭のつけ根、尾のつけ根がしっかりしているもの。透明感があるもの。
- 注意点／食物アレルギーを起こしやすいとされている特定原材料および特定原材料に準ずる食材。

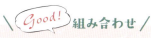 組み合わせ

＋もち

もちのえびあんかけ
えび6、7尾の頭を取って耐熱容器に入れて酒大さじ3をふりかけ、電子レンジで3分加熱してザルでこします。えびの殻を取り除き、残った汁と刻んだえびを煮てあんを作り、熱々のもちにかけます。体を温め、気を補い、精を強める、最高の組み合わせ。

[豆知識] えびは高タンパク低脂肪で、ダイエットに向く食品。高コレステロールですが、タウリンも豊富なので心配いりません。背ワタはアレルギーを起こしやすいので、取り除いたほうがよいでしょう。

かつお【鰹】、まぐろ【鮪】

血虚　気虚　瘀血

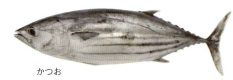
かつお

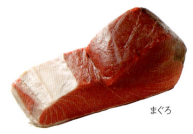
まぐろ

気・血を補って疲労回復や血栓予防に

漢方 気・血を補う働きがあり、弱った体の回復に向く食材です。

また、まぐろには体を温める効能もあり、血の巡りを促進するので、冷えによる足腰のだるさや腰痛の改善に効果的です。貧血の改善や血栓の予防にも役立ちます。冷えからくる胃痛、胃腸の機能低下にもよいでしょう。

栄養 ともにサバ科に属し、タンパク質、タウリン、鉄など、基本的には同じ栄養素が含まれます。特にかつおはEPA、まぐろはDHAが豊富です。

漢方DATA

この症状に 体力低下、疲労、胃弱、貧血、冷え症、不眠

【五性】※	【五味】	【帰経】
平 / 温	甘	腎、脾

※まぐろは温

食材DATA

[まぐろ]
- 栄養素／タンパク質、EPA、DHA、ナイアシン、ビタミンD、鉄、ビタミンE
- 旬／通年
- GI値／40
- 選び方／深みのある色で、ツヤがよいもの。
- 注意点／トロは赤身の3倍のカロリーがあるのでとりすぎない。

Good! 組み合わせ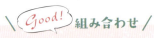

＋ねぎ（P.172）

かつおとねぎ、かつおぶしの揚げもの
かつおの切り身、ねぎ、かつおぶし、しょうゆ、みりん、酒を入れて混ぜ合わせて油で揚げます。かつおを発酵させて水分を抜いたかつおぶしは、成分が凝縮されてさらに薬効がアップ。体を温めるねぎとともにいただきましょう。

豆知識

日本では一年を通して、常に旬のまぐろを手に入れることができます。一方、かつおの旬は年2回あり、春になって海を北上する季節に獲れる「初がつお」と、秋になって南下する「戻りがつお」があります。

ヨーグルト【酸奶】

陰虚　気虚　血虚

春　動物性食材　❖かつお、まぐろ／ヨーグルト

うるおす作用で便秘や更年期症候群に◎

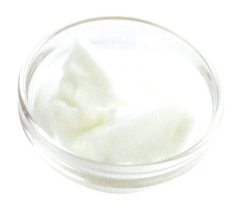

[漢方] 渇きを止め、うるおす作用があります。さらに、ヨーグルトに含まれた乳酸菌とビフィズス菌の働きで便秘の改善に。また、更年期ののぼせやほてりにも効果があります。

[栄養] カルシウムやカリウム、マグネシウムなどが含まれます。豊富なカルシウムは、乳酸菌によって効率よく吸収され、骨粗しょう症予防にも有効です。ヨーグルト中のカルシウムが脂肪の吸収を防いで、ダイエット効果があるともいわれています。

(漢方DATA)

[この症状に] 便秘、乾燥肌、更年期症候群、骨粗しょう症

【五性】涼
【五味】甘、酸
【帰経】肺、肝、脾

(食材DATA)

- 栄養素／カルシウム、タンパク質、ビタミンB2、パテント酸
- 旬／なし
- GI値／25
- 選び方／なし
- 注意点／特になし

Good! 組み合わせ

+ たけのこ（P.37）
+ オリーブ油（P.186）

たけのこのヨーグルト和え
たけのこを薄く切り、オリーブ油でさっと炒めてからヨーグルトで和えます。
食物繊維が多く、便通をよくするたけのこと、活性酸素を抑えるオリーブ油とともに腸内をきれいにしましょう。

豆知識
ヨーグルトは「特定保健用食品（トクホ）」としては、以前から「おなかの調子をととのえる」と表示されていましたが、2018年より「内臓脂肪を減らすのを助ける」が加わりました。

もっと知りたい 薬膳Q&A ①

Q 食べてはいけない食材はある？

A 体質や体調に合わない食材はなるべく避けて

薬膳は、その人の体質や体調に合ったものをとり入れることで、症状を改善したり、病気の予防をしたりします。冷え症の人が体を冷やす食材を大量に食べたり、胃もたれしているのに消化が悪い食材を食べたら、体調が悪くなってしまいます。体質や体調に合わない食材は、避けるようにしましょう。

Q 季節と薬膳、どう考えたらよいですか？

A まずは旬のもの、いちばん出回るものをとり入れて

たとえば、夏は暑さのために、体がほてったりのぼせたりしやすくなります。人は季節の影響を受けながら生きているからです。そんな時期に出回るのが、すいかやとうがんなど体を冷やす食材。これらを食べることでほてりを鎮め、不調を改善することができます。まずは旬のもの、その時期に多く出回る食材をとり入れましょう。

Q 季節によって食べるものを変えなくてはいけないの？

A 季節の食材が基本。そのときの体質などによって変えて

季節の食材には、その季節に起こりがちな不調を改善する作用があります。ですから、薬膳では季節の食材をとり入れるのが基本です。ただし、冬でも体に熱がこもりやすい人は、いくら旬でも、体を温める食材はとりすぎないようにしたいもの。選ぶ食材は、旬の食材を基本としながら、体質や体調を見ながら、適宜、変えていきましょう。

Q 一日3食、全部薬膳にしなくてはいけないの？

A コンビニで買える食材ひとつでも薬膳に

最初は一日1食、薬膳にすることから始めましょう。旬のものを食べていれば、自然と薬膳になります。自分の体質に合った大切な食材をひとつかふたつ知っておき、それをコンビニで買って、一日のどこかでとってもよいでしょう。もちろん、好きなものを食べるときがあってもOK。案外、それが自分に必要な食材だったりするものです。

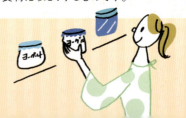

Part 3

梅雨の食材

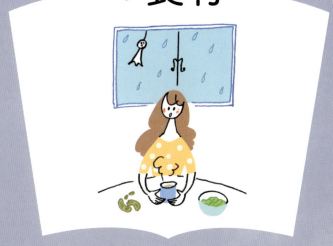

梅雨の食材の特徴

東洋医学では湿気を「湿邪」といい、水分代謝を悪化させ
関節や筋肉に影響を与えて関節痛、腰痛などを起こします。
とくに「脾」は湿に弱く、消化機能が低下し、食欲不振、
胃もたれなどの原因に。梅雨は、高い利尿作用がある、とうもろこし、
そら豆、大豆などが旬を迎えます。
にんじん、いわしなどの「脾」を補って
胃腸の機能を高める食材や、体を温めて湿邪を払う
にんにく、しょうが、パクチーなども積極的にとって。

あずき【小豆】

水毒　実熱　瘀血

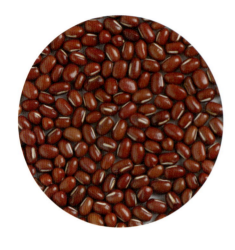

余分な水分を排出
むくみや下痢を改善する

漢方　水分代謝を高める働きがあり、湿度が高い土地に住む日本人の体質を補う食材といえます。
体液が滞ることで起こるむくみや下痢、だるさを尿の出をよくして、改善します。たまった毒素を出す働きもあるので、膿をもったできものの治りを早めるのにもよいでしょう。

栄養　抗酸化作用があり、アンチエイジングに効果的なポリフェノールが、赤ワイン以上に豊富に含まれます。

漢方DATA

この症状に　消化不良、おなかのハリ、むくみ、下痢、便秘、母乳の出が悪い、肩こり、筋肉痛

【五性】平
【五味】甘、酸
【帰経】心、小腸

食材DATA

- 栄養素／炭水化物、タンパク質、カリウム、食物繊維、ビタミンB1
- 旬／秋～冬
- GI値／45
- 選び方／なし
- 注意点／特になし

Good! 組み合わせ

＋ ひじき（P.69）

あずきとひじきの煮もの
乾燥ひじきを熱湯で戻し、食べやすく刻みます。あずきはゆでます。先にひじきを鍋で煮てから、あずきとしょうゆを加えて煮ます。利尿作用が強いひじきとの相乗効果でむくみの改善に役立ちます。

漢方トピックス

あずきを薬用として使う場合の生薬名は「赤小豆（セキショウズ）」。湿熱をとり、排尿によってむくみなどを取り除く効能があり、腎炎や脚気、栄養障害にみられるむくみ、下痢、下血、黄疸などに用いられています。

枝豆
（えだまめ）

梅雨 — 植物性食材 ❖ あずき／枝豆

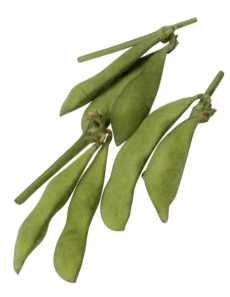

気を補って、血の巡りをよくする
消化不良や疲労回復に

漢方 大豆が熟す前に収穫したもの。気を補ったり、血の巡りをよくしたりする作用があります。
胃腸の働きをよくして消化を促したり、水分代謝をよくし、夏バテの予防や疲労回復に効果があります。

栄養 タンパク質、カルシウム、カリウム、食物繊維が豊富。アルコールの分解を促し、肝臓への負担を軽減する、メチオニンというアミノ酸を含んでいます。

（ 漢方DATA ）

【この症状に】消化不良、疲労感、夏バテ、二日酔い

【五性】	【五味】	【帰経】
平	甘	脾、胃、大腸

（ 食材DATA ）

- **栄養素**／タンパク質、炭水化物、カルシウム、カリウム、食物繊維
- **旬**／夏
- **GI値**／30
- **選び方**／ふっくらとふくらんでいるもの。サヤがあざやかな緑色のもの。うぶ毛がたくさんついているもの。
- **注意点**／特になし

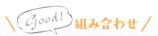 **組み合わせ**

✚ **ヨーグルト（P.49）**

枝豆のヨーグルト和え
ゆでた枝豆をヨーグルトで和えただけのシンプルメニュー。食物繊維が豊富な枝豆とヨーグルトの組み合わせで腸内環境をととのえ、便秘を解消します。夏バテ予防にもピッタリです。

豆知識
枝豆をゆでる時間は3〜5分、余熱でやわらかくなるので、少ししかたいと感じるくらいが目安です。5分以上ゆでると、うまみ成分のアミノ酸が流れ出てしまったり、ふやけて独特な食感もなくなったりするので注意して。

大麦(おおむぎ)

気虚　水毒

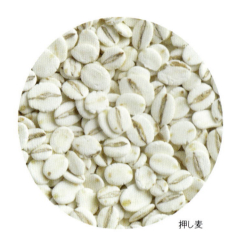
押し麦

消化を助け、胃腸の不調に効果的

[漢方] 気を補い、疲労を回復。また、胃痛や下痢を改善します。熱を取り、口の渇きを改善する生薬としても、昔から利用されてきました。余分な水分や老廃物を排出する働きもあるので、便秘、むくみやだるさの改善にも効果があります。

[栄養] 白米よりも、食物繊維、ビタミンB₂、カルシウムが豊富。白米の3分の1の時間で消化され、より胃腸にやさしいのが特徴です。「押し麦」はうるち性の品種をつぶしたもの。

(漢方DATA)

[この症状に] 疲労、消化不良、おなかのハリ、下痢、便秘、母乳の出が悪い、むくみ

【五性】	【五味】	【帰経】
涼	甘 鹹	脾、胃、膀胱

(食材DATA)

[押し麦]
- 栄養素／ビタミンB₁、ビタミンB₂、カルシウム、β-グルカン、カリウム
- 旬／夏
- GI値／65
- 選び方／なし
- 注意点／特になし

 組み合わせ

➕ こんぶ (P.57)

大麦とこんぶのおかゆ
大麦と、刻んだこんぶを一緒に出汁で炊いておかゆにします。大麦もこんぶものぼった気を降ろす作用があるため、腸にたまった便も押し出して、便秘を改善する効果が期待できます。

漢方トピックス

生薬では「大麦芽(ダイバクガ)」と呼ばれ、発芽した大麦の外皮のついたものを乾燥させて使います。熱を下げたり、消化不良、食欲不振、腹部膨満感や嘔吐、下痢などの胃腸障害によく用いられます。

金針菜
きんしんさい

血虚 瘀血 実熱

梅雨　植物性食材　❖ 大麦／金針菜

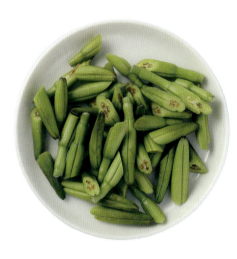

ゆううつ感や不眠などの精神的な症状に効く

漢方 本萱草（ほんかんぞう）というユリ科の花のつぼみで、生は有毒なので、乾物を加熱します。ゆううつ感や気分の落ち込みなどを改善して、気持ちを安定させる働きがあります。メラトニン様物質が多く含まれ、不眠の改善にも役立ちます。また、血（けつ）の滞りを改善する作用があり、貧血や月経痛の改善にも有効。めまい、耳鳴り、むくみなどの症状も鎮めます。

栄養 鉄分が豊富に含まれるため、貧血予防によいでしょう。

漢方DATA

この症状に ゆううつ感、むくみ、貧血、月経痛、不眠、めまい、耳鳴り

【五性】	【五味】	【帰経】
涼	甘	肝、脾（ひ）、腎（じん）

食材DATA

- **栄養素**／鉄、カルシウム、β-カロテン、ビタミンB₁、ビタミンB₂、ビタミンC
- **旬**／6～10月
- **GI値**／－
- **選び方**／生、乾燥ともにパック詰めされて売られていることが多い。生の場合、新鮮なもの。
- **注意点**／生は有毒なので加熱する。多食注意。眠りをサポートするメラトニン様物質が多く含まれる。

＼Good!／ 組み合わせ

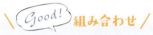

➕ **れんこん（P.148）**

金針菜とれんこんの炒め煮
水で戻した金針菜とれんこんを食べやすい大きさに切って炒め、戻し汁、酒、しょうゆを加えて煮ます。血の巡りをよくする食材の組み合わせで血液を浄化しましょう。

漢方トピックス

生薬名も同じ「金針菜（キンシンサイ）」です。胃腸の働きを改善し、ストレスなどで弱った肝の働きを取る作用があります。体を冷やす効果が強いので、温める力が弱い陽虚タイプには不向きとされます。

55

桑の実 〈マルベリー〉【桑椹】

血虚　陰虚　実熱

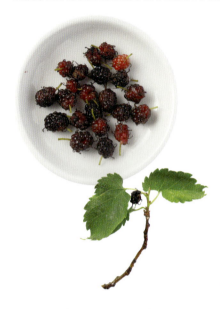

体にうるおいを与え、口渇を改善。老化防止にも有効

漢方 桑の実は、赤黒くなって、甘くなってくる6月ごろが収穫期。肝の血を養い、腎の陰を補い、口の渇きを止め、ドライアイを緩和します。補血や、心をととのえる作用もあります。めまいや眼精疲労、頭重感、不眠を解消。耳鳴り、もの忘れの改善にも有効です。排便を促す作用もあります。

桑の実はジャムやゼリーなどにして楽しむのもよいでしょう。

栄養 抗酸化作用をもつポリフェノールやビタミンが豊富なので、生活習慣病や老化防止に有効です。

（漢方DATA）

この症状に めまい、眼精疲労、口の渇き、ドライアイ、不眠、耳鳴り、もの忘れ、生活習慣病、頻尿

【五性】	【五味】	【帰経】
寒	甘／酸	肝、腎、心

（食材DATA）

- 栄養素／イソクエルシトリン、アントシアニン、β-カロテン、ビタミンB群、ビタミンC
- 旬／初夏
- GI値／－
- 選び方／なし
- 注意点／特になし

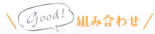 **組み合わせ**

➕ **焼酎（P.198）**

桑の実の薬膳酒
ラズベリーと同じく、頻尿、尿失禁などの症状に効果がある桑の実は、焼酎で漬け込んで薬膳酒として使うのがおすすめ。美肌効果や、むくみの改善も期待できます。（作り方の詳細は P.202）

漢方トピックス

桑の実を乾燥させた生薬を「桑椹（ソウジン）」と呼びます。血に滋養を与えるので、貧血やめまい、かすみ目、耳鳴り、便秘、体力低下などの改善に用いられます。陰を補強するため、下痢の場合は使用を避けます。

こんぶ【昆布】、のり【海苔】、わかめ【若布】

梅雨　植物性食材　❖ 桑の実〈マルベリー〉／こんぶ、のり、わかめ

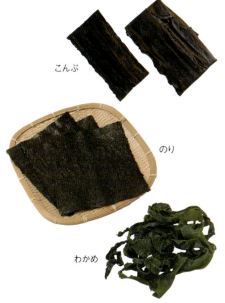

こんぶ　のり　わかめ

余分な水分を排出し、むくみや腫れ物を改善する

漢方　いずれも腎に働き、体の熱を冷ます作用があります。ほてりを鎮め、水分代謝をよくして、痰やむくみなどを改善。腫れ物など体にできたかたまりを、やわらかくして取り除く作用も。

栄養　いずれも甲状腺ホルモンの合成に必要なヨウ素を多く含みます。食物繊維類のアルギン酸やフコイダンを、全体の6割も含みます。糖質、脂質の吸収を抑え、内臓脂肪を減らし、血栓症を防ぎます。

漢方DATA

この症状に　ほてり、むくみ、腫れ物、便秘、排尿のトラブル、高血圧、脂質異常

【五性】	【五味】	【帰経】
寒	鹹	肝、胃、腎

Good! 組み合わせ

- そら豆（P.62）
- まいたけ（P.143）

わかめとそら豆とまいたけの和えもの
わかめとまいたけを食べやすく切り、ゆでたそら豆と合わせて酢じょうゆで和えて。いずれも食物繊維が豊富な食材で、がんこな便秘の改善に役立ちます。それぞれの食材の食感の違いも楽しめます。

食材DATA

[こんぶ]
- 栄養素／食物繊維、カリウム、カルシウム、ヨウ素、ビタミンB群
- 旬／7～9月
- GI値／17
- 選び方／肉厚なもの。よく乾燥したもの。
- 注意点／特になし

豆知識　こんぶは寒性で、体を冷やす性質をもっています。体力がないときや、下痢ぎみのとき、冷え症の人は、食べすぎないようにしましょう。体を温める効能がある、温性の食材と組み合わせるとよいでしょう。

さくらんぼ 【桜桃】

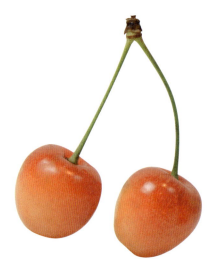

むくみや関節痛、冷えなど梅雨の不調を改善

[漢方] 気を補う働きがあり、元気がない、気力が出ない、疲れやすいなどのときに向きます。
脾の働きをよくして、湿を除くので、梅雨に起こりがちな手足のしびれ、むくみ、関節痛、筋肉痛やこわばりの緩和に有効。体を温める作用もあり、冷え症の人にもおすすめです。

[栄養] クエン酸を含むため、疲労や皮膚の老化に効果的です。

漢方DATA

この症状に 食欲不振、胃弱、冷え症、関節痛、筋肉痛、シミ、しわ、疲労、むくみ

【五性】温　【五味】甘・酸　【帰経】脾、胃、腎

Good! 組み合わせ

+ ヨーグルト（P.49）
+ くこの実（P.123）

さくらんぼヨーグルト
さくらんぼをヨーグルトに混ぜて、くこの実をトッピング。体の湿気を取って関節痛などを改善する作用が期待できます。食欲がなくて、なんとなく元気が出ない梅雨にぴったりのデザートです。

食材DATA

- 栄養素／アントシアニン、β-カロテン、ビタミンB1、ビタミンB2、ビタミンC
- 旬／初夏
- GI値／37
- 選び方／しっかり赤く色づき、あざやかでツヤのあるもの。
- 注意点／特になし

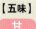 **豆知識** さくらんぼは、4月に花見をするソメイヨシノなどの桜の木ではなく、ヨーロッパで改良された「西洋実桜」という木が実をつけたもの。一般の桜の木にも実はなりますが、これはあまりおいしくはありません。

しいたけ【椎茸】

梅雨 — 植物性食材 ❖ さくらんぼ／しいたけ

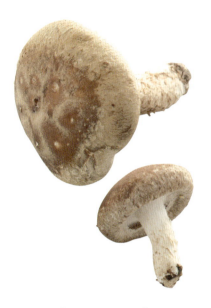

高血圧や
がん予防に有効

【漢方】胃腸の機能を高める働きがあり、消化器機能の低下を防いで、食欲を増進させます。
気と血を補い、動脈硬化、高血圧や血中の脂質を低下させる効果が期待できます。体の熱を冷まし、梅雨どきの不調や夏バテの解消にも。

【栄養】きのこ特有の成分であるβ-グルカン、しいたけ特有のエリタデニンは、免疫力を上げ、感染症やアレルギー、がんを予防する効果が報告されています。

漢方DATA

【この症状に】胃腸の不調、食欲不振、動脈硬化、生活習慣病

【五性】涼　【五味】甘　【帰経】腎、肝

食材DATA

- 栄養素／ビタミンD、ビタミンB₂、ビタミンB₁、パントテン酸、食物繊維、ナイアシン
- 旬／春・秋
- GI値／28(生)、38(干し)
- 選び方／かさの色が濃く、肉厚でしっとりしているもの。かさが開きすぎていないもの。軸が太くて短いもの。
- 注意点／特になし

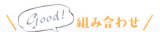

＋大根（P.169）

しいたけと大根の煮もの
戻した干ししいたけと大根を食べやすく切ります。鍋に水、戻し汁を入れ、酒、しょうゆ、塩少々で調味して煮ます。胃腸の調子が悪いときにおすすめ。生活習慣病やかぜの予防にもなります。

漢方トピックス

生しいたけに含まれるエルゴステリンという物質は、日光にあたるとビタミンDに変わり、骨粗しょう症の予防に効果的です。生薬としても、干ししいたけは「香蕈」と呼ばれ、貧血や高血圧に効くとされます。

じゃがいも【馬鈴薯】

気虚

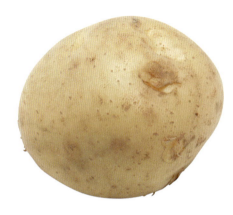

胃腸にやさしく、元気をくれる食材

[漢方] 気を補い、元気を与えます。心身ともに疲れているときによいでしょう。消化がよく、胃腸に負担をかけないので、高齢者や虚弱体質の人にも向いています。大腸に働きかけ、便通を促す効果も。

[栄養] 炭水化物のほか、ビタミンC、ビタミンB_1、食物繊維を含みます。効率よくエネルギーを補給するのに最適です。

漢方DATA

この症状に 胃腸の不調、吐き気、消化不良、便秘

【五性】	【五味】	【帰経】
平	甘	胃、大腸

食材DATA

- 栄養素／炭水化物、カリウム、ビタミンC、ビタミンB_1、食物繊維
- 旬／秋
- GI値／90
- 選び方／しっとりしているもの。キズがなくなめらかで重みがあるもの。芽が出ているものや緑色のものは避ける。
- 注意点／芽の部分は有毒（ソラニン：サポニンの一種）なので、除いて使用。

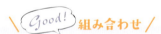
組み合わせ

＋えび（P.47） ＋たらこ（P.181）

桜えびとたらこのポテトサラダ
ゆでたじゃがいもと桜えび、皮を取り除いたたらこを混ぜ、少量のオリーブ油と塩で調味して。じゃがいもでエネルギーを補給し、えびとたらこで栄養を補います。元気が出ないとき、疲れたときに。

豆知識 じゃがいもは光にあたって、皮が緑色に変色すると、有毒物質（ソラニンなど）が生成されます。保存する場合は、暗くて低温（3～5℃）、適度に湿度のある場所を選んで。りんごと一緒に保存すると発芽しにくくなります。

しょうが【生姜】 P.213参照

陽虚　気虚　水毒

梅雨

植物性食材 ❖ じゃがいも／しょうが

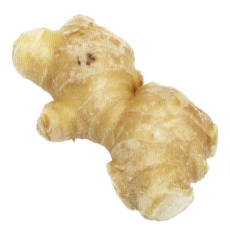

発汗させて熱を下げる 吐き気を鎮める効果も

漢方 熱を放出する発散作用があり、細菌やウイルスなど外邪（がいじゃ）を追い払うとされます。体を温めて、発汗させることで熱を下げます。胃の働きを高めて、吐き気を鎮めたり、食欲不振を改善したりする働きも。特に乾姜（カンキョウ）は、冷え症の改善にも高い効果があります。

栄養 辛味の主成分はジンゲロール。血行をよくして体を温めるほか、消臭作用、抗菌作用、抗炎症作用も。

漢方DATA

この症状に 冷え症、食欲不振、吐き気、嘔吐（おうと）、かぜの初期症状、発熱

【五性】	【五味】	【帰経】
温	辛	脾、胃、肺（ひ）

食材DATA

- 栄養素／香気成分（ジンゲロール）、辛み成分（ジンゲロン）
- 旬／通年
- GI値／27
- 選び方／かたいもの。ふっくらしたもの。キズがなくてなめらかなもの。
- 注意点／陰虚の人は使用しない。

Good! 組み合わせ

➕ 鶏肉（P.79）　➕ ねぎ（P.172）

鶏肉のしょうが煮
鶏肉は食べやすく切り、しょうがは薄切りに。鍋にしょうゆ、みりん、酢を温めたらしょうがを入れ、煮立ったところで、鶏肉を入れて煮詰めます。ともに胃腸を温める食材で、冷え症や食欲不振、下痢（げり）のなどの改善が期待できます。

漢方トピックス

蒸して乾燥させたものが「乾姜（カンキョウ）」で、そのまま乾燥させたものが「乾生姜（カンショウキョウ）」。胃弱や慢性的な冷えの改善に使われます。かぜの治療などに使用する「葛根湯（かっこんとう）」や「小柴胡湯（しょうさいことう）」などにも含まれます。

そら豆【空豆】

気虚　水毒

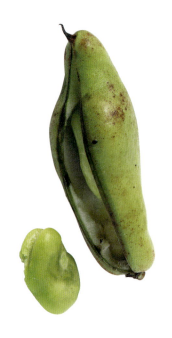

余分な水分を排出し、胃腸障害やむくみに有効

[漢方] 脾・胃に働き、余計な水分を排出します。胃腸の機能を高め、胃に水分がたまってポチャポチャした感じがする人におすすめです。
食欲不振や胃もたれを改善し、便秘にも効果があります。むくみの解消にも役立ちます。

[栄養] タンパク質、糖質、ビタミン、ミネラル、食物繊維などを含み、単品でも栄養バランスがとりやすい食品。

（ 漢方DATA ）

[この症状に] 食欲不振、胃もたれ、むくみ、便秘、疲労

【五性】平　【五味】甘　【帰経】脾、胃

（ 食材DATA ）

- 栄養素／カリウム、カルシウム、ナイアシン、ビタミンB群、ミネラル
- 旬／初夏
- GI値／30
- 選び方／サヤの緑色があざやかでツヤがあるもの。ふっくらしているもの。
- 注意点／特になし

\ Good! 組み合わせ /

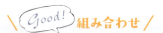

➕ 山椒（P.186）　➕ 白米（P.139）

そら豆と山椒のおかゆ
そら豆をゆでて皮をむき、白米と一緒に煮ておかゆを作ります。仕上げにおなかを温める山椒粉を入れていただきます。胃の不快症状があり、食欲がないときにおすすめです。

豆知識

そら豆の名前の由来は、さやが空に向かって伸びるようにまっすぐつくため。「空豆」「天豆」の漢字を当てたり、蚕を飼う初夏の豆であることや、サヤの形が蚕の繭に似ていることから「蚕豆」と書かれることもあります。

大豆・豆腐
だいず とうふ

気虚　水毒　瘀血　陰虚

梅雨 | 植物性食材 ❖ そら豆／大豆・豆腐

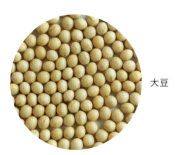
大豆

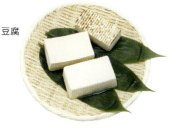
豆腐

胃腸の調子をととのえ、尿を出してむくみを解消

漢方 胃腸の働きをよくして、おなかのハリを改善。疲労回復にもよいでしょう。尿を出す作用でむくみを改善。便通をよくする効果もあります。豆腐は体の熱を冷まして、水(すい)を補い、口の渇きをうるおします。母乳の分泌を促す効果も。陰虚(いんきょ)の人に向く食材です。

栄養 大豆に多く含まれるイソフラボンや大豆サポニンには、女性ホルモンと似た働きがあります。更年期症候群などの改善にも効果があるとされています。

漢方DATA

この症状に 消化不良　おなかのハリ、むくみ、便秘、口の渇き、母乳の出が悪い、更年期症候群、疲労

【五性】	【五味】	【帰経】
平	甘	脾、大腸

食材DATA

[大豆]
- 栄養素／タンパク質、カルシウム、ビタミンB₁
- 旬／なし
- GI値／42
- 選び方／なし
- 注意点／食物アレルギーを起こしやすいとされている特定原材料および特定原材料に準ずる食材。

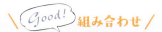 Good! 組み合わせ

➕ **ひじき(P.69)**

大豆とひじきの煮もの

鍋にごま油を熱し、戻したひじきを軽く炒め、戻し汁、こんぶ出汁(だし)、しょうゆ、みりんで調味して煮ます。タンパク質が豊富で血行を促進し、整腸作用がある大豆に、老廃物の排泄(はいせつ)を促す作用のあるひじきをプラス。美人になれるレシピです。

漢方トピックス

「淡豆鼓(タントウチ)」は、大豆を蒸して発酵させた生薬。「豆巻(ズケン)」は黒大豆のもやしを乾燥させたものです。軽度の発熱や、汗が出ない、胃の膨満感(ぼうまんかん)などを改善。夏かぜやむくみなどに効きめがあります。

とうもろこし【玉蜀黍】

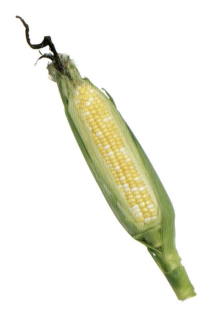

むくみを改善し、消化を助ける

漢方 尿の出をよくして、水分代謝を活発にする食材として、古くから珍重されてきました。利尿作用にすぐれており、下半身のだるさやむくみを改善。消化器系の働きを高めるので、夏バテで食欲がないときや、胃に水分がたまっているときにおすすめです。

栄養 セルロースという食物繊維を多く含むため、便通をよくする効果があります。コレステロールを減らすリノール酸も豊富。

（ 漢方DATA ）

【この症状に】消化不良、食欲不振、食べすぎ、むくみ、便秘

【五性】	【五味】	【帰経】
平	甘	大腸、胃、脾

（ 食材DATA ）

- **栄養素**／ビタミンB1、ビタミンB2、カリウム、食物繊維
- **旬**／夏〜初秋
- **GI値**／70
- **選び方**／皮が青々としてみずみずしいもの。粒がすき間なくつまっているもの。ヒゲが黒いものほど熟している。
- **注意点**／特になし

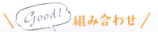 組み合わせ

➕ **枝豆**（P.53）

とうもろこしと枝豆の和えもの
とうもろこしの実と枝豆を、塩少々を加えた湯でゆでます。やわらかくなったら、オリーブ油、塩、酢を合わせたドレッシングで和えて。サラダ感覚でさっぱり食べられる、便秘に効くメニューです。

漢方トピックス
とうもろこしのヒゲを日干しにして乾燥したものが「玉蜀黍（ギョクベイジョ）」という生薬で、利尿作用、血圧降下作用、末梢血管拡張作用があります。また、ヒゲを発酵させたものには、血糖降下作用があるとされます。

納豆(なっとう)

梅雨 — 植物性食材 ❖ とうもろこし／納豆

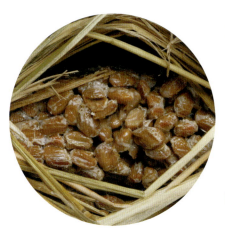

血行をよくして、冷えや肩こりを和らげる

漢方 大豆の発酵食品です。大豆より消化吸収されやすく、消化機能を助けます。気(き)の巡りをよくして、胸苦しさや焦燥感(しょうそうかん)を改善する作用が期待でき、不眠や気分が落ち込んでいるときにおすすめ。また、血行をよくし、冷えや肩こりを和らげ、美肌効果も。中華調味料の豆鼓(とうち)も同じ効能があります。

栄養 骨を丈夫にするビタミンKが豊富。実際に、納豆の購入金額が多い地域ほど、股関節骨折が少ないという報告があります。生成されたナットウキナーゼが血栓症を防ぎます。

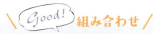

＋ えび(P.47)

納豆と桜えびの和えもの
納豆と桜えびを合わせ、少量のしょうゆを加えてよく和えて。ともに冷えを改善する食材なので、冷えからくる不調にも効果があります。しそやねぎなどの薬味を加えるとさらに効果がアップします。

(漢方DATA)

この症状に 消化不良、冷え、肩こり、胸苦しい、焦燥感、気分の落ち込み、便秘

【五性】	【五味】	【帰経】
温	甘	脾、肺

(食材DATA)

- **栄養素**／タンパク質、ビタミンB2、鉄、ビタミンK、カルシウム、食物繊維
- **旬**／なし
- **GI値**／33
- **選び方**／なし
- **注意点**／大豆は食物アレルギーを起こしやすいとされている特定原材料および特定原材料に準ずる食材

豆知識

夜の睡眠中は体を動かさないために血栓ができやすくなります。納豆や豆豉には血栓を溶かす作用があるので、夕飯で食べて血液をサラサラにしておきましょう。血栓ができにくくなり、脳梗塞(のうこうそく)や心筋梗塞の予防になります。

にんじん 【人参】

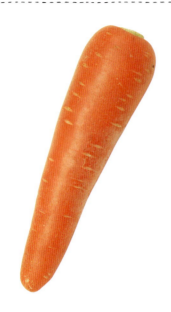

胃腸の働きを活発にして目の症状を改善

[漢方] 脾に働き、胃を丈夫にし、特に子どもの消化不良や、長引く下痢を改善します。便通をよくする効果も。
肝血を補う作用があるので、肝と関係の深い、目の症状の改善にも効果を発揮します。夜盲症やドライアイ、目の疲れなどの改善によいでしょう。

[栄養] 多量に含まれるβ-カロテンには、皮膚や粘膜を丈夫にし、目の網膜の光感受性を高める効果が。油で炒めると、β-カロテンの吸収率が生の8倍になります。

（ 漢方DATA ）

[この症状に] 眼精疲労、視力低下、ドライアイ、夜盲症、消化不良、食欲不振、下痢、便秘

【五性】	【五味】	【帰経】
平	甘	肺、脾、肝

（ 食材DATA ）

- 栄養素／β-カロテン、カリウム、食物繊維
- 旬／秋
- GI値／80
- 選び方／色が濃いもの。皮にハリとツヤがあるもの。凹凸がなくなめらかなもの。葉の切り口が緑色で、根元が細いもの。
- 注意点／特になし

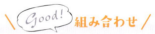

Good! 組み合わせ

＋くこの実（P.123）

にんじんとくこの実の和えもの
せん切りにして、塩でもんだにんじんと、水で戻したくこの実を、レモン汁、はちみつ、少量の塩を入れたタレで和えます。にんじんと同様に視力回復の効能のあるくこの実との組み合わせで、目の疲れを癒しましょう。

[豆知識] にんじんの薬効は、皮に近い部分に多く含まれるので、皮をむかずに調理しましょう。食物繊維の多くは、ジュースに加工する段階で失われてしまいます。ジュースよりも、丸ごとの形で食べるのがおすすめです。

にんにく 【大蒜】

瘀血　気滞　陽虚

梅雨　植物性食材 ❖ にんじん／にんにく

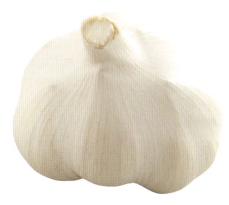

冷えの改善のほか
幅広い効能がある

漢方 体を温め、免疫力を高めるので、古くから邪気（じゃき）を撃退する働きがあるとされ、悪寒（おかん）や発熱を伴うかぜの症状の改善に有効とされてきました。胃を温める作用があり、胃腸の働きを活発にします。冷えによる食欲不振や下痢（げり）などに効果があります。

栄養 豊富なアリシンは、疲労回復、悪玉コレステロールの上昇を抑えるほか、抗菌（こうきん）、抗炎症、抗がん作用など幅広い薬効が認められています。

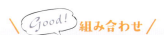
Good! 組み合わせ

➕ **小松菜**（P.167）

小松菜のにんにく炒め
フライパンにごま油を熱し、みじん切りにしたにんにくを炒め、さらにざく切りにした小松菜を加えます。小松菜は、カルシウム豊富で、熱を取り、胃腸の働きをよくします。かぜのひき始めや、気持ちが落ち込んで食欲がないときに。

漢方DATA

この症状に 冷え症、食欲不振、下痢、腫れ物、疲労、生活習慣病、かぜ

【五性】	【五味】	【帰経】
温	辛	脾、胃、肺、大腸

食材DATA

- **栄養素**／カリウム、ビタミンB_1、ビタミンB_6
- **旬**／夏
- **GI値**／49
- **選び方**／白くてツヤがあり、かためのもの。大きめで重みのあるもの。
- **注意点**／陰虚で微熱がある人、目・口・歯・のど・舌の病気、進行中の病気で熱がある人は使わない。

豆知識 にんにくのアリシンの効果は、切ったり、すりつぶすことで高められます。調理で細かくして使う場合は、切ったりすりつぶした状態のまま10分ほど放置してから使うと、効果も香りもより高まります。

パクチー〈コリアンダー〉【香菜】

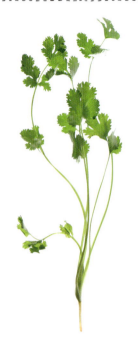

食欲不振、消化不良に香りでイライラも解消

> 漢方 汗をかくことによって、邪気(毒素)を体表から取り除きます。はしかなどで、発疹の治りを早める働きも。食欲不振、消化不良、おなかのハリの改善にも有効です。
> 独特の香りが、イライラや不眠を解消。香りを楽しむには、生で食しましょう。

> 栄養 β-カロテンやビタミンC、カリウムなどを多く含み、栄養たっぷりです。特徴的な香りの成分には、健胃、整腸、解毒作用があります。

漢方DATA

この症状に おなかのハリ、消化不良、食欲不振、胸のつかえ、イライラ

【五性】	【五味】	【帰経】
温	辛	肺、脾、胃

食材DATA

- 栄養素／β-カロテン、ビタミンC、カリウム
- 旬／春・秋
- GI値／ー
- 選び方／茎があまり太くないもの。葉がみずみずしく、緑色があざやかなもの。
- 注意点／特になし

Good! 組み合わせ

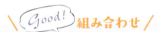

＋ フォー（P.139）

鶏肉のフォー
鍋に鶏がらスープを作り、しょうゆや塩で調味します。そこに鶏肉のささ身を入れ、火が通ったらフォーを入れます。器に盛りつけたらちぎったパクチーをトッピング。胃にやさしく、食欲がないときにもおすすめです。

豆知識

パクチーは、2000年以上も前にギリシャで病気の治療に使われていたとされます。その後、世界中に広まり、タイでは「パクチー」の呼び名で、中国では「香菜」、英語圏では「コリアンダー」と呼ばれます。

ひじき【鹿尾菜】

梅雨 — 植物性食材 ❖ パクチー〈コリアンダー〉／ひじき

水分代謝をアップし、むくみやしこりを解消

[漢方] 熱を冷まし、炎症を鎮め、しこりや腫れ物をやわらかくする作用があります。水を巡らせ、むくみや水太り体質の改善にも有効。血を補うので、貧血、抜け毛、血栓、動脈硬化の予防にも。また、肌や髪を美しく保つ効果も。

[栄養] 水溶性食物繊維が豊富に含まれるため、便秘の解消や糖質異常、糖尿病の予防によいでしょう。カルシウム、鉄も多く含まれます。ビタミンKは骨粗しょう症の予防に役立ちます。

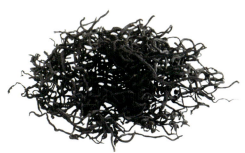

漢方DATA

この症状に：むくみ、痛み、しこり、貧血、抜け毛、乾燥肌、便秘

【五性】	【五味】	【帰経】
寒	鹹	肝、腎

食材DATA

- **栄養素**／食物繊維、カルシウム、ビタミンK、鉄、葉酸
- **旬**／春
- **GI値**／19
- **選び方**／よく乾燥したもの。大きさのそろったもの。
- **注意点**／海藻の中でもヒ素の含有量が多いため、以下の点に注意。①野菜など、ほかの食材と一緒に調理する。②炒める、煮る、蒸すなどの加熱調理をする。③毎日、大量に食べない。

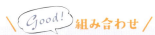

Good! 組み合わせ

➕ **にんじん（P.66）**

にんじんとひじきの煮もの
やわらかく戻したひじきと、細切りにしたにんじんをごま油で炒め合わせ、こんぶとかつおぶしの出汁と酒、みりん、しょうゆなどの調味料を入れ、煮汁がなくなるまで煮ます。カルシウム豊富なメニューで骨粗しょう症の予防に役立てて。

[豆知識] ひじきには「芽ひじき」と「長ひじき」があります。芽ひじきは葉の部分なので、やわらかくて細く、ひじきご飯やサラダなどに向き、茎の部分の長ひじきは、太くて歯ごたえがあるので、炒めものや煮ものなどに向きます。

びわ【枇杷】 P.241参照

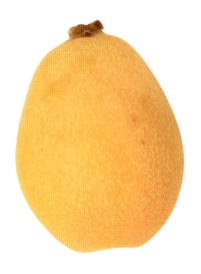

肺をうるおし、痰やせきを和らげる

[漢方] 肺をうるおし、口の渇きや、熱によるせきや痰を止める効能があります。胃もたれや吐き気、食欲不振など、胃の不快症状を緩和します。
余分な熱を取るので、のぼせ、ほてりや微熱にもよいでしょう。皮膚にうるおいを与える効果もあります。

[栄養] 抗酸化作用があるβ-カロテンを多く含み、動脈硬化や高血圧などの生活習慣病のほか、がん予防にも有効とされます。

漢方DATA

【この症状に】せき、痰、しゃっくり、吐き気、食欲不振、のぼせ、ほてり

【五性】	【五味】	【帰経】
涼	甘 / 酸	脾、肺、肝

Good! 組み合わせ

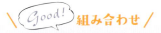

+ セロリ(P.36)

セロリとびわの和えもの
種を取って食べやすい大きさに切ったびわと、斜め薄切りにしたセロリを混ぜて、ヨーグルトなど好みのソースで和えます。ともに体のほてりを取る食材なので、かぜなどで熱があるときにおすすめです。

食材DATA

- 栄養素／クロロゲン酸、β-カロテン、β-クリプトキサンチン、アミグダリン、カリウム
- 旬／初夏
- GI値／32
- 選び方／うぶ毛が残っているもの。ヘタがしっかりしているもの。
- 注意点／特になし

漢方トピックス

びわの葉は「枇杷葉（ビワヨウ）」という生薬。肺の熱をとってせきを止めたり、痰を除いたりします。また胃の熱を冷まして吐き気や胃痛、口の渇きを和らげる効果も。お茶として飲むのがおすすめです。

みょうが【茗荷】

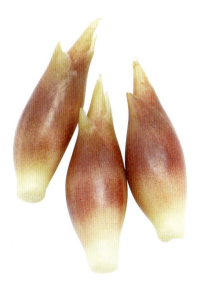

熱を冷まして、血を巡らせる
口内炎や月経痛に

漢方 熱を冷まし、解毒を促進する働きがあります。血を巡らせる作用、腫れ物を消す作用もあり、口内炎、のどの痛み、月経痛、月経不順などに効果が期待できます。強い香りには、食欲増進や消化を助ける効果があります。

栄養 カリウムを多く含むため、高血圧予防に適しています。香りのもととなっているα-ピネンには、消化促進、食欲増進のほか、血行を改善して発汗を促す作用があります。

漢方DATA

この症状に 月経痛、月経不順、かぜ、口内炎、食欲不振、消化不良

【五性】寒
【五味】苦、甘
【帰経】肺、大腸、膀胱

Good!組み合わせ

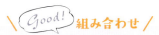

➕ みかん（P.28）

みょうがとみかんの酢のもの
みょうがは薄切りにし、みかんは袋を取り除きます。みょうがとみかんを混ぜて、酢、しょうゆ、砂糖で作ったタレをかけて和えます。みかんの甘酸っぱさとみょうがの独特な香りがマッチして、気分もさっぱり。食欲もアップします。

食材DATA

- **栄養素**／カリウム、食物繊維
- **旬**／夏〜秋
- **GI値**／23
- **選び方**／色があざやかでツヤがあり、小ぶりのもの。葉がつまっていてフカフカしていないもの。
- **注意点**／特になし

豆知識

「みょうがを食べるとものを忘れがひどくなる」という話がありますが、まったく科学的根拠がないこと。むしろ、みょうがの香りが脳を刺激し、集中力が増すという報告があるそうですから、心配いりません。

ラズベリー【覆盆子】

血虚　陰虚　瘀血

月経痛や母乳の出が悪いとき 老化防止にも

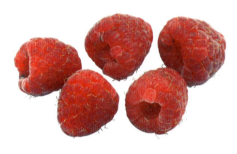

漢方　腎と肝を補い、月経痛の緩和や、母乳の出をよくするなどの効果があります。血行不良を改善するので、貧血や老化の予防や、美白、美肌効果も期待できます。また、加齢に伴う頻尿（ひんにょう）や、尿もれ、視力低下を予防します。

栄養　抗酸化作用のあるポリフェノールを含み、がん抑制効果や美白効果があるとされます。また、香り成分のラズベリーケトンには脂肪分解作用があり、ダイエット効果が期待されます。

（　漢方DATA　）

この症状に　月経痛、母乳の出が悪い、つわり、産後の体力低下、貧血、頻尿、尿もれ、視力低下、不妊症

【五性】	【五味】	【帰経】
温	甘／酸	肝、腎

（　食材DATA　）

- 栄養素／ビタミンC、鉄、食物繊維
- 旬／夏
- GI値／ー
- 選び方／色が濃いもの。カビが生えていないかに注意。
- 注意点／胎児の先天異常を予防する葉酸を多く含むので、妊娠希望の女性によい。

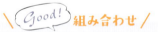
Good! 組み合わせ

➕ **ホワイトリカー（焼酎 P.198）**

ラズベリー酒
ラズベリーで薬膳酒を作りましょう。食前に飲めば、食欲がアップし、寝る前に飲むとリラックスできてよく眠れます。頻尿や尿失禁が気になるときの毎日の習慣に。（作り方の詳細は P.203）

豆知識　ラズベリーは西洋キイチゴで、「フランボワーズ」のフランス名でも親しまれています。特有の甘酸っぱさがあり、そのまま食べるほか、ジャムにしてアイスクリームに添えたり、肉料理のソースにしたりするのもおすすめです。

らっきょう【辣韮】

梅雨

植物性食材

❖ ラズベリー／らっきょう

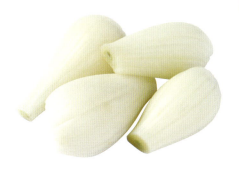

梅雨に起こりがちな冷えや胸の痛みを取る

漢方 気を巡らせて、梅雨に起こりがちな冷えや胸の痛みを取る効果があります。冷えからくる便秘や下痢の改善にも効果的です。体を温め、発汗を促す作用があるため、かぜの予防になり、発熱時にもよいでしょう。整腸作用もあり、食欲を増進する効果もあります。

栄養 香りのもととなっている硫化アリルという成分には、血液をサラサラにする働きがあり、高血圧や動脈硬化の予防に有効です。

（ 漢方DATA ）

この症状に 冷え、胸の痛み、便秘、下痢、かぜ、発熱、食欲不振、高血圧、動脈硬化

【五性】	【五味】	【帰経】
温	辛 / 苦	肺、胃、大腸

（ 食材DATA ）

- **栄養素** ／ 硫化アリル、カルシウム、リン、ナトリウム、鉄、食物繊維、サポニン
- **旬** ／ 夏
- **GI値** ／ 52
- **選び方** ／ ふっくらとしていて、全体的に粒がそろっているもの。
- **注意点** ／ 熱のある病人には禁忌。にらなどのねぎ類と同時に食べすぎると、胃に負担がかかるので注意。

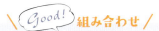

Good! 組み合わせ

➕ **鶏肉（P.79）**

鶏もも肉焼きらっきょうソース
刻んだらっきょう漬け、しょうゆ、おろしにんにく、おろししょうが、酒を合わせたソースを作り、フライパンで焼いた鶏もも肉にかけます。体を温めるらっきょうと、気を補う鶏肉で冷え症を改善します。

漢方トピックス

らっきょうをそのままか、湯通しして乾燥したものが「薤白（ガイハク）」で、胸のつかえや痛み、圧迫感、呼吸困難などに効果があるとされています。大腸の気の巡りをよくし、下痢などの治療にも使われます。

緑豆(りょくとう)・緑豆もやし【豆芽】・はるさめ【春雨】

実熱　水毒

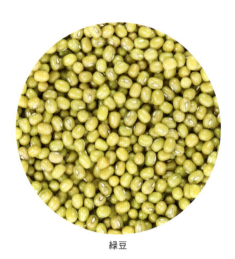
緑豆

体を冷やす作用があり、水分を調整する

漢方 熱を冷まし、暑さを和らげ、体を冷やす作用があります。梅雨どきの暑気あたりや、夏バテ解消に適しています。水分バランスを調整する働きもあり、口の渇き、むくみ、尿が出にくいなどの症状の改善にもよいでしょう。

栄養 炭水化物、タンパク質や、カルシウム、カリウム、鉄、マグネシウムなどのミネラルが多く含まれています。

漢方DATA

この症状に 発熱、口の渇き、夏バテ、むくみ、尿が出にくい

【五性】	【五味】	【帰経】
寒	甘	心、腎(じん)、肝

食材DATA

[緑豆もやし]
- 栄養素／カルシウム、カリウム、食物繊維、鉄、サポニン
- 旬／春
- GI値／22
- 選び方／ピンとハリがあって、軸が太く、白いもの。
- 注意点／慢性の下痢(げり)、脾(ひ)、胃が虚弱の人はたくさん食べないよう注意。

Good! 組み合わせ

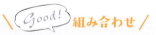

＋セロリ(P.36)　＋こんぶ(P.57)

緑豆とセロリの炊きこみごはん
緑豆は3～4時間水に浸し、セロリは斜め薄切りに。米をといでいつもどおりの水加減で炊飯器に入れ、緑豆とセロリ、こんぶ、しょうゆ、酒、塩少々を入れて炊きます。体を適度に冷やし、夏バテ予防にピッタリなごはんです。

豆知識 緑豆もやしは、緑豆から人為的に発芽させた新芽のこと。はるさめは、緑豆から採取されたでんぷんを原料として作られた乾燥食品のことです。一般には、水か湯で少し戻してから加熱し、煮ものや炒めものなどにします。

あさり【浅蜊】、しじみ【蜆】

実熱　陰虚　水毒

梅雨

植物性食材　❖　緑豆・緑豆もやし・はるさめ　動物性食材　❖　あさり、しじみ

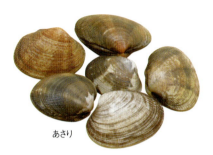
あさり

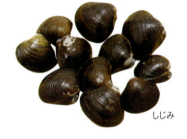
しじみ

痰やせきを和らげ、貧血を予防する

漢方　体の余分な熱を取ったり、水分を排出する働きがあります。のどの渇きを癒し、痰のきれをよくしたり、痰がからむせきを和らげる作用があります。血を補う作用もあるため、貧血にも効果的。

栄養　多く含まれるタウリンは、血中コレステロールを減らす作用があります。ビタミンB12、亜鉛、鉄なども含みます。加齢による味覚障害の予防にも役立ちます。

漢方DATA

この症状に　痰、せき、貧血、二日酔い（しじみ）

【五性】	【五味】	【帰経】
寒	甘・鹹	肝、腎、脾、胃

食材DATA

[あさり]
- 栄養素／タンパク質、ビタミンB12、鉄、マグネシウム
- 旬／春
- GI値／40
- 選び方／模様が鮮明で、口が開いていないもの。むき身はツヤとハリがあるもの。
- 注意点／特になし

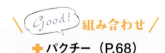
Good! 組み合わせ

➕ **パクチー**（P.68）

あさりの酒蒸しパクチー添え
砂抜きしたあさりをフライパンに入れ、酒としょうゆを入れて蒸し煮にします。あさりが開いたら、火を止めて、パクチーを加えて軽く混ぜます。あさりの殻はミネラル豊富なので、殻ごと調理するのがおすすめです。食欲がないときに。

漢方トピックス

あさりの殻を粉にしたものは「蛤利粉（ゴウリフン）」という生薬です。体の水分の流れをよくして、痰、せき、むくみなどを改善。ほかにもかゆみを止めたり、消化不良を解消するなどさまざまな効果があります。

あじ【鯵】

脳神経の働きを助け、老化防止に働く

漢方 気を補って、心身の疲労を回復させます。胃腸を温める効能があり、食欲不振や胃痛に効果を発揮します。認知症予防や老化を防止する効果も期待できます。

栄養 血圧を下げ、コレステロールを減らすタウリンを豊富に含みます。EPA、DHA も多く含みます。DHA はもともと、脳の神経細胞に含まれており、血中の中性脂肪を減少させ、動脈硬化を予防し、脳の働きの維持に役立ちます。

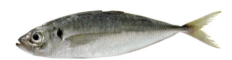

漢方DATA

この症状に 食欲不振、白内障、認知症、動脈硬化、疲労

【五性】	【五味】	【帰経】
温	甘	胃、腎、肝、心

食材DATA

- **栄養素**／タウリン、EPA、DHA、ビタミン B2
- **旬**／春〜夏
- **GI値**／40
- **選び方**／エラやヒレが張っているもの。腹にツヤがあり、盛り上がっているもの。
- **注意点**／特になし

Good! 組み合わせ

+ 鶏肉（P.79）　+ 青じそ（P.24）

あじと鶏ひき肉、青じその水餃子
細かくたたいたあじ、鶏ひき肉、せん切りにした青じそを合わせてよく混ぜ、しょうゆ、塩、酒で調味します。餃子の皮で包み、熱湯でゆでます。いずれも胃腸の働きをととのえるので、胃の不快症状があるときにおすすめです。

豆知識 あじは天日干しにすると、アミノ酸などのうまみ成分が生成され、ビタミンやミネラルなどの栄養素も濃縮されます。タンパク質や脂肪も生の2倍以上になるといわれます。魚は生だけでなく、干物も積極的に食べましょう。

いわし【鰯】

気虚　血虚　瘀血

心身の疲れを取り
生活習慣病の予防にも

【漢方】血を滞りなく巡らせる作用で、高血圧や血栓予防の効果があるほか、動脈硬化、心筋梗塞、糖尿病、骨粗しょう症など予防にもよいでしょう。
気を補うので、心身の疲労回復にもよく、不眠にも効果があります。

【栄養】あじと同じく、EPA、DHA が豊富です。ビタミン B 群は疲れや口内炎に効果的。魚を多く食べると、うつになるリスクが下がるとの研究があります。子どもの魚摂取量が上がると、睡眠の質、IQ も上がるとの報告もあります。

漢方DATA

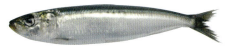

この症状に　動悸、不眠、疲労、動脈硬化、高血圧、肌荒れ、老化

【五性】	【五味】	【帰経】
温	甘	脾

食材DATA

- 栄養素／タンパク質、EPA、DHA、ビタミン D、ビタミン B2
- 旬／初夏〜秋
- GI値／40
- 選び方／目がきれいで太っているもの。ウロコがついているものはよいい。
- 注意点／頭や骨など、すべてを食べるとよい。

Good! 組み合わせ

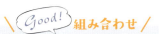

➕ 梅干し（P.86）　➕ しょうが（P.61）

いわしの梅煮
いわしは頭を落とし、内臓を取り除いて塩水で洗って鍋に入れます。水と、刻んだ梅干し、せん切りにしたしょうが、酒、しょうゆ、みりんを加えて煮ます。梅干しと煮ると、いわしをやわらかくする効果があるので、骨ごと全部食べましょう。

豆知識

いわしは、真いわし、うるめいわし、かたくちいわしの3種。通常、いわしといえば、真いわしのことで、側面に7、8個の斑点があるのが特徴。うるめいわしは丸干しで、かたくちいわしは煮干しとして利用します。

梅雨　動物性食材　❖　あじ／いわし

はまぐり【蛤】

陰虚　水毒　瘀血

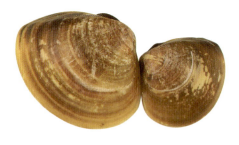

体をうるおし水分代謝をよくする

漢方 体をうるおす働きで、口の渇きやのどのつかえを癒し、せきや痰にも効く食材です。水分代謝をよくするので、むくみやのぼせ、足腰のだるさ、寝汗などの改善にも効果的。腫れや、瘀血のかたまりを散らす作用があるので、子宮筋腫、おりもの、痔の改善などにも有効でしょう。

栄養 貧血の予防に役立つ鉄分、赤血球の生成を助けるビタミンB_{12}や葉酸が豊富です。

漢方DATA

この症状に せき、痰、むくみ、のぼせ、ほてり、だるさ、寝汗、しこり、腫れ物、貧血

【五性】寒
【五味】甘、鹹
【帰経】胃、肝

食材DATA

- 栄養素／タンパク質、ビタミンB_{12}、鉄、カルシウム、亜鉛
- 旬／晩秋〜初春
- GI値／43
- 選び方／色ツヤがよく、口がしっかりしまっているもの。ふっくらとしているもの。
- 注意点／生にはアノイリナーゼ（ビタミンB_1分解酵素）があるため、加熱して食べる。

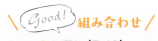
Good! 組み合わせ

＋ レモン（P.43）

はまぐりのレモン蒸し
砂抜きしたはまぐりに酒を加え、フライパンで蒸して。殻が開いたら火を止めてレモン汁をかけます。ともにのどの渇きをうるおす働きがあるので、相乗効果を期待できます。

漢方トピックス

貝殻を焼いて粉末にしたものが「海蛤殻（カイゴウカク）」と呼ばれる生薬です。せき、胸の痛み、胸苦しさ、甲状腺腫、頸部リンパ節腫、むくみ、尿量減少、腹水、胃痛、やけど、湿疹、かゆみなどに効果があるとされます。

鶏肉
（とりにく）

気虚　陰虚　気滞

梅雨／動物性食材 ❖ はまぐり／鶏肉

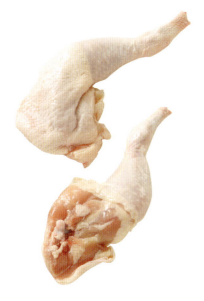

体力を高めるので疲労回復に

漢方 気を補って、気力・体力を回復します。肉質がやわらかく、消化吸収がよいので、病中病後や産後など体力が低下した人にも向いています。
また、おなかを温める働きがあります。食欲不振や吐き気、しゃっくり、げっぷなどの改善にも役立ちます。

栄養 皮に豊富なコラーゲンには、美肌効果があります。レバーには、貧血予防によい鉄、視覚機能を高め、粘膜を丈夫にするビタミンAが含まれています。

漢方DATA

この症状に 疲労、虚弱体質、食欲不振、吐き気

【五性】	【五味】	【帰経】
温	甘	脾、胃

食材DATA

- **栄養素**／タンパク質、パントテン酸、ナイアシン、ビタミン B2、ビタミン A
- **旬**／なし
- **GI値**／45
- **選び方**／透明感があるピンク色のもの。皮の毛穴が盛り上がっているもの。
- **注意点**／食物アレルギーを起こしやすいとされている特定原材料および特定原材料に準ずる食材。

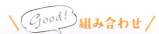
Good! 組み合わせ

➕ **たまねぎ**（P.38）

鶏肉とたまねぎの煮もの
鶏ひき肉とたまねぎのみじん切りをオリーブ油で炒め、セロリやピーマンなどの野菜を加えて。塩、こしょう、しょうゆなどで味をつけたら完成。消化を促進し、体内にエネルギーを巡らせるたまねぎとの相乗効果で体力アップ。美肌効果も。

漢方トピックス

鶏の砂嚢（さのう）の内膜を乾燥した生薬が「鶏内金（ケイナイキン）」です。おもに消化促進に使われますが、ほかにも虚弱体質、腹部膨満感（ふくぶぼうまんかん）、悪心（おしん）、嘔吐（おうと）、下痢（げり）、夜尿（やにょう）、胆石（たんせき）、尿路結石（にょうろけっせき）などの治療に使われます。

かんたん薬膳に
チャレンジ！①

薬膳茶

食後やほっとひと息つきたいときに欠かせない、お茶。
ほんのひと手間で、お茶もりっぱな薬膳になります。
薬膳ティータイムを毎日の習慣にするのもいいですね！

実熱　気滞

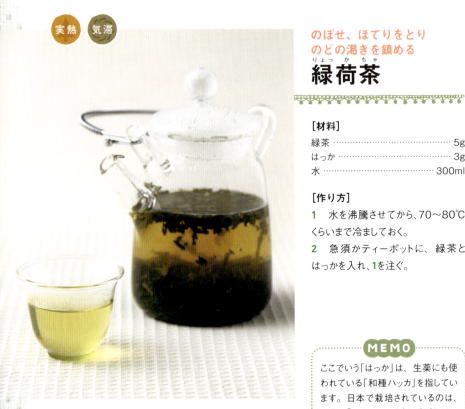

のぼせ、ほてりをとり
のどの渇きを鎮める
緑荷茶（りょっかちゃ）

[材料]
緑茶 …………………… 5g
はっか ………………… 3g
水 …………………… 300ml

[作り方]
1　水を沸騰させてから、70〜80℃くらいまで冷ましておく。
2　急須かティーポットに、緑茶とはっかを入れ、**1**を注ぐ。

POINT
食材は自分で加減して
薬膳の食材は、自分で加減してOK。足りない材料は、わざわざ買わなくても、あるもので代用したり、自分の体質に合った材料を使っても。量や濃さなども、自分の好みに合わせてもよいでしょう。

MEMO
ここでいう「はっか」は、生薬にも使われている「和種ハッカ」を指しています。日本で栽培されているのは、おもに「ニホンハッカ」と呼ばれている種類です。胃を強くし、スッキリとした清涼感をもたらして、熱を下げる効能があります。よくハーブティーとして使うペパーミントは「セイヨウハッカ」、スペアミントは「ミドリハッカ」といいます。こちらを使っても、同じ効果があります。

※材料はすべて1人分です。

汗を抑え、熱をとる
更年期のホットフラッシュにも

ローズ＆ローズヒップティー

 瘀血 気滞 陰虚

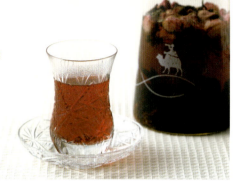

[材料]
玫瑰花（まいかいか）……………………… 4g
ローズヒップ ……………………… 4g
ハイビスカス ……………………… 4g
熱湯 ……………………………… 300ml

[作り方]
1　ティーポットに、玫瑰花、ローズヒップ、ハイビスカスを入れる。
2　1に熱湯を注ぎ、5分ほど抽出する。

MEMO　玫瑰花はハマナスの花蕾（からい）。ローズヒップはバラの果実、ハイビスカスはローゼルの花のがく部分です。肝の気を巡らせ、イライラ、胸のつかえを取ります。更年期の多汗、頻尿（ひんにょう）に効果があります。

甘い香りで気持ちを落ち着かせる
血を補い、月経を安定させる効果も

なつめプーアル茶

血虚　瘀血

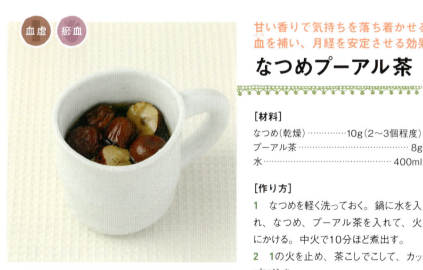

[材料]
なつめ（乾燥）………… 10g（2〜3個程度）
プーアル茶 ……………………… 8g
水 ……………………………… 400ml

[作り方]
1　なつめを軽く洗っておく。鍋に水を入れ、なつめ、プーアル茶を入れて、火にかける。中火で10分ほど煮出す。
2　1の火を止め、茶こしでこして、カップに注ぐ。
3　茶こしからなつめを取り分け、カップに入れる。

MEMO　気・血（き・けつ）を補う、なつめは乾燥した状態で売られているのが一般的。お茶に入れたあとは、やわらかくなるので、食べることもできます。アンチエイジングや、貧血予防にも。

不眠を解消する代表的な安眠茶
リフレッシュそば茶

陰虚　気滞

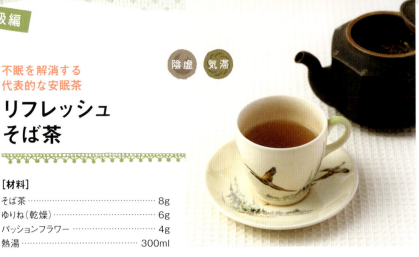

[材料]
そば茶‥‥‥‥‥‥‥‥‥‥‥‥ 8g
ゆりね（乾燥）‥‥‥‥‥‥‥‥ 6g
パッションフラワー‥‥‥‥‥‥ 4g
熱湯‥‥‥‥‥‥‥‥‥‥‥‥ 300ml

[作り方]
1　ティーポットに、そば茶、ゆりね、パッションフラワーを入れる。
2　1に熱湯を注ぎ、5分ほど抽出する。

MEMO　パッションフラワー（時計草(トケイソウ)）は、よい睡眠をもたらす代表的なハーブです。気持ちを落ち着けるゆりね、気を巡らすそば茶を加えるとさらに、不安、不眠に効果があります。

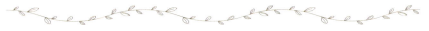

実熱　気滞　水毒

熱を冷まして強力に炎症を抑える長びくニキビにもよい効果
たんぽぽ&どくだみ茶

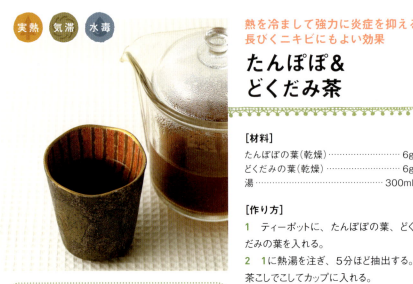

[材料]
たんぽぽの葉（乾燥）‥‥‥‥‥‥ 6g
どくだみの葉（乾燥）‥‥‥‥‥‥ 6g
湯‥‥‥‥‥‥‥‥‥‥‥‥‥ 300ml

[作り方]
1　ティーポットに、たんぽぽの葉、どくだみの葉を入れる。
2　1に熱湯を注ぎ、5分ほど抽出する。茶こしでこしてカップに入れる。

MEMO　たんぽぽとどくだみの葉は、よく洗って、カラカラになるまで干しておきます。それぞれ生薬では「蒲公英(ホコウエイ)」（生薬では根を含め葉や茎も使う）「十薬(ジュウヤク)」といいます。

Part 4
夏の食材

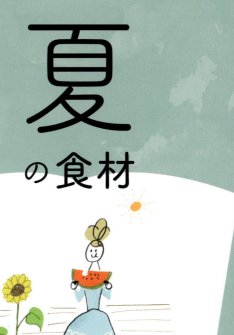

夏の食材の特徴

夏は、人の体も心身の活動を向上させる「陽気」が盛んになります。
ただし、無理をすると内臓が疲弊してエネルギーが枯渇し、
夏バテになります。夏に旬を迎える「涼性」と「寒性」の食材は、
体を中から冷まし、ほてりを鎮め、気をコントロールします。
また、汗とともに失われるミネラルなどの滋養分を補給する、肉、魚、
緑黄色野菜、岩がきなども積極的にとりましょう。
汗を適度に抑え、引き締め効果の高い梅などもおすすめです。

アボカド【酪梨】

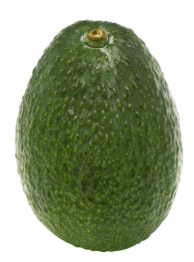

気・血を補って体の内から元気に

[漢方] 原産国の中南米では「生命の源」といわれていますが、漢方でも、気・血を補い、元気をつける食材。体が弱っているときの栄養補給や疲労回復に最適です。便通を改善する効果もあります。

[栄養] 豊富なビタミンEは、悪玉コレステロールを減らし、善玉を増やします。カリウムを多く含み、高血圧にも有効です。トリプトファン、リジンなどのアミノ酸を含み、うつ病の予防効果も期待できます。

(漢方DATA)

この症状に 体力低下、疲労、便秘、高血圧

【五性】涼
【五味】甘、鹹
【帰経】脾、肝

\ Good! / 組み合わせ

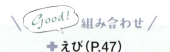

＋えび(P.47)

アボカドとえびのサラダ
アボカドは皮と種を取り除き、食べやすい大きさに切って。下処理をしたえびをゆで、アボカドと合わせてサラダに。コレステロールや血圧を下げる作用があるえびと組み合わせて、生活習慣病を予防。体力がない、疲れていると感じたときにも。

(食材DATA)

- 栄養素／ビタミンE、ビタミンB2、食物繊維、カリウム
- 旬／秋～初冬
- GI値／27
- 選び方／軽く握って少し弾力性のあるもの。やや黒みがかったもの。
- 注意点／花粉症やゴム製品アレルギーの人は、食べると口腔アレルギー症候群を起こすこともある。

豆知識

「森のバター」といわれるアボカド。果肉に15～25％の脂肪や炭水化物を含みますが、脂肪のほとんどが不飽和脂肪酸なので、血中コレステロールを上げる心配がありません。ただし高カロリーなので、食べすぎには注意を。

いちじく【無花果】

陰虚　気虚　気滞

夏　植物性食材　❖　アボカド／いちじく

体の渇きからくる不調を改善する

漢方 乾燥した体をうるおし、ドライアイや口の渇きを緩和します。特にのどや肺へ作用し、のどの炎症、しゃがれ声、からせきに効果的。解毒作用も高く、痔やおできなどによいでしょう。
食欲不振、下痢、便秘など、夏に起こりがちな胃腸症状にも。

栄養 水溶性食物繊維のペクチンや不溶性食物繊維が含まれ、便秘を改善します。エネルギー源となる果糖やブドウ糖も多く含まれます。

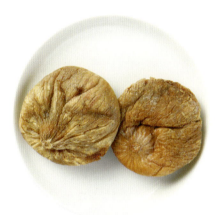

ドライいちじく

漢方DATA

この症状に せき、声がれ、便秘、痔、乾燥肌、ドライアイ、食欲不振、下痢、口の渇き

【五性】	【五味】	【帰経】
平	甘	肺、胃、大腸

食材DATA

- 栄養素／食物繊維（ペクチン）、カリウム、カルシウム
- 旬／夏～秋
- GI値／36
- 選び方／ふっくらとしてキズがなく、皮にハリがあるもの。おしりがやや割れているもの。
- 注意点／特になし

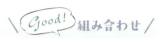

Good! 組み合わせ

➕ はちみつ（P.194）

いちじくのはちみつコンポート
いちじくの皮をむき、4つに切ります。耐熱容器にいちじくとはちみつを入れ、ラップをかけて電子レンジで3分ほど蒸します。口の中をうるおすはちみつとの相乗効果で、からせきが出るときや、のどの調子が悪いときにおすすめ。

豆知識 ドライいちじくは、食物繊維やミネラルが豊富なうえ、生と同様に便秘改善やのどをうるおす作用があります。生の果実よりも手軽に食べられるので、おつまみやおやつ、お菓子の材料にするとよいでしょう。

梅【梅】

陰虚

唾液を増やして口の渇きを改善。夏バテや腹痛、下痢にも

[漢方] 食欲不振、口の渇き、汗の出すぎなど、夏バテのような症状に効果があります。
収れん作用があり、腹痛、下痢、吐き気などにも効果があります。慢性のせきが続く人も、毎日食べてよい食材。

[栄養] 血圧を下げる効果があるカリウムと、活性酸素除去に働くビタミンEを豊富に含みます。カテキン酸やピクリン酸には強力な殺菌作用があり、食あたりや食中毒を予防します。

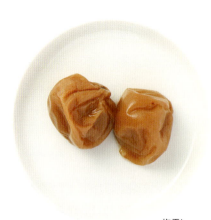
梅干し

漢方DATA

この症状に 疲労、のどの渇き、多汗症、下痢、消化不良、食欲不振、夏バテ、吐き気、せき

【五性】	【五味】	【帰経】
平	酸	肝、肺、脾、大腸

食材DATA

- 栄養素／カリウム、ビタミンE、クエン酸、リンゴ酸、コハク酸、酒石酸
- 旬／5・6月
- GI値／14(梅干し)
- 選び方／香りの立っているもの。梅干しにする場合は、ある程度以上熟したもの。
- 注意点／生の梅は「アミグダリン」を含み中毒の原因に。青梅の生食は避ける。

Good! 組み合わせ

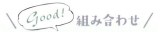

＋豚肉(P.157) ＋しょうが(P.61)

豚肉としょうがの梅煮
薄切りにしたしょうがをごま油で炒め、食べやすく切った豚肉を加えて酒、しょうゆ、砂糖などで調味。種を取り除いて刻んだ梅干しを入れて煮汁がなくなるまで炒め煮にします。豚肉のビタミンB₁と梅のクエン酸パワーで疲労を回復。

漢方トピックス

昔から民間薬として利用されてきた梅。未成熟の果実を、くん製にしたものが「烏梅」で、解熱、下痢止め、せき止め、食中毒、止血、すり傷や切り傷の手当てなどに用いられています。

オクラ 【秋葵】

気滞　陰虚

夏　植物性食材　❖梅／オクラ

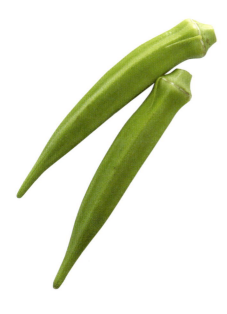

熱をもった症状を鎮めてくれる

漢方 余分な熱を冷まし、体にうるおいをもたらします。乳腺炎など、熱をもった腫(は)れや、おできなどに効果的。また、胃腸に働いて、消化不良や便秘の改善にもよいでしょう。疲れた体の滋養強壮に役立ちます。

栄養 水溶性食物繊維のペクチンが豊富で、便秘と下痢(げり)の改善に有効。コレステロールの吸収を妨げる働きで、高脂血症を予防します。多糖類は、タンパク質の吸収を助け、胃の粘膜を守る働きもあります。

漢方DATA

この症状に 消化不良、便秘、疲労、高脂血症

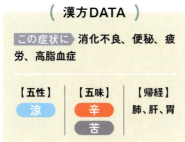

【五性】涼　【五味】辛・苦　【帰経】肺、肝、胃

食材DATA

- 栄養素／β-カロテン、ビタミンE、カルシウム、食物繊維
- 旬／夏～初秋
- GI値／28
- 選び方／濃い緑色のもの。角張った部分がしっかりしているもの。
- 注意点／特になし

\ Good! / 組み合わせ

＋たまご（P.155）

オクラの出汁(だし)巻きたまご

たまご、出汁、しょうゆ、みりん、薄切りにしたオクラをよく混ぜ、フライパンに流し入れて出汁巻きたまごを作ります。たまごの栄養をオクラでしっかり吸収して元気な体に。楽しい食感も味わいましょう。

豆知識 同じネバネバ成分があるやまいもや納豆、なめこなどの食材を組み合わせると胃の粘膜を保護する働きがいっそうアップ。オクラにはうぶ毛があるので、必ず調理前に軽く塩をふり、板ずりして取り除いてから使いましょう。

かぼちゃ 【南瓜】

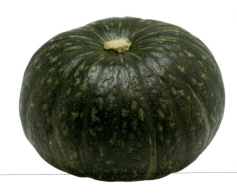

気を補って免疫力をアップ
かぜ予防や疲労回復に有効

漢方 夏の食材ですが、温性です。胃を温めて、消化を促進します。吐き気や便秘を改善します。
気を補って、元気をつけるので、夏の冷えや夏バテによる食欲減退の改善にも役立ちます。免疫力が高まるので、かぜ予防にもよいでしょう。

栄養 抗酸化作用があるβ-カロテンやビタミンE、Cなど、ビタミンが豊富に含まれ、生活習慣病予防に効果があります。日本かぼちゃには葉酸が多く含まれます。

Good! 組み合わせ

- たまねぎ（P.38）
- ヨーグルト（P.49）

かぼちゃとたまねぎのヨーグルトサラダ
たまねぎはみじん切りにして水にさらします。かぼちゃは食べやすい大きさに切り、やわらかく蒸します。水をきったたまねぎとヨーグルトを混ぜ、かぼちゃにかけます。胃腸の調子が悪いとき、体力が落ちたときのエネルギー補給におすすめです。

漢方DATA

この症状に 疲労、かぜ、吐き気、便秘、生活習慣病、肌荒れ

【五性】	【五味】	【帰経】
温	甘	脾、胃

食材DATA

- 栄養素／β-カロテン、ビタミンE、ビタミンC、食物繊維
- 旬／夏〜秋（国産）、冬〜春（輸入）
- GI値／65
- 選び方／ヘタが乾いていて、ズッシリと重みのあるもの。ふっくらしたタネが詰まって、ワタが湿っているもの。
- 注意点／特になし

漢方トピックス

かぼちゃは「南瓜仁（ナンカニン）」という生薬で、低血圧の改善や虫くだしに使われます。かぼちゃの種は非常に栄養価が高いので、捨てずに天日干ししたあとにフライパンで炒って、おつまみにして食べるとよいでしょう。

キウイフルーツ【獼猴桃】

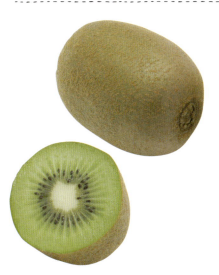

体のほてりやのぼせを取る
消化を促進する効果も

漢方 中国原産ですが、20世紀になって、ニュージーランドで果物として育成されました。体の熱を冷まし、ほてりやのぼせを鎮めます。イライラなどの更年期症候群にも効果があります。
また、胃腸の働きを助け、消化不良や吐き気なども改善します。

栄養 多量のビタミンCを含むため、免疫力アップが期待できます。アクチニジンというタンパク質分解物質を含むため、肉類などの消化を助けます。

〔 漢方DATA 〕

この症状に ほてり、イライラ、更年期症候群、食欲不振、消化不良、吐き気、頻尿(ひんにょう)

【五性】寒　【五味】甘・酸　【帰経】腎、胃(じん)

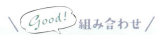

＋**豚肉**（P.157）

豚肉のキウイフルーツソース和え
皮を取り除いたキウイフルーツを裏ごしし、食べやすい大きさに切り、酒少々を加えた湯でゆでた豚肉と和えます。好みでヨーグルトを加えても。豚肉のビタミンB₁が体を元気にし、夏バテや食欲減退に効果的です。

〔 食材DATA 〕

- **栄養素**／ビタミンC、ビタミンE、食物繊維、カリウム
- **旬**／晩春〜初秋（輸入）
- **GI値**／35
- **選び方**／形がよく、ヘコミやキズのないもの。うぶ毛がびっしりついているもの。
- **注意点**／食物アレルギーを起こしやすいとされている特定原材料および特定原材料に準ずる食材。

 豆知識 キウイフルーツはマタタビ科マタタビ属の果物であるため、家庭で栽培していると、猫に幹を傷つけられることがあります。また、メロン、洋梨、すももなどと同じで、追熟を必要とする果物です。

きゅうり【胡瓜】

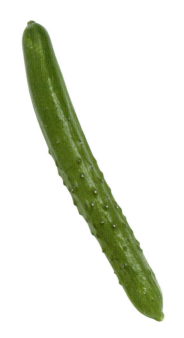

夏バテを予防し、体のむくみを解消

[漢方] ヒマラヤ原産で、漢の時代に、政治家・外交官であった張騫によって、西域より中国に持ち込まれました。
体を冷やし、ほてりを取り、水分代謝をよくする作用があります。むくみの改善や、のどの渇きを癒す効果もあり、夏バテ解消に役立ちます。

[栄養] カリウムを多く含み、すぐれた利尿作用があります。アミノ酸のシトルリンは、血管を広げて血流をスムーズにする効果があります。

漢方DATA

[この症状に] ほてり、のぼせ、のどの渇き、むくみ、夏バテ

【五性】	【五味】	【帰経】
涼	甘	脾、胃、大腸

食材DATA

- 栄養素／カリウム、ビタミンC、β-カロテン
- 旬　　　夏
- GI値　23
- 選び方／ヘタがみずみずしいもの。太さが均一なもの。ヒゲがピンとしているもの。
- 注意点／特になし

\ Good! / 組み合わせ

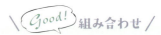

＋ ねぎ（P.172）

きゅうりとねぎのナムル
きゅうりとねぎは斜め薄切りに。ごま油、酢、酒、しょうゆ、砂糖、みそ、すりごま、にんにくのすりおろしを混ぜてたれを作り、きゅうりとねぎを加えて混ぜます。ねぎと合わせて、体をすっきりさせましょう。

豆知識

きゅうりをぬか漬けにすると、もともと含まれていないビタミンB₁やB₆が、ぬかからきゅうりに浸透し、乳酸菌の効用も加わって疲労回復に役立ちます。ただし、ぬか漬けは塩分が多いので食べすぎには注意して。

高野豆腐〈凍り豆腐〉

陰虚　実熱

夏　植物性食材　❖ きゅうり／高野豆腐〈凍り豆腐〉

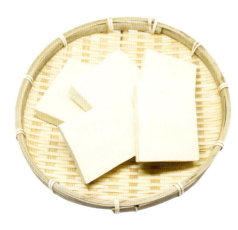

貧血予防に最適 骨を丈夫にする効果も

漢方 豆腐を低温で凍らせてから解凍し、脱水後に乾燥させたものです。骨を丈夫にし、骨粗しょう症、貧血の予防に効果があります。消化もよいので、病後の栄養補給や、夏バテ、疲労、倦怠感の解消によいでしょう。

栄養 豆腐の7倍のタンパク質、8倍の脂質を含んでいます。ほかにもサポニンのほか、カルシウム、マグネシウム、鉄などのミネラルも豊富に含んでいます。

漢方DATA

この症状に 骨粗しょう症、貧血、夏バテ、疲労、倦怠感

【五性】涼　【五味】甘　【帰経】脾、胃、大腸

食材DATA

- 栄養素／タンパク質、サポニン、カルシウム、マグネシウム、鉄
- 旬／なし
- GI値／36
- 選び方／淡黄色で、キメが細かく、気泡がめだたないもの。
- 注意点／大豆は食物アレルギーを起こしやすいとされている特定原材料および特定原材料に準ずる食材。

Good! 組み合わせ

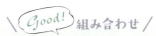

➕ かつお（P.48）

高野豆腐の含め煮

鍋にかつおの出汁、みりん、しょうゆ、砂糖を入れて煮立たせ、乾燥したままの高野豆腐を加えて煮ます。煮えたら、高野豆腐を食べやすい大きさに切り、汁ごと器に盛ります。体力が落ちたときの栄養補給に役立ちます。

豆知識

未開封の高野豆腐は常温での保存が可能。高温や光に弱いため、冷暗所で保存します。袋を開封して空気に触れ続けると脂質が酸化します。また、においが移りやすいので、密閉容器などで密封保存しましょう。

さやいんげん 【莢隠元】

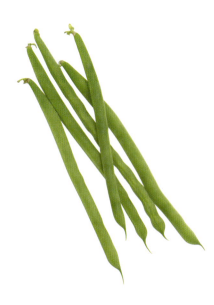

胃の働きを促進し、余分な水分を排出する

漢方 脾に働いて、夏の暑さや湿気などで不足しがちな気を補います。
胃の働きをよくして消化を促進し、暑さによる食欲不振や胃もたれ、吐き気を改善します。
体の余分な湿気を取り除いて、むくみを改善する効果もあります。

栄養 ビタミンB_1、B_2、B_6を含み、総合的にとったほうがよいとされるビタミン群を効率よくとれます。野菜不足の人に特によいでしょう。

漢方DATA

| この症状に | 食欲不振、胃もたれ、むくみ、体力低下、吐き気 |

【五性】	【五味】	【帰経】
平	甘	脾

食材DATA

- 栄養素／β-カロテン、食物繊維、ビタミンB群
- 旬／夏〜初秋
- GI値／27
- 選び方／緑色が濃いもの。豆が大きすぎず、細めのもの。先端がとがっていて、しおれていないもの。
- 注意点／特になし

Good! 組み合わせ

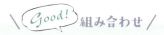

+ こんぶ（P.57） + まいたけ（P.143）

いんげんとまいたけの炊き込みごはん
さやいんげんとまいたけを食べやすい大きさに切り、といだ白米と一緒に炊飯器に入れ、出汁用こんぶ、酒、しょうゆ、塩を加えて炊きます。いずれも余分な水分を排出する作用があるので、むくみ改善に最適。暑気あたりの予防にもおすすめです。

豆知識

さやいんげんは「いんげん豆」の未熟果です。豆は十分に熟していないが、さやのまま食べられる状態を「さやいんげん」と呼びます。成長が早くて、温暖な地域では一年に3回収穫できることから「三度豆」と呼ばれることも。

ししとう〈ししとうがらし〉【獅子唐辛子】

夏

植物性食材 ❖ さやいんげん／ししとう〈ししとうがらし〉

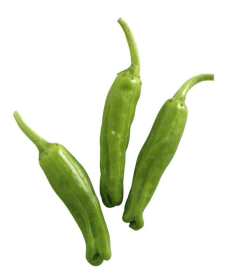

おなかを温め、食欲不振や便秘を改善する

漢方 血（けつ）の巡りをよくして、おなかを温め、冷えを取ります。利尿作用もあり、血圧を下げる、むくみを取るなどの働きも。消化を助け、食欲増進にも役立ちます。整腸作用があり、便秘改善にも有効。冷たいものをとることが多く、体に湿がたまりやすい季節に向く食材です。

栄養 カリウムが豊富で利尿を促し、血圧の安定やむくみ予防などの効果が期待できます。カプサイシンという成分が体を温めて発汗を促し、新陳代謝を促進させるので、ダイエットにもよい食材。

（ 漢方DATA ）

この症状に 冷え、高血圧、食欲不振、便秘、むくみ

【五性】	【五味】	【帰経】
温	辛	心、脾（ひ）

（ 食材DATA ）

- 栄養素／カリウム、β-カロテン、ビタミンC、ビタミンB、食物繊維
- 旬／夏
- GI値／−
- 選び方／緑色があざやかで、ハリとツヤがあるもの。ヘタの切り口が黒ずんでいないもの。
- 注意点／特になし

\ Good! 組み合わせ /

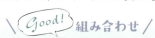

＋ 酢（P.189）

ししとうの素焼き

ししとうを金網などで素焼きにして、酢をかけて食べます。血行不良をよくして体を温める酢と合わせて、万病のもとである内臓の冷えを改善。ししとうは焼くと皮がやわらかくなってかさが減るので、意外にたくさん食べられます。

豆知識

実の先端が獅子のように見えることから「ししとう」と呼ばれるように。成熟すると赤くなりますが、出回っているものは、未成熟の青い段階で収穫されたもの。辛くはなく、ピーマンやパプリカの仲間です。

すいか【西瓜】

実熱　陰虚　水毒

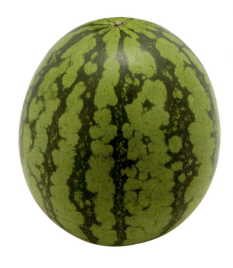

高い利尿作用で
むくみや排尿トラブルを改善

漢方 夏の食材の代表選手ともいうべき、すいか。熱を冷まし、暑気を払う効果があります。口やのどの渇きを鎮める作用もあり、熱中症予防に、上半身のほてりを取る、よい食材です。高い利尿作用があり、排尿障害などの治療に用いられます。

栄養 体内の余分な水分を排出するカリウムに加え、尿を生成するシトルリンとアルギニンというアミノ酸を含み、利尿作用にすぐれています。

（ 漢方DATA ）

【この症状に】ほてり、イライラ、口・のどの渇き、口内炎、目の充血、むくみ、排尿障害

【五性】寒　【五味】甘　【帰経】心、腎、膀胱

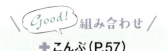
組み合わせ
＋こんぶ（P.57）

すいかの皮のスープ
食べ終えたすいかの、かたい皮の部分を取り除いて、食べやすい大きさに切ります。こんぶの出汁で半透明になるまで煮て、少々の塩で調味。夏のだるさやほてり、むくみを解消します。

（ 食材DATA ）

- 栄養素／β-カロテン、ビタミンC、カリウム
- 旬／夏
- GI値／60
- 選び方／ズッシリと重く、しまがはっきりしたもの。種が黒くて空洞がないもの。
- 注意点／おなかを冷やすので、下痢気味の人、脾・胃が弱い人は少量にする。

漢方トピックス

薬膳では、すいかは皮や種も使いますが、生薬でも果肉は「西瓜（セイカ）」、皮を乾燥させたものは「西瓜皮（セイカヒ）」、種は「西瓜子仁（セイカシジン）」になります。いずれも利尿作用があり、急・慢性腎炎などに用いられます。

すもも【李】

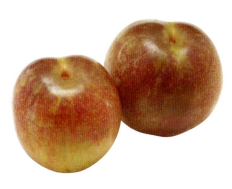

水分代謝を調節して
むくみや高血圧を改善

[漢方] 体にうるおいを与え、水分代謝を調節し、排尿を正常化するので、排尿異常、高血圧、むくみ、のどの渇きなどを改善します。体にこもった熱を冷まして、肝の高ぶりを鎮めることから、頭痛、めまい、目の充血、イライラ、不眠などにも有効です。また、便通改善にもよいとされます。

[栄養] クエン酸などの酸味成分が疲労回復に役立ち、β-カロテンや鉄分、葉酸が貧血や月経不順を改善します。

漢方DATA

この症状に 排尿異常、のどの渇き、高血圧、むくみ、頭痛、めまい、目の充血、イライラ、不眠、便秘

【五性】	【五味】	【帰経】
平	甘 酸	肝、腎、脾

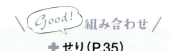

Good! 組み合わせ

＋せり（P.35）

すももとせりのサラダ
すももを縦に薄く切り、食べやすい長さに切ったせりと混ぜます。ドレッシングをかけなくてもすももの甘酸っぱさでおいしく食べられます。むくみの解消やストレスの緩和に。

食材DATA

- 栄養素／アントシアニン、ソルビトール、β-カロテン、葉酸、ビタミンE、ビタミンC、カリウム、鉄
- 旬／6～8月
- GI値／
- 選び方／割れ目に対して左右対称のもの。ハリがあり、ズッシリと重みのあるもの。白い粉がふいているもの。
- 注意点／特になし

豆知識

「すもも（李）」と呼ばれているのは、中国原産の品種で別名「プラム」。一方、「プルーン」と呼ばれる西洋すももはヨーロッパ原産。果皮が薄く、果肉が締まっているので、おもにドライフルーツやジャムなど、加工品として使われます。

夏　植物性食材　❖すいか／すもも

そば 【蕎麦】

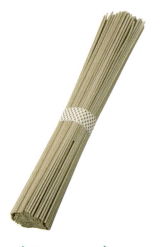

夏の暑さからくる
疲れや胃腸の不調を改善

漢方 暑い夏の食事には、冷たいそばを食べたくなるもの。そばには、体の熱を冷まし、気の滞りを解消する効能があります。
また、胃もたれや吐き気、下痢、おなかのハリなどの胃腸症状の改善にも効果的です。

栄養 ビタミンB1やリジンなどのアミノ酸が含まれます。また、成分に含まれるルチンは、血圧を下げる作用や、抗酸化作用をもつといわれます。

(漢方DATA)

この症状に 疲労、夏バテ、吐き気、おなかのハリ、胃もたれ、消化不良、下痢、高血圧

【五性】涼 　【五味】甘 　【帰経】脾、胃、大腸

(食材DATA)

- **栄養素**／リジン、トリプトファン、ルチン、ビタミンB1、食物繊維、マグネシウム
- **旬**／11、12月
- **GI値**／54(乾)、59(生)
- **選び方**／そば粉の割合によってのどごしや味わいが変わる。「十割そば」はそば粉のみの使用、「二八そば」はそば粉8割、小麦粉2割。そば粉が多いと風味はよいが、ざらつき感がある。
- **注意点**／食物アレルギーを起こしやすいとされている特定原材料および特定原材料に準ずる食材。

\ Good! 組み合わせ /
＋ごま(P.127)

ごまかけそばサラダ
ゆでたそばに、スライスしたたまねぎ、細切りにしたみょうがやしそなどをかけ、こんぶ出汁、みりん、しょうゆを合わせたつゆをかけて。最後に全体にごまをかけます。疲労回復に効果的なそばとごまの組み合わせで夏バテを解消しましょう。

豆知識 そばには、体を温める七味とうがらしやねぎなどの薬味が添えられています。これは、そばが体を冷やす涼性の性質であるため、体を温める性質の薬味をつけているのです。冷え症の人や下痢をしやすい人は食べすぎに注意を。

とうがん 【冬瓜】

水毒 実熱 陰虚

夏

植物性食材 ❖ そば／とうがん

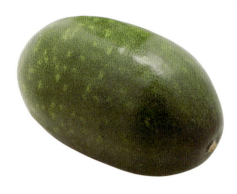

ほてりやのぼせを鎮め 夏バテを解消する

漢方 水分を補給することで体の熱を冷まし、口の渇き、のぼせ、ほてりを鎮めます。また、利尿作用があり、湿熱を除くため、膀胱炎（ぼうこうえん）、関節炎、むくみを改善します。

「冬瓜」という漢字は、夏に収穫して、冬まで置いておけるからといわれています。

栄養 とうがんの95％は水分です。抗酸化作用があり、免疫力を上げるビタミンCや、血圧を下げる働きがあるカリウムを多く含んでいます。

漢方DATA

この症状に ほてり、のぼせ、むくみ、夏バテ、下痢、高血圧

【五性】	【五味】	【帰経】
寒	甘	肺、大腸、小腸、膀胱

食材DATA

- 栄養素／ビタミンC、カリウム
- 旬／夏〜初秋
- GI値／24
- 選び方／ズッシリと重みのあるもの。表面に白っぽい粉がふいているもの。
- 注意点／冷えやすいので、陽虚の人は避ける。

＼Good!／ 組み合わせ

＋ 鶏肉（P.79）

とうがんの鶏そぼろがけ

とうがんは皮をむいて薄くスライスし、鶏ひき肉に塩、酒、片栗粉を加えて混ぜます。鍋にとうがんと鶏肉を入れて、こんぶ出汁（だし）と酒を加え、蒸し煮に。体を温める鶏肉と組み合わせて、冷えすぎを予防し、鶏肉のコラーゲンの吸収を高めます。

漢方トピックス

とうがんの外皮を生薬にした「冬瓜皮（トウガンヒ）」は尿の出をよくしてむくみをとる作用があり、利尿薬として用いられます。種子を乾燥させた生薬「冬瓜子（トウガシ）」は、消炎、鎮咳（ちんがい）、去痰（きょたん）などの作用があります。

トマト【蕃茄】

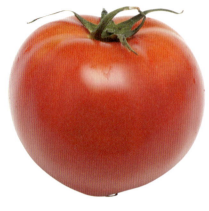

夏の渇きや
食欲不振の改善に

漢方 熱を冷ましてほてりを改善するほか、水分を補ってのどの渇きを解消します。胃の働きをととのえて食欲を増進させるので、夏の食欲不振や夏バテに向きます。夏かぜによる発熱で口が渇くときにもよいでしょう。また肝の働きを助け、頭にのぼった熱を冷ますので、高血圧、目の充血などの改善に有効です。

栄養 リコピンは、抗酸化作用が強く、動脈硬化やがんに高い予防効果があるとされます。

（ 漢方DATA ）

| この症状に | ほてり、のどの渇き、食欲不振、夏バテ、老化、肌荒れ、高血圧 |

【五性】寒
【五味】甘・酸
【帰経】肝、脾、胃

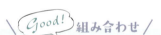

組み合わせ

➕ いわし(P.77) ➕ チーズ(P.156)

トマトといわしのチーズ焼き
トマトを、炒めたにんにくやたまねぎとともに煮込んでトマトソースを作ります。三枚におろしたいわしにトマトソースをかけ、さらにその上からチーズをかけて、オーブンで焼いたらできあがり。夏の疲れや食欲不振におすすめです。

（ 食材DATA ）

- 栄養素／β-カロテン、ビタミンC、カリウム
- 旬／夏～初秋
- GI値／30
- 選び方／色ムラがなくハリとツヤのあるもの。ヘタがみずみずしいもの。全体に丸くて重みのあるもの。
- 注意点／特になし

 豆知識 ミニトマトの栄養価は、ビタミンB群、ビタミンC、カリウム、食物繊維で、大玉のトマトの1.5～2倍。リコピンは3倍です。糖度も高く、甘みの強いトマトソースが作れます。

梨(なし)

陰虚 実熱 夏

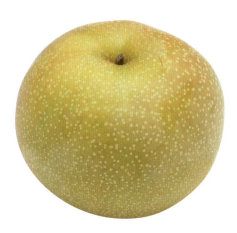

肺をうるおし、せきや痰、口の渇きを緩和

[漢方] 肺をうるおし、せきや痰、胸のつかえなどを鎮め、また、口の渇きを癒します。体の熱を冷まして、ほてりを鎮めてくれるので、熱中症の予防効果も期待できます。薬膳では、アルコールを解毒(げどく)する作用もあるとされるため、二日酔いの改善にもよいでしょう。

[栄養] ソルビトールという糖アルコールを含んでいます。口に含むとスーッとした冷感があります。保水作用や、便秘の改善にも。

漢方DATA

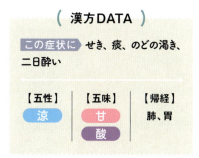

【この症状に】せき、痰、のどの渇き、二日酔い

【五性】	【五味】	【帰経】
涼	甘 酸	肺、胃

食材DATA

- 栄養素／カリウム、食物繊維
- 旬／夏～秋
- GI値／32
- 選び方／皮に多少のザラザラ感があり、黒い斑点やキズのないもの。ハリと重みのあるもの。軸がしっかりしているもの。
- 注意点／特になし

Good! 組み合わせ

✚ シナモン(P.189)

梨のコンポート

鍋に水と、皮をむいて8等分に切った梨、砂糖、レモン汁を入れ、落としぶたをして煮ます。煮汁がなくなったらシナモンパウダーをふりかけて。夏かぜなどでせきが出るときに、冷えすぎを予防するシナモンと。夏のおやつにもぴったり。

豆知識

梨は果物の中でも、ソルビトール(果糖)の含有量が多いのが特徴。ソルビトールは血糖値を上げにくく、糖尿病の食事療法に使われています。「血糖値が気になるけれど、甘いものが欲しい」というときにおすすめです。

植物性食材 ❖ トマト／梨

なす【茄子】

実熱　水毒　瘀血

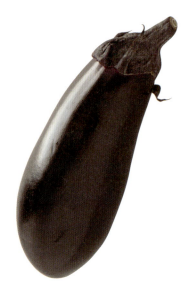

体を冷やし
熱や炎症を改善

[漢方] 夏が旬のなすには、暑さでほてった体を冷やす作用があります。熱を取り去るので、発熱だけでなく、さまざまな炎症や腫れ物を鎮めてくれます。血の滞りを解消する働きがあるので、月経痛にもよいでしょう。

また、胃の働きを活発にし、食欲不振や胃もたれにも効果があります。

[栄養] 抗酸化作用があるナスニンが、免疫力をアップさせます。ナスニンはなすの皮に含まれますが、水溶性なので、煮ると流出してしまいます。

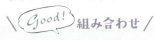
Good! 組み合わせ

➕ バジル（P.193）

なすとバジルのソース
皮をむき、ラップに包んで電子レンジで加熱したなすを包丁でつぶします。なすとおろしにんにくを炒め、バジルソースで和えます。消化を促すバジルとの組み合わせで胃腸の不調を解消！ バゲットにのせたり、パスタのソースなどにしたりしましょう。

漢方DATA

この症状に 食欲不振、胃もたれ、夏バテ、痔、歯肉炎、月経痛、むくみ

【五性】	【五味】	【帰経】
涼	甘	脾、胃、大腸

食材DATA

- 栄養素／カリウム、食物繊維
- 旬／夏～初秋
- GI値／25
- 選び方／ツヤとハリがあるもの。ヘタの切り口が新しいもの。ガクのトゲがするどいもの。
- 注意点／特になし

[豆知識] なすは体を冷やす野菜として、古くから鎮痛や消炎のために使われてきました。「秋なすは嫁に食わすな」ということわざは、体を冷やすなすを食べて嫁が流産したら大変だ、という心配から生まれたという説が有力です。

にがうり【苦瓜】〈ゴーヤー〉

実熱　気滞　陰虚

夏

植物性食材 ❖ なす／にがうり〈ゴーヤー〉

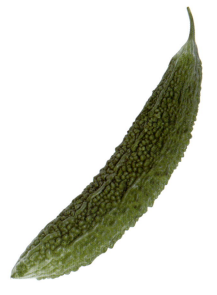

夏バテにはもちろん
暑さからの不快症状に効果

漢方 熱帯アジア原産のにがうりには、体の熱を取り去る作用があります。夏バテにはもちろん、夏によくあるイライラやほてりなどの不快な症状にも効果がある食材です。疲れ目、結膜の充血にもよいとされています。

栄養 苦味成分には、解毒(げどく)作用や血糖値を下げる効果や、便通改善、糖尿病予防効果が期待できます。

（ 漢方DATA ）

この症状に 夏バテ、ほてり、口の渇き、頭痛、イライラ、ゆううつ感、耳鳴り

【五性】	【五味】	【帰経】
寒	苦	心、脾(ひ)、胃

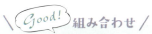

＋ 豚肉（P.157）

にがうりと豚肉のみそ炒め
食べやすい大きさに切った豚肉と、ワタを取り除いて食べやすく切ったにがうりを炒め、みそとみりんで調味します。体の熱を取るにがうりと、疲労回復に役立つビタミンB1を豊富に含む豚肉の炒めもの。夏バテに効きます。

（ 食材DATA ）

- 栄養素／ビタミンC、食物繊維、β-カロテン、カリウム
- 旬／夏
- GI値／24
- 選び方／イボが密集していて、太さが均一なもの。弾力性があって、フカフカしていないもの。ハリとツヤがあるもの。
- 注意点／特になし

豆知識 にがうりの皮の苦みが気になるときは、塩もみして熱湯にくぐらせるか、直火であぶると食べやすくなります。しかし、下ゆでをすると、ビタミンC、ビタミンB群の大半は失われるので注意して。

パイナップル 【菠蘿】

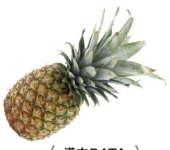

余分な水分を排出。二日酔いにも効く

胃腸の働きを高めて、消化不良を改善。便秘やむくみ、二日酔いにもよいでしょう。マンガンを多く含み、骨の強化や、傷の治癒促進効果も。
［組み合わせ］むくみやほてりを改善する鴨肉を焼き、ソースとして使うのがおすすめ。

（ 漢方DATA ）

この症状に 消化不良、便秘、むくみ、二日酔い

【五性】平
【五味】甘・酸
【帰経】胃、膀胱

（ 食材DATA ）

- 栄養素／ビタミンC、ビタミンB1、食物繊維、マンガン
- 旬／春〜夏　●GI値／65
- 選び方／下部がどっしりしているもの。皮が赤みがかったもの。香りのよいもの。
- 注意点／花粉症やゴム製品アレルギーの人は、食べると口腔アレルギー症候群を起こすこともある。

バナナ 【香蕉】

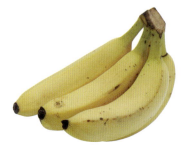

解熱やストレスの軽減に

体を冷やして解熱する作用があります。発熱や炎症を鎮めます。トリプトファンを多く含むので、ストレスやゆううつ感、不眠にも◎。
［組み合わせ］カリウムや食物繊維が豊富なりんごと一緒に、むくみや高血圧、便秘の改善に。

（ 漢方DATA ）

この症状に ストレス、ゆううつ感、不眠

【五性】寒
【五味】甘
【帰経】脾、胃、大腸

（ 食材DATA ）

- 栄養素／カリウム、ビタミンC、食物繊維
- 旬／通年（輸入）
- GI値／55
- 選び方／全体が黄色く、茶色の斑点が出ているもの。つけ根がしっかりしているもの。
- 注意点／花粉症やゴム製品アレルギーの人は、食べると口腔アレルギー症候群を起こすこともある。

パパイヤ【番瓜】

気虚　陰虚　水毒

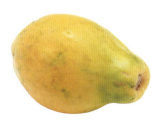

消化不良や夏バテを改善する

胃の働きを正常にして、消化不良を改善。のどの渇きを癒すほか、疲労感や夏バテ解消に有効。加齢性黄斑変性のリスクを減らします。

組み合わせ　ビタミンCが豊富なすだちと一緒に食べて、疲労回復や美肌づくりに役立てて。

漢方DATA
この症状に　疲労、倦怠感、食欲不振、夏バテ、肌荒れ

【五性】寒　【五味】甘　【帰経】胃、肺、肝

食材DATA
- 栄養素／ビタミンC、β-カロテン、ビタミンE、食物繊維
- 旬／5月〜9月　● GI値／30
- 選び方／皮がしっとりしていて、軽く握ってやわらかめのもの。ズッシリと重みのあるもの。
- 注意点／花粉症やゴム製品アレルギーの人は、食べると口腔アレルギー症候群を起こすこともある。

ぶどう【葡萄】

血虚　気虚　水毒

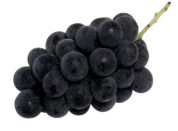

のどの渇きやむくみの改善に

口やのどの渇きを癒します。水分代謝を促進して、むくみの改善にも有効です。血栓を予防するケルセチンが豊富に含まれています。

組み合わせ　同じくエネルギーを補給するさつまいもとの組み合わせで煮ものなどに。

漢方DATA
この症状に　疲労、倦怠感、食欲不振、夏バテ、肌荒れ、むくみ

【五性】平　【五味】甘、酸　【帰経】脾、肺、腎

食材DATA
- 栄養素／ビタミンB₁、食物繊維
- 旬／7・8月（デラウエア）
- GI値／50（巨峰）、47（デラウエア）、48（マスカット）
- 選び方／粒にハリがあり、表面に白い粉がふいているもの。ツルがしっかりしているもの。
- 注意点／特になし

夏　植物性食材　❖ パイナップル／バナナ／パパイヤ／ぶどう

ブルーベリー

血の巡りをよくして
目の不快症状を緩和する

[漢方] 血（けつ）の巡りをよくし、目の粘膜をうるおし、目の充血や眼精疲労、ドライアイに有効とされます。血液の循環をよくして、うっ血や内出血を取り除く働きも。また、便秘や下痢（げり）の改善にも役立ちます。老化への効果も期待できます。

[栄養] アントシアニンが眼精疲労や夜（や）盲症（もうしょう）を改善。抗酸化作用や抗動脈硬化作用があり、高血圧、糖尿病、黄斑（おうはん）変性（へんせい）、認知症の予防にも効果的。

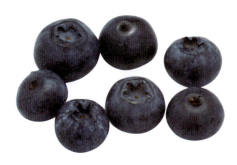

（ 漢方DATA ）

[この症状に] 目の充血、眼精疲労、ドライアイ、夜盲症、便秘、下痢

【五性】 平
【五味】 甘／酸
【帰経】 脾（ひ）、肺、腎（じん）

\Good!／ 組み合わせ

＋ヨーグルト（P.49）

ブルーベリーのヨーグルトサラダ
ブルーベリーや、ラズベリー、キウイフルーツなどの果物を混ぜてヨーグルトサラダにしましょう。乳脂肪が豊富なヨーグルトと一緒にとることで、ビタミンEの吸収をよくします。老化防止や生活習慣病の予防におすすめです。

（ 食材DATA ）

- 栄養素／ビタミンE、食物繊維
- 旬／6〜8月（国産）
- GI値／34
- 選び方／大粒で色が濃く、ハリのあるもの。白い粉がふいているもの。カビが生えていないか注意。
- 注意点／特になし

[豆知識] ブルーベリーをはじめとして、色や形がかわいらしいベリー類。ヨーグルトやアイスクリームのトッピングによいでしょう。ジャムや果実酒にするのも定番。アントシアニンを効率よくとれる乾燥品もおすすめです。

メロン

夏 / 植物性食材 ❖ ブルーベリー／メロン

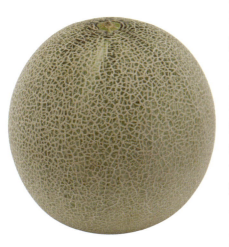

**熱やほてりを取り除く。
夏の疲れやイライラに**

漢方 夏に旬を迎える果物なので、体を冷やし、熱やほてりを取り除きます。暑さによるイライラも鎮めてくれます。また、唾液を出すことで、のどの渇きを癒す効能もあります。
疲れたときや、夏バテ予防にもってこいです。

栄養 高血圧やむくみを予防するカリウムが豊富。血液をサラサラにするアデノシンという成分も含まれ、脳卒中や心臓病の予防も期待できます。

(漢方DATA)

この症状に 発熱、イライラ、のどの渇き、高血圧、疲労

【五性】	【五味】	【帰経】
寒	甘	心、脾、胃、肺、大腸

(食材DATA)

- 栄養素／カリウム、ビタミンC
- 旬／初夏
- GI値／41
- 選び方／皮の色が均一なもの。香りのよいもの。編み目のあるものは編み目が細かいもの。
- 注意点／花粉症やゴム製品アレルギーの人は、食べると口腔アレルギー症候群を起こすこともある。

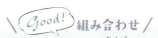

＋ まぐろ(P.48)　＋ 花椒(P.186)

メロンとまぐろの和えもの
ひと口大に切ったまぐろとメロンを混ぜ、ごま油と花椒を加えて、全体をよく和えます。まぐろと花椒を合わせると、メロンによる冷えすぎを予防でき、疲労回復に効果的。

豆知識 メロンの種を除いたワタの部分は、β-カロテン、ビタミンC、食物繊維などの栄養がたっぷり。種と一緒に捨ててしまわずに、ヨーグルトに混ぜるなどして食べて、効能をしっかりとり込みましょう。

桃 (もも) P.235参照

瘀血　陰虚

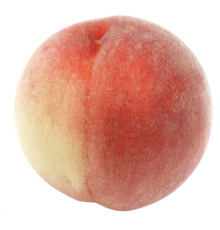

うるおいを与える血を補う食材

漢方 血を巡らせる代表的な果物。体にうるおいを与え、口の渇き、便通を改善します。夏の食材としては、めずらしく温性なので冷え症の人にもおすすめです。

栄養 リンゴ酸、クエン酸、果糖が含まれ、食欲不振や夏バテ改善に役立ちます。豊富に含まれる水溶性食物繊維のペクチンが便通をよくします。生の桃は1個わずか40kcal。ダイエットに適した食材です。

漢方DATA

この症状に 口の渇き、便秘、食欲不振、顔色が悪い、月経痛、シミ

【五性】	【五味】	【帰経】
温	甘・酸	肝、胃、肺、大腸

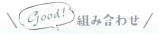
Good! 組み合わせ

＋ 砂糖（P.188）

桃のコンポート
桃の種を取り除き、くし形に切ります。水と砂糖を入れた鍋で、桃を10分ほど煮込みます。夏バテや便秘を改善できる夏のスイーツ。体調が悪いときでも安心して食べられます。

食材DATA

- 栄養素／食物繊維、カリウム
- 旬／夏
- GI値／41
- 選び方／キズがなく、うぶ毛がまんべんなくあるもの。おしりに泡状の白い点々が少量ついているもの。
- 注意点／食物アレルギーを起こしやすいとされている特定原材料および特定原材料に準ずる食材。

漢方トピックス

瘀血の生薬として使われるのは、「桃仁」（トウニン）という桃の種。血の巡りをよくして、女性ホルモンの乱れをととのえ、シミやクマなどを改善します。月経不順や便秘、子宮筋腫などの治療にも使われます。

モロヘイヤ

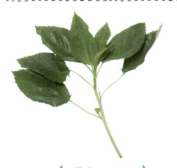

骨を丈夫にして、骨粗しょう症を予防

骨や歯の健康を維持。骨粗しょう症を防ぎます。ねばり成分ムチンは、コレステロール値の低下、胃粘膜の保護、便秘改善に有効です。
組み合わせ すりおろした山いもと麦ごはんにのせて。消化を助け、夏バテ予防に最適。

(漢方DATA)

この症状に 骨粗しょう症、イライラ、便秘、消化不良、高脂血症

【五性】涼　【五味】甘　【帰経】胃

(食材DATA)

- 栄養素／カルシウム、β-カロテン、ビタミンE、ビタミンC、ビタミンK、ビタミンB_2など
- 旬／夏　● GI値／24
- 選び方／緑色があざやかで、みずみずしくハリがあるもの。茎がしっかりしていて、弾力性があるもの。
- 注意点／特になし

レタス

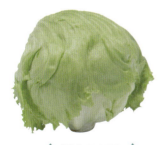

水分代謝を正常にしてむくみを改善

体にこもった熱を取り、水分代謝を正常にして母乳の分泌を促し、むくみの解消に有効。高血圧や便秘の改善にも役立ちます。
組み合わせ えびと組み合わせて疲労を回復。ビタミン類摂取のために加熱調理がおすすめ。

(漢方DATA)

この症状に 母乳の出が悪い、高血圧、むくみ、便秘、イライラ、不眠

【五性】涼　【五味】苦／甘　【帰経】腎、腸

(食材DATA)

- 栄養素／カリウム、ビタミンB群、ビタミンU、食物繊維
- 旬／夏　● GI値／23
- 選び方／かたく巻きすぎていないもの。重みのあるもの。芯が太すぎず、切り口が白くてみずみずしいもの。
- 注意点／包丁で切ると酸化するため、手でちぎる。

岩がき 【岩牡蠣】

陰虚　血虚　気虚

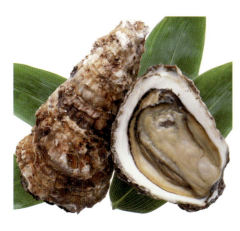

滋養強壮が高く、虚弱体質や貧血を改善

漢方 岩がきの薬効は、秋〜冬が旬の真がきとほぼ同じ。体力を増強させ、病後や産後の回復に役立ちます。高ぶった神経を鎮め、不安感、イライラ、不眠など精神の症状にも効果があります。

栄養 肝機能を強化するグリコーゲンや、タウリンをはじめとする必須アミノ酸すべてを含みます。発育を促す亜鉛と貧血を予防する銅も豊富。タンパク質や脂質の量が非常に少なく、ダイエット向きです。

漢方DATA

この症状に イライラ、不眠、不安、動悸、虚弱体質、体力低下、貧血

【五性】※	【五味】	【帰経】
平	甘・鹹	肝、腎

※身は平

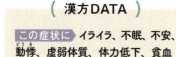
Good! 組み合わせ
＋ やまいも（P.136）

岩がきのトロトロ焼き
岩がきは塩と片栗粉をまぶしてもみ、水で流して汚れを落としてよくふき、食べやすい大きさに切ります。やまいもをすりおろしてかきと混ぜ、ごま油を熱したフライパンで焼きます。滋養強壮効果が高いふたつの食材で、体を元気にします。

食材DATA

- **栄養素**／タンパク質、亜鉛、鉄、カルシウム、ビタミンB2、ビタミンB12
- **旬**／6〜8月
- **GI値**／45
- **選び方**／身が透き通っていて、ふっくらとしているもの。フチの黒みがあざやかなもの。殻の幅が広いもの。
- **注意点**／特になし

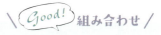
漢方トピックス

岩がきは、食材としては身を食べますが、生薬としては貝殻を焼いて粉砕した「牡蠣（ボレイ）」を使います。鎮静、収れん作用、利尿作用があり、精神不安や動悸、倦怠感、不眠、寝汗などの改善に有効です。

うなぎ【鰻】

夏 動物性食材 ❖ 岩がき／うなぎ

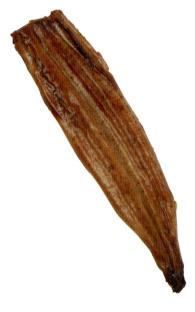

気力体力をつけ
夏バテ予防や疲労回復に

漢方「土用の丑の日にうなぎを食べると体によい」という言い伝えは、江戸時代にうなぎ屋の宣伝として始まったといいますが、うなぎは気と血を補い、体力、気力をつけて疲労を回復させる食材です。夏の暑い盛りにうなぎを食べることは、理にかなっているのです。関節痛にも効果があります。

栄養 タンパク質、脂質、ビタミンAが豊富。EPA、DHAも含み、脳機能の低下や動脈硬化の予防に役立ちます。

漢方DATA

この症状に 夏バテ、手足の痛み、疲労、脱力感、関節痛、関節の腫れ

【五性】	【五味】	【帰経】
平	甘	肝、脾、腎

食材DATA

- 栄養素／タンパク質、EPA、DHA、ビタミンA、ビタミンD、ビタミンE、ビタミンB2、ビタミンB1、カルシウム
- 旬／夏〜秋（養殖）
- GI値／43（かば焼き）、40（白焼き）
- 選び方／身が厚くてふっくらしたもの。
- 注意点／特になし

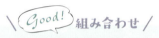 Good! 組み合わせ

＋ たまご（P.155）

うなぎのたまごとじ
鍋に出汁、しょうゆ、酒、みりんを入れて煮立たせ、適当な大きさに切ったうなぎのかば焼きを加えます。溶きたまごを加えてふたをして蒸して。たまごとの相乗効果で、脾と胃を滋養する効果がアップ。ごはんにのせてもいいでしょう。

豆知識「五行学説」でいう土用とは、季節の変わり目を指し、春夏秋冬すべてにあります。その中でも夏の土用は脾胃を重んじています。体調をくずしやすい季節の変わり目に、うなぎでスタミナをつけるのは合理的な習慣といえます。

かに

瘀血　陰虚　実熱

**血の滞りを改善。
腫れ物や炎症の改善も**

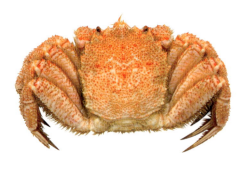

[漢方] 肝の熱を冷まし、血の滞りを改善して、うっ血、炎症、化膿を鎮めます。血行不良にもよいでしょう。
また、余計な熱や水分を取り除く作用で、むくみ、腫れ物、産後の腹痛、関節痛、筋肉痛などにも◎。

[栄養] コレステロールの抑制、血圧低下などの効果があるタウリンを含みます。殻に含まれるキチンは整腸作用と免疫力を高める効果があり、がん予防にもよいとされます。

漢方DATA

この症状に うっ血、化膿、むくみ、腫れ物、産後の腹痛、脂質異常、炎症、関節痛、筋肉痛

【五性】	【五味】	【帰経】
寒	鹹	肝、腎（じん）

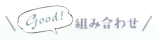
組み合わせ

➕ **大根（P.169）**

かにの大根蒸し
かには食べやすいように足を切ります。大根は皮をむいて乱切りに。耐熱器にかにと大根を入れて、出汁（だし）、しょうゆ、酒、酢などを加え、電子レンジで10分ほど蒸します。かにと大根の整腸作用で、便通を促します。

食材DATA

- 栄養素／タンパク質、亜鉛、ビタミンE、カルシウム
- 旬／冬～夏（毛がに）
- GI値／40（たらばがに）
- 選び方／関節部分が黒くなっていないもの。重量感のあるもの。
- 注意点／食物アレルギーを起こしやすいとされている特定原材料および特定原材料に準ずる食材。

豆知識 古くから「水を飲みながらかにを食べると下痢（げり）をする」といわれるように、寒性のかには胃腸の負担になりやすく、水ととるとさらに体が冷えて下痢や腹痛を起こすといわれます。いくらおいしくても食べすぎは禁物です。

牛肉
（ぎゅうにく）

夏 / 動物性食材 ❖ かに／牛肉

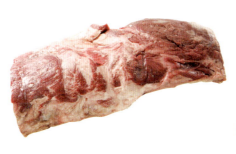

心身ともに疲れたときの疲労回復、食欲増強に

[漢方] 気・血を補う働きがあります。倦怠感があり、心身ともに疲れたというときに効果的。
筋骨を丈夫にし、下半身のだるさを取ります。足腰の筋力アップにも。
温性で、冷えによる胃痛、食欲不振、下痢の改善にも向いています。

[栄養] タンパク質やミネラルが豊富で、体の機能を高め、体力を回復させます。鉄分も豊富で貧血予防に有効。

（ 漢方DATA ）

[この症状に] 心身の疲労、食欲不振、虚弱体質、足腰の筋力低下、下半身のだるさ、冷えによる胃痛、下痢

【五性】	【五味】	【帰経】
温	甘	脾、胃

（ 食材DATA ）

- 栄養素／タンパク質、亜鉛、ビタミンB₁₂、ビタミンB₂、鉄
- 旬／なし
- GI値／45
- 選び方／ツヤがあって鮮紅色のもの。よく動かす部位は、やや濃い色のもの。
- 注意点／食物アレルギーを起こしやすいとされている特定原材料および特定原材料に準ずる食材。

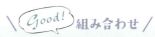 組み合わせ

➕ ピーマン（P.41）

牛肉とピーマンのしぐれ煮
ごま油で薄切りにしたしょうがを炒め、食べやすく切った牛肉と細切りにしたピーマンを加えて炒めます。しょうゆ、酒、みりん、砂糖で調味して煮汁がなくなるまで煮ます。ストレスで疲れがたまっているときにおすすめ。

[漢方トピックス]
牛の胆嚢または胆管中にできた結石を乾燥させたものが「牛黄」という生薬です。解熱、鎮静、抗炎症のほか、心臓病や脳卒中による意識障害の改善、胆汁分泌促進などに使われます。

すずき 【鱸】

月経不順や貧血に
女性におすすめの魚

漢方 血を補い、月経不順や貧血に効果があります。流産の予防効果もあるとされるので、妊娠を希望する女性におすすめ。
肝と腎の両方に作用し、強い利水作用でむくみやだるさ、排尿障害、眼精疲労などに効果を発揮します。もの忘れや不眠など精神症状にも。

栄養 タンパク質だけでなく、ビタミンB1、ビタミンB2、ビタミンD、カリウムのほか、夜盲症を予防するレチノールを多く含みます。

漢方DATA

この症状に 月経不順、貧血、不妊、健忘、不眠、むくみ、だるさ、排尿障害、眼精疲労、めまい、ふらつき

【五性】	【五味】	【帰経】
平	甘	心、脾、胃、肝、腎

Good! 組み合わせ

＋あずき（P.52）

すずきとあずきのスープ煮
鶏がらスープと水で戻したあずきを鍋に入れ、煮立ったところで、食べやすい大きさに切ったすずきととうがらしを加えて、少量の塩で調味します。強い利尿作用があるあずきとの組み合わせで、むくみや関節の腫れの緩和に効果があります。

食材DATA

- 栄養素／タンパク質、ビタミンA、ビタミンD、パントテン酸、ビタミンB1、ビタミンB2
- 旬／夏～初秋
- GI値／40
- 選び方／目の輪郭が黒いもの。目が澄んでいるもの。尾がそっているもの。
- 注意点　特になし

豆知識

すずきは出世魚です。名前が変わるのは、成長とともに姿も味わいも変わるため。こっぱ→せいご→ふっこ→すずきと変わり、すずきは弾力のある歯ごたえを楽しめるので刺し身に、せいごやふっこは、焼きものが向きます。

たこ 【蛸】

夏 動物性食材 ❖ すずき／たこ

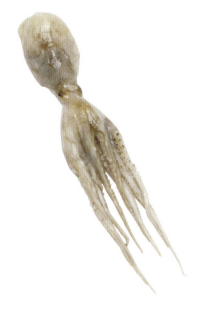

気力体力をつけ
皮膚にうるおいをもたらす

[漢方] たこは、世界中で消費量が増え、価格が高騰ぎみです。
気と血を補い、エネルギーを与えてくれる食材です。
皮膚をうるおし、傷の治癒を促します。冬季の乾燥肌や、しもやけの予防にも有効です。高血圧や血栓予防にもよいとされます。

[栄養] 高タンパク、低脂肪なのでダイエットに向きます。よくかまなくてはなりませんが、消化はよい食材です。

\ Good! 組み合わせ /
+ オリーブ油（P.186）
+ にんにく（P.67）

たこのアヒージョ
ひと口大に切ったたこ、薄切りにしたにんにくを鍋に入れ、たこがかぶるくらいにオリーブ油を入れて中火にかけ、塩で調味します。たこに含まれる肝機能を高めるタウリンと解毒作用があるにんにくで肝臓を元気に。疲労回復に有効です。

漢方DATA

[この症状に] 虚弱体質、頭痛、めまい、乾燥肌、しもやけ、月経不順、母乳の出が悪い

【五性】	【五味】	【帰経】
温	甘 鹹	肝、脾、腎、心、肺

食材DATA

- 栄養素／タンパク質、ビタミンE、亜鉛
- 旬／秋〜冬
- GI値／40
- 選び方／生は吸盤の吸いつきがよいもの。ゆでだこは弾力があるもの。
- 注意点／特になし

豆知識 温性の食材のたこは、しょうがなどの温性の食材と食べると、体を温める効果がアップします。たこ焼きに紅しょうがが添えられているのは、そのせいかもしれません。母乳の出をよくし、産後の体力回復にも向いている食材です。

とびうお【飛魚】〈あご〉

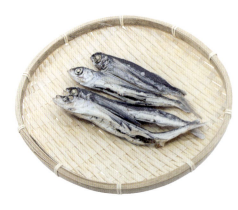

**歯や骨を丈夫に。
ストレスに強くなる**

漢方 昔は、出産期の女性のもろもろの病気や安産のための妙薬として、妊婦がよく食べた魚です。歯や骨を丈夫にしたり、皮膚や髪、爪などの成長を促し、肌荒れ、口内炎、ストレスによる症状におすすめです。神経や筋肉の機能を正常に保つ作用もあります。

栄養 脂質が少なく、タンパク質が多い魚です。リンやカリウムなどのミネラルのほか、ビタミン B6、ビタミン B12を多く含みます。

漢方DATA

| この症状に | 肌荒れ、口内炎、ストレス、骨粗しょう症 |

【五性】	【五味】	【帰経】
平	甘	脾、胃

食材DATA

- 栄養素／ヒスチジン、ビタミン E、ビタミン B6、ビタミン B12、ナイアシン、ビタミン D、リン、カリウム、セレン
- 旬／6〜9月
- GI値／－
- 選び方／目が澄んでいて、エラがあざやかな紅色のもの。全体にツヤがあるもの。
- 注意点／特になし

Good! 組み合わせ

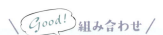

＋ なたね油（P.192）

とびうおのフライ
とびうおの身を食べやすく切り、衣をつけて揚げます。軽く塩をふっても。とびうおは、淡白な味なので、揚げもののほか、塩焼きやバター焼きなどに向いています。ストレスがたまっているときなどにおすすめ。

豆知識 とびうおの別名である「あご」。長崎県や島根県で収穫されるホントビウオを使った煮干しは「あごだし」として人気です。島根県、鳥取県では初夏にあごの野焼きかまぼこが作られます。

ほたて【帆立】

陰虚　血虚　気虚

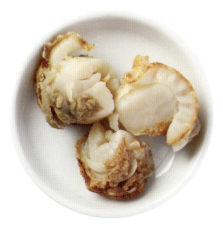

体にうるおいを与え、ドライアイ、口の渇きや食欲不振に効く

漢方 腎（じん）の働きを高めて、体液を補うほたては、皮膚の粘膜にうるおいを与えてくれます。口の渇きやドライアイを防ぎ、白内障や乾燥肌の予防にも効果があります。

また、エネルギーを補う作用もあり、倦怠感（けんたいかん）の改善に有効です。食欲不振、胃もたれなどにも効果的。

栄養 タウリンを含み、コレステロール値の低下や血圧の安定に有効です。ビタミンB_2が細胞の再生を促し、すこやかな皮膚、爪、髪をつくります。

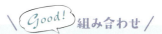
Good! 組み合わせ

＋ れんこん（P.148）　＋ ごま（P.127）

ほたてとれんこんのごま和え
湯通しして角切りにしたほたてと、食べやすく切って電子レンジで加熱したれんこんを、ポン酢、ごま油、みりんの合わせ調味料と炒ったごまでよく和えます。のどの渇きやからせきを鎮め、気持ちを落ち着かせてくれます。

豆知識 貝柱のタンパク質含有量はかなり多く、干し貝柱は水分を飛ばした分、栄養やうまみが凝縮されています。低カロリーで、肝機能を高めるタウリンも豊富なので、お酒のおつまみに最適。ぜひストックしておきましょう。

漢方DATA

この症状に ドライアイ、口の渇き、白内障、乾燥肌、食欲不振、消化不良、胃もたれ、倦怠感

【五性】	【五味】	【帰経】
平	甘／鹹	肝、脾、胃、腎

食材DATA

- **栄養素**／タンパク質、ビタミンB_{12}、鉄、亜鉛、ビタミンB_2
- **旬**／通年
- **GI値**／42
- **選び方**／殻にツヤがあるもの。ワタが黒ずんでいないもの。貝柱が大きいもの。
- **注意点**／殻つきの場合、ウロと呼ばれる黒い部分には貝毒があるので、必ず取り除く。

夏　動物性食材　❖ とびうお〈あご〉／ほたて

ムール貝

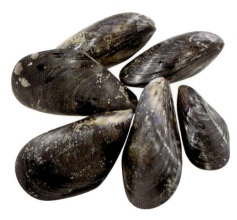

**下半身を温め、精力をアップ。
更年期以降の骨粗しょう症の予防にも**

[漢方] 温性の食材で、生命の源である腎を強力に温め、精力を補い、下半身の冷えを取ります。腎精不足による稀発月経、不妊、ED、夜間頻尿などの症状がある人に向く食材です。また、腎は骨を強化し、血を造る働きがあるため、骨粗しょう症、加齢に伴う貧血の予防にもよいでしょう。

[栄養] 美肌や美髪を保つビタミンB2のほか、ビタミンB12、葉酸、不飽和脂肪酸が豊富で、高血圧症、動脈硬化予防に効果があります。貧血の予防や改善に役立つ鉄分も多く含みます。

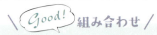

➕ パクチー（P.68） ➕ 日本酒（P.198）

ムール貝の香菜入り酒蒸し
フライパンにオリーブ油を熱し、とうがらしと細切りにしたしょうがを炒め、ムール貝と日本酒を加えます。沸騰したら、ざく切りにしたパクチーを加えて蒸し煮に。加齢による貧血やめまい、骨粗しょう症の予防におすすめです。

漢方DATA

[この症状に] 貧血、ED、不妊症、のぼせ、めまい、不眠、骨粗しょう症、血便、高血圧

【五性】温　【五味】鹹　【帰経】肝、腎

食材DATA

- 栄養素／フコイダン、セレン、ビタミンB2、B12、ナトリウム、マグネシウム、鉄、亜鉛、マンガン
- 旬／産地による
- GI値／40
- 選び方／産地が明確で、生きているもの。大きすぎないもの。
- 注意点／貝毒に注意が必要。市販されているものを購入する。

豆知識 ムール貝は麻痺や下痢などの食中毒を起こすことがあります。毒化した貝は出荷規制されて市販されることはないので、必ず店舗で購入したものを食べるようにして、自分で採ったものは食べないでください。

Part 5

秋の食材

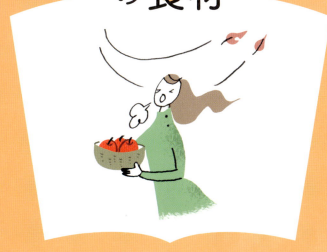

秋の食材の特徴

空気が急速に乾いてくる秋。東洋医学では「燥邪（そうじゃ）」と呼び、乾いたせき（からせき）が続いたり、ぜんそくなど呼吸器のトラブルが起こりやすくなります。そこで、秋に重視すべき臓器は「肺」。秋に旬を迎えるゆりね、れんこん、やまいもなどの白い食材で「肺」をうるおしましょう。動物性では豚肉、鴨肉、たまご、牛乳、ヨーグルトなどがおすすめです。「肺」と密接な関係にある皮膚の乾燥にも要注意。肌のうるおいを保つ白きくらげも積極的にとりたい食材です。

柿
かき

実熱 陰虚

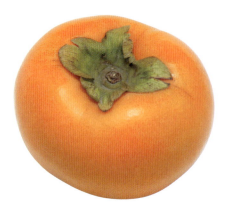

のどの渇きを止める
二日酔い解消にも効果的

漢方 肺をうるおして、乾燥によるせきやのどの渇きを止めます。アルコールデヒドロゲナーゼという酵素が、アルコールの分解を促し、二日酔いを改善します。体を冷やす性質が強いので、腹痛や下痢（げり）を起こしやすい人は、胃腸を丈夫にして体を温める干し柿がおすすめです。

栄養 抗酸化作用があるビタミンCや、β-カロテンが多く含まれます。タンニンと果糖は、二日酔いの予防と改善に効果があります。

漢方DATA

この症状に 二日酔い、せき、のどの渇き、口内炎、むくみ

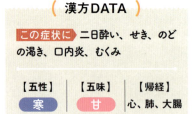

【五性】	【五味】	【帰経】
寒	甘	心、肺、大腸

食材DATA

- **栄養素**／ビタミンC、β-カロテン、カリウム
- **旬**／秋
- **GI値**／37
- **選び方**／ハリとツヤがあるもの。皮がしっとりしているもの。重みのあるもの。ヘタと実のすき間があまりないもの。
- **注意点**／産後、便秘、陽虚・血虚の人は食べすぎないこと。

\Good!/ 組み合わせ

➕ かぶ（P.29）

柿とかぶのサラダ
皮をむいて薄く切ったかぶを、少量の塩でしんなりさせ、薄めに切った柿と和えてサラダに。口の渇きを癒すかぶとの組み合わせで、熱中症や夏バテの予防による口の渇きによいでしょう。

漢方トピックス

柿のへたは「柿蔕（シテイ）」と呼ばれる生薬で、しゃっくりを止めたり、せきや痰（たん）を改善する効果があるとされます。葉は「柿葉（しよう）」といい、高血圧予防、二日酔い、痔、外傷や鼻血の止血薬として使われます。

かぼす

気虚　気滞　陰虚

秋　植物性食材　❖柿／かぼす

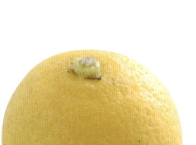
黄かぼす

肺をうるおし、せきや口の渇きを改善

[漢方] さわやかな香りが食欲を増進させます。気の滞りを取り除き、胸が苦しい、胸がつかえる、胸が痛いなどの改善に有効です。胃腸の気滞が原因で起こる、おなかのハリ、腹痛などにも効果的。また、肺をうるおす作用があるので、乾いたせき、口の渇き、寝汗などを鎮める効果があります。

[栄養] 皮には精油成分が含まれ、血行を改善。エネルギー代謝に必要なクエン酸がレモンの2倍も含まれます。

(漢方DATA)

[この症状に] 食欲不振、胸苦しい、胸がつかえる、胸痛、おなかのハリ、腹痛、口の渇き、からせき、寝汗

【五性】	【五味】	【帰経】
平	甘／酸	脾、肺、胃

(食材DATA)

- 栄養素／クエン酸、ビタミンC、ビタミンP、リモネン
- 旬／8～10月(露地)
- GI値／29
- 選び方／表面が乾燥しておらず、ツヤがあり、傷のないもの。
- 注意点／特になし

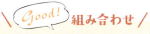
組み合わせ

➕ パパイヤ(P.103)

パパイヤのかぼすがけ
パパイヤを縦半分に切って種を取り除き、かぼすの絞り汁をかけて食べます。酸味が少ないパパイヤに適度な酸味を加え、特有の香りを消します。美肌づくり、疲労回復など、パパイヤの効能をおいしくとりましょう。

[豆知識] かぼすとすだちは似ていますが、大きさや香りが異なります。かぼすはテニスボールくらいの大きさで、香りは控えめで、さわやかな酸味。一方のすだちはゴルフボールくらいで、ライムのような香り高い酸味があります。

かりん【花梨】

気滞　水毒　陰虚

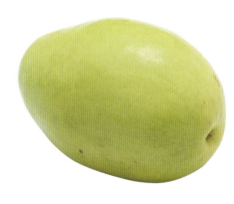

筋肉の働きを改善しけいれんを鎮める

漢方 民間療法では、せき止めの薬として使われてきました。気・血の流れを促進し、筋、腱の働きを改善して、けいれんを鎮めます。また体の余計な水分や痰を取り除くので、痰の多いせきにもよいでしょう。生だと渋みが強くて食べられないので、はちみつ漬けやジャムにするのがおすすめです。

栄養 抗酸化作用があり、がん予防効果も期待されるビタミンC、タンニン、サポニンなどを含みます。

Good! 組み合わせ

- ＋焼酎（P.198）
- ＋高麗人参（P.237）

かりんと高麗人参の薬膳酒
種がついたまま適当な大きさに切ったかりん、刻んだ高麗人参、氷砂糖を保存びんに入れてホワイトリカー（焼酎）を注ぎます。ふたをして冷暗所に3カ月ほど置きます。薬効の高い高麗人参と合わせ、虚弱体質、筋力低下の改善やせき止めに。

漢方トピックス

かりんは「榠樝（メイサ）」（和木瓜（ワモッカ））という生薬になります。肺をうるおすので、ぜんそくの改善に有効です。鎮咳（ちんがい）作用、去痰（きょたん）作用、利尿作用などもあり、せき止めやぜんそく、かぜの症状の緩和などにも使われます。

漢方DATA

この症状に 筋肉痛、筋のけいれん、むくみ、嘔吐（おうと）、下痢（げり）、せき、痰

【五性】	【五味】	【帰経】
温	酸	肝、肺、脾

食材DATA

- 栄養素／カリウム、ビタミンC
- 旬／秋
- GI値／－
- 選び方／香りが強いもの。うぶ毛が生えそろっているもの。ツヤがあり、しっとりしているもの。
- 注意点／特になし

菊花
きくか

実熱

秋 | 植物性食材 ❖ かりん／菊花

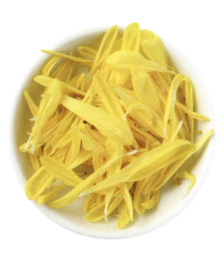

眼精疲労やかすみ目の改善に

漢方 食用としても利用される菊は、山形県の「もって菊」が有名です。肝の高ぶりを鎮める作用があり、頭痛やイライラ、のぼせやめまい、高血圧の改善に有効です。
肝は目と関係するので、眼精疲労や目の乾き、充血、かすみ目の解消に役立ちます。

栄養 ビタミン B2、ビタミン C、ビタミン E が豊富。有効成分の中でも特にビタミン B1 が視神経に栄養を与え、働きをととのえます。

漢方DATA

この症状に 目のかすみ、目の充血、頭痛、イライラ、高血圧、肩こり、肌荒れ、のぼせ、めまい

【五性】寒　【五味】甘／苦　【帰経】肝、肺

Good! 組み合わせ

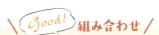

➕ **緑茶**（P.199）

緑茶菊花茶
温めた茶碗に菊花、緑茶葉を入れて湯を注ぎ、ふたをして3分ほど蒸らして飲みます。体の熱を冷まして、熱によるイライラやのどの渇きを癒す緑茶とともに。のぼせやほてりにも有効です。

食材DATA

- **栄養素**／クサンテノン、アントシアニン、ビタミン B2、ビタミン B1、ビタミン C、ビタミン E
- **旬**／秋〜冬
- **GI値**／－
- **選び方**／色があざやかで、シャキッとしたもの。花びらが平に開いていないもの。
- **注意点**／特になし

漢方トピックス

菊花を乾燥すると、そのまま「菊花（キクカ）」と呼ばれる生薬になります。目の疲れや熱を取るのに用いられ、視力減退や目のかすみに使われる「杞菊地黄丸（コギクジオウガン）」という漢方薬の処方などに用いられます。

ぎんなん 【銀杏】

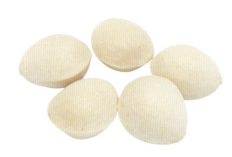

慢性的なぜんそくや
せき、痰を改善する

漢方 食材としてのぎんなんは、イチョウの実ではなく「仁」という種の部分。肺をうるおすので、空気が乾燥してぜんそくが悪化する、秋から冬にとりたい食材です。収れん作用があり、せきや痰のほか、慢性的なぜんそくや気管支炎を改善します。薄いおりもの、頻尿の改善にも役立ちます。

栄養 抗炎症作用があり、血栓を予防するギンコライド（特有成分）のほか、尿の出をよくするカリウムも豊富。

漢方DATA

この症状に せき、痰、ぜんそく、薄いおりものが多い、頻尿、尿失禁

【五性】	【五味】	【帰経】
平	甘 / 苦	肺、腎

\Good!/ 組み合わせ

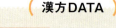

＋豚肉（P.157） ＋ゆりね（P.145）

豚肉とゆりね、ぎんなんの炊き込みごはん
豚肉とゆりねは食べやすい大きさに切り、皮をむいたぎんなんと炊き込みます。ともに肺をうるおし、せきやのどの渇きを癒すゆりねと豚肉との組み合わせで相乗効果を期待して。

食材DATA

- **栄養素**／タンパク質、カリウム、ビタミンE、ビタミンC、鉄、β-カロテン
- **旬**／秋
- **GI値**／58
- **選び方**／殻が白くてツヤがあるもの。大きめのもの。
- **注意点**／生食は避ける。子どもの誤食に注意。たくさんは食べないこと。

漢方トピックス

薬用としては、種子の仁を生薬名「銀杏（ギンキョウ）」または「白果（ビャッカ）」と呼び、滋養強壮、せき止め、ぜんそく、呼吸困難などに用います。膀胱を温め、尿意を抑える働きがあることから、夜尿症（やにょうしょう）の治療などにも使われています。

くこの実【枸杞の実】

秋 / 植物性食材 ❖ ぎんなん／くこの実

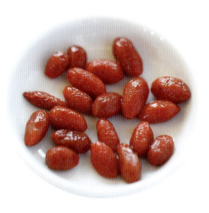

腰のだるさやめまいを改善する

漢方 中国では古くから体を養い、副作用の少ない「上品薬」として利用されてきました。気・血を補って、肝と腎を滋養します。目の働きを助け、視力低下や眼精疲労、涙目、ドライアイなどに効果的。腰のだるさ、白髪、めまい、不眠の改善にも有効です。

栄養 ビタミン、ミネラルが豊富。成分のクコの実エキスには、ビタミンCの6倍の抗酸化力があるとされます。

漢方DATA

この症状に ストレス、めまい、耳鳴り、疲労、不眠、視力低下、眼精疲労、ドライアイ、白髪

【五性】	【五味】	【帰経】
平	甘	肝、腎、肺

食材DATA

- ●栄養素／ゼアキサンチン、ビタミンB1、ビタミンB2、ビタミンC、ベタイン
- ●旬／秋
- ●GI値／−
- ●選び方／毒々しい赤色のものは、毒性があることも。海外で販売している場合もあるので、日本で購入する。
- ●注意点／月経促進などの効果もあるため、妊娠中および授乳中は摂取しない。

Good! 組み合わせ

✚ヨーグルト（P.49）

くこの実ソースのヨーグルト
乾燥くこの実（日本では乾燥品が一般的）を少量のオレンジジュースで戻し、そのままヨーグルトにかけて食べましょう。同じくうるおす作用のあるヨーグルトとの相乗効果で、ドライアイや便秘など、乾燥による不快症状を改善します。

漢方トピックス

「枸杞子」と呼ばれる生薬で、疲労回復や滋養強壮薬として用います。肝と腎を補うことから、ふらつきやめまい、視力減退、不眠などの改善にも。慢性のせきにも有効です。根皮は「地骨皮」と呼ばれる生薬。

栗(くり)

気虚　陽虚　瘀血

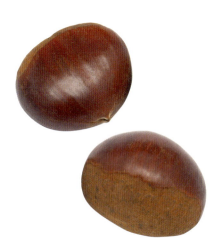

虚弱体質を改善し下半身を強化する

漢方 秋になると甘くほっくりとした味が恋しくなる栗。日本では縄文時代から食べられてきたといわれます。腎(じん)を補う作用が強く、気力を増して、虚弱体質を改善します。やせて体力のない人や、下痢(げり)気味の人に向きます。特に下半身を温め、筋力をつけるので、足腰を丈夫にしたい人によいでしょう。月経不順、月経痛にも有効。

栄養 炭水化物が多く、栄養価値が高いです。低脂肪で高血圧を予防するカリウム、強い抗酸化作用があるタンニンなどを含みます。

漢方DATA

この症状に 疲労、虚弱体質、下半身の筋力低下、月経痛

【五性】	【五味】	【帰経】
温	甘	脾、胃、腎

食材DATA

- **栄養素** / 炭水化物、ビタミンB₁、ビタミンC、鉄、食物繊維
- **旬** / 秋
- **GI値** / 60
- **選び方** / みずみずしく、ハリとツヤがあるもの。しわがなくふっくらとして、重みのあるもの。茶色が濃いもの。
- **注意点** / 花粉症やゴム製品アレルギーの人は、食べると口腔アレルギー症候群を起こすこともある。

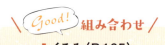

Good! 組み合わせ
＋くるみ(P.165)

栗とくるみの炊き込みごはん
炊飯器に皮をむいた栗とくるみを入れ、酒、しょうゆ、こんぶを入れて、炊き込みごはんをつくります。腎を補って、加齢による体力減退、食欲減退の改善に効果があります。

豆知識 栗は渋皮に食物繊維やタンニンが多く含まれるため、渋皮をつけたままの料理もおすすめです。みりんで甘くした渋皮煮(甘露煮)などにすると渋みが気にならず、無駄なく栄養をとれるでしょう。

黒豆
くろまめ

秋　植物性食材　❖栗／黒豆

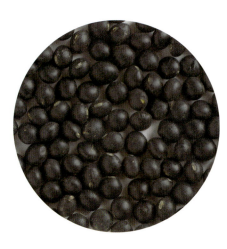

むくみや関節の腫れ月経不順にも

漢方 祝い膳やおせち料理でおなじみですが、黒い食材は腎を補い、腎機能を強化して、むくみや腹水、関節の腫れを解消するとされます。また、血液の循環を促し、貧血によるめまいや動悸、月経不順などの改善にも。

栄養 良質なタンパク質が豊富など、栄養価は大豆とほぼ同じ。黒色のアントシアニンには、抗酸化作用があり、コレステロールの酸化を防ぎ、血液をサラサラにする効果があります。

漢方DATA

この症状に 貧血、月経不順、腰痛、更年期症候群、老化、むくみ、眼精疲労

【五性】	【五味】	【帰経】
平	甘	脾、腎

食材DATA

- 栄養素／タンパク質、ビタミンB1、食物繊維、ビタミンE、カルシウム、アントシアニン
- 旬／9〜10月
- GI値／30（煮豆）
- 選び方／なし
- 注意点／特になし

Good! 組み合わせ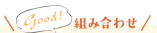

➕ 干しぶどう ➕ ワイン（P.199）

黒豆と干しぶどうのワイン煮
干しぶどうと、やわらかく煮た黒豆を炒め合わせ、マルサラワインをふりかけてふたをして煮ます。ぶどうの栄養成分が凝縮されている干しぶどう、ポリフェノールたっぷりのマルサラワインで疲れた体を癒しましょう。

豆知識

黒豆に含まれるアントシアニンは、のどの痛みの緩和し、痰を取り除くとされます。そのため、昔から、かぜなどでのどが痛むときは、黒豆の煮汁を飲むほか、煮汁をおかゆで割って食べるなどの民間療法が受け継がれてきました。

玄米・胚芽米

気虚

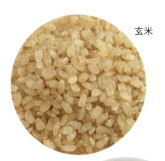
玄米

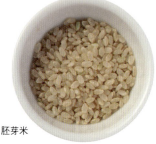
胚芽米

元気、気力を回復させる食物繊維が豊富

漢方 気を補って各器官の機能を促し、体力を増強。元気がない、気力がない、疲れやすいときにおすすめです。精神不安、イライラ、不眠、せきや痰を取る効果も。体の余計な水分を取り除く作用もあり、むくみ、下痢、尿量の減少などにも有効です。

栄養 ビタミンB群、E、鉄、カルシウムのほか、食物繊維は白米の6倍含まれます。便秘予防や動脈硬化などに有効。胚芽米も白米よりビタミンEが多く含まれます。

（ 漢方DATA ）

この症状に 疲労、不安、イライラ、不眠、せき、痰、むくみ、便秘、下痢、尿量が少ない

【五性】	【五味】	【帰経】
平	甘	脾、胃、肝、腎

（ 食材DATA ）

[玄米]
- 栄養素／ビタミンB₁、食物繊維、タンパク質
- 旬／秋
- GI値／56（玄米）、70（胚芽米）
- 選び方／なし
- 注意点／特になし

Good! 組み合わせ

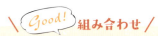

➕ ゆりね（P.145）

玄米とゆりねのおかゆ
下処理をしたゆりねと玄米、塩少々でつくるおかゆです。滋養強壮の生薬として知られるゆりねと、胃腸をととのえて元気を養う玄米の組み合わせ。気持ちが落ち着かないときや、かぜの治りかけのときに。

豆知識

玄米はうるち米の外皮だけを除いたもので、胚芽米はさらにぬか層を除いたもの。玄米は消化が悪いので、よくかんで食べて。特に胃弱の人は注意しましょう。なお、消化吸収がよいのは、玄米よりも胚芽米のほうです。

ごま【胡麻】

血虚　陰虚　気滞

秋　植物性食材　❖　玄米・胚芽米／ごま

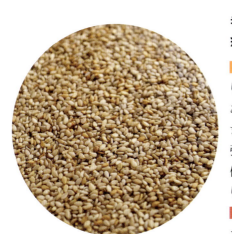

老化による体力不足や疲労回復に効果的

漢方 白ごまと黒ごまでは、効能が異なります。白ごまは、体をうるおす作用があり、便秘や皮膚の乾燥を改善。黒ごまは、肝と腎に働き、老化防止や滋養強壮に効果を発揮します。老化による体力低下や足腰の衰え、めまい、耳鳴り、視力の低下、疲労などを改善します。

栄養 抗酸化作用があるセサミンには、コレステロールを減らしたり、アルコールの分解を促したりする作用が。脂質は動脈硬化の予防に効果的。

漢方DATA

この症状に 体力低下、疲労、乾燥肌、白髪、便秘、めまい、視力低下、動脈硬化

【五性】	【五味】	【帰経】
平	甘	肝、腎、大腸、肺

食材DATA

- **栄養素**／タンパク質、脂肪酸（オレイン酸）、ビタミンB1、ビタミンE、鉄、ポリフェノール
- **旬**／9〜10月
- **GI値**／36（焙煎）
- **選び方**／表面がふっくらしていて、肉厚なもの。
- **注意点**／食物アレルギーを起こしやすいとされている特定原材料および特定原材料に準ずる食材。

Good! 組み合わせ

➕ **やまいも（P.136）**

ごま入りとろろめし
すりおろしたやまいもを出汁でのばし、炒った黒ごまと混ぜ合わせて、ごはんにかけます。気力や体力をアップさせるやまいもとの組み合わせで、たっぷりエネルギーを補給し、疲れを吹き飛ばします。

豆知識

外皮がかたいごまは、そのまま食べると消化吸収されにくいので、すりごまにするのがおすすめです。その場合は、軽く炒ってからすりましょう。炒りすぎると苦みが出て、味が落ちるので気をつけて。

小麦(こむぎ)

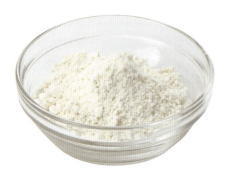

気持ちを安定させ、動悸や不眠を緩和

【漢方】心の陰を補い、熱を冷まし、気分を落ち着かせます。また皮膚を引き締めて、汗の出を抑える働きもあります。ほてり、動悸(どうき)、不眠の症状を和らげます。脾(ひ)に働きかけて胃腸を丈夫にするので、慢性の下痢(げり)の改善にもいいでしょう。

【栄養】主成分は糖質。タンパク質やカルシウム、鉄分、食物繊維が、精白米よりも豊富に含まれています。

漢方DATA

【この症状に】不安、不眠、ほてり、動悸、食欲不振、下痢

【五性】涼 【五味】甘 【帰経】心、脾(ひ)、腎(じん)

食材DATA

- 栄養素／グルタミン酸、カルシウム、鉄、食物繊維、アミノ酸、リノール酸、オレイン酸、リノレン酸、ビタミンE
- 旬／初夏
- GI値／45(全粒粉)、74(全粒粉パン)、89(精白パン)
- 選び方／なし
- 注意点／食物アレルギーを起こしやすいとされている特定原材料および特定原材料に準ずる食材。

Good! 組み合わせ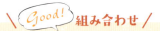

+ えび(P.47) + セロリ(P.36)

えびとセロリのかき揚げ
食べやすく切ったセロリの茎と葉、むきえびを混ぜて、小麦粉で衣をつけて、油でカラッと揚げます。精神安定作用があるえびとセロリとの組み合わせ。サクサクとした食感を楽しみながら、気分をリフレッシュしましょう。

漢方トピックス

「小麦」と呼ばれる生薬で、小麦の外皮を含むすべてを使います。鎮静・止汗(しかん)・止渇(しかつ)作用があり、パニック症状、ノイローゼ、ヒステリー、躁(そう)うつ病、糖尿病などの治療薬に配合されます。

こんにゃく【蒟蒻】

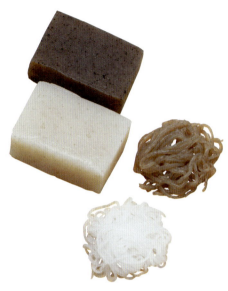

すぐれた整腸作用で便秘や生活習慣病を予防

漢方 昔から「おなかの砂（老廃物のこと）おろし」といわれており、便通をよくして、老廃物や毒素を体外に排出する働きが強いとされています。肥満や生活習慣病が気になる人は、積極的にとりたい食材。寒性の食材なので、熱があるときにもよいでしょう。

栄養 グルコマンナン（食物繊維）が、便通をよくし、血糖値の上昇を抑え、コレステロール値を下げます。ローカロリーなのでダイエットに向きます。

漢方DATA

この症状に 便秘、膀胱炎、尿路結石、糖尿病、高脂血症、肥満

【五性】	【五味】	【帰経】
寒	甘／辛	脾、肺、胃、大腸

食材DATA

- **栄養素**／食物繊維、カルシウム
- **旬**／11～1月
- **GI値**／24
- **選び方**／弾力性があり、やわらかすぎないもの。
- **注意点**／過剰摂取は避ける。

Good! 組み合わせ

＋まだら子（P.181）

こんにゃくとまだら子の炊き合わせ
こんにゃくはアクを抜いて食べやすい大きさに切ります。まだら子は酒で軽く洗い、2cm幅くらいに切って。それぞれをしょうゆ、砂糖、酒、こんぶ出汁で煮て、盛りつけます。血圧を下げる作用があり生活習慣病の予防に役立ちます。

豆知識

こんにゃく自体にはあまり栄養がないので、こんにゃくの効用を生かして、コレステロールの高い食材や動物性食品との組み合わせがおすすめ。こんにゃくがコレステロールを下げたり、脂肪の吸収を抑えたりします。

ざくろ【柘榴】

陰虚

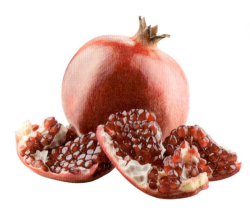

収れん作用で
下痢や出血を止める

漢方 収れん作用とは、皮膚や粘膜から体液や血液がもれ出るのを防ぐことです。慢性の下痢、おりものや、血便、不正出血、鼻血などを止める働きがあります。
また、肺をうるおして、せきを止める効能があり、のどの渇きや炎症、かすれ声などにも。
手に入ったときは、薬膳酒などにして楽しんでもよいでしょう。

栄養 高血圧を予防するカリウムや、抗酸化作用があるポリフェノールのアントシアニン、エラグ酸などが豊富です。

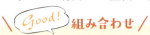
Good! 組み合わせ

✚ **カルバドス（りんごの蒸留酒）**

ざくろ酒
実と果皮を別々にしたざくろと、輪切りにしたレモン、氷砂糖を保存びんに入れ、カルバドスを注ぎます。1週間経過したらざくろの果皮を取り除いて。2週間後が飲みごろです。アンチエイジングや、更年期症候群、骨粗しょう症の予防に。

漢方DATA

この症状に 下痢、血便、不正出血、鼻血、せき、のどの炎症、かすれ声、更年期症候群

【五性】	【五味】	【帰経】
温	甘 酸	大腸、腎

食材DATA

- **栄養素**／植物エストロゲン、エラグ酸、酒石酸、クエン酸、カリウム、アルカロイド、イソペレチェリン、タンニン
- **旬**／9〜11月
- **GI値**／37
- **選び方**／皮が紅色〜茶色に熟したもの。
- **注意点**／多食は肺を傷つけ、痰を生じ歯を損ないやすい。

豆知識 ざくろに含まれる女性ホルモン様物質は、実の部分に多く含まれます。実はそのまま食べてもおいしいのですが、ざくろ酒やジュースにしたり、冷凍保存にしたりして、長きにわたって少しずつ楽しむのもおすすめです。

雑穀（あわ、キヌア、きび、黒米など）

秋／植物性食材 ❖ ざくろ／雑穀（あわ、キヌア、きび、黒米など）

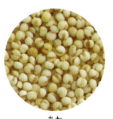
あわ

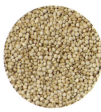
キヌア

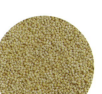
きび

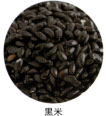
黒米

消化吸収を促し、栄養を体全体に運ぶ

漢方 雑穀とは、主食以外に日本人が利用している穀物の総称。効能は種類によって異なりますが、共通しているのは、栄養を体全体に運び、消化吸収を促し、元気を作り出す脾の働きを助けること。貧血、便秘、下痢、骨粗しょう症、肥満、肌荒れなどの予防や改善に。

栄養 エネルギーは白米とほぼ同じですが、ビタミン、ミネラル、食物繊維は白米より多く含まれ、GI値も格段に低いです。

漢方DATA

この症状に 貧血、便秘、下痢、骨粗しょう症、肥満、肌荒れ

【五性】温・涼
【五味】甘
【帰経】胃、脾、肺

Good! 組み合わせ

➕ **玄米（P.126）**

雑穀がゆ
玄米を水につけて8時間以上おき、あわやきびなど好みの雑穀、水を土鍋に入れて、やわらかくなるまでコトコト煮ます。くこの実をトッピングしても。胃腸の調子が悪く、エネルギー不足のときにおすすめです。

食材DATA

[あわ]
- 栄養素／タンパク質、食物繊維、鉄、亜鉛、ビタミンB1、パントテン酸
- 旬／夏～秋
- GI値／55（雑穀米）
- 選び方／なし
- 注意点／特になし

豆知識

雑穀は単品だと食べにくいので、白米などほかのものに混ぜて食べるのが一般的です。雑穀の栄養がプラスされるのはもちろん、歯ごたえや味わいがあるので、食べすぎを予防でき、ダイエット食に向きます。

さつまいも 【薩摩芋・甘藷・唐芋】

気虚　血虚　陰虚

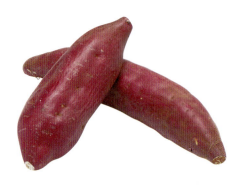

虚弱体質の改善や疲労回復に効果的

【漢方】気を補い、胃腸を元気にして、生命力を養うとされます。虚弱体質の改善や疲労回復に効果があるとともに、ストレスによる食欲不振の改善にも有効です。
脾に作用し、便秘やむくみの改善にも効果があります。

【栄養】ビタミンCのほか、食物繊維が豊富で便秘改善に役立ち、血圧や血糖値、コレステロール値の上昇を抑える効果が期待できます。

漢方DATA

【この症状に】虚弱体質、疲労、胃弱、便秘、むくみ、食欲不振

【五性】平　【五味】甘　【帰経】脾、腎

食材DATA

- 栄養素／カリウム、ビタミンC、ビタミンE、ビタミンB₁、鉄、食物繊維
- 旬／秋
- GI値／55
- 選び方／ヒゲ根がのびていないもの。ふっくらとして太めのもの。黒い斑点やキズがなく、色が均一でツヤがあるもの。
- 注意点／特になし

Good! 組み合わせ

➕ クランベリー　➕ レモン（P.43）

さつまいもとクランベリーのサラダ
皮のまま乱切りにしたさつまいもをやわらかくゆでてクランベリーと混ぜ、レモン汁とはちみつを加えて全体を和えます。すぐれた抗酸化作用をもつビタミンCがたっぷりのサラダが免疫力をアップします。老化防止や美肌づくりにも最適。

豆知識

さつまいもの紫色の皮には強力な抗酸化作用の働きがあるポリフェノールの一種、アントシアニンが含まれています。動脈硬化など生活習慣病の予防のためにも、さつまいもは皮ごと食べるのがおすすめです。

さといも 【里芋】

陰虚　気虚　瘀血

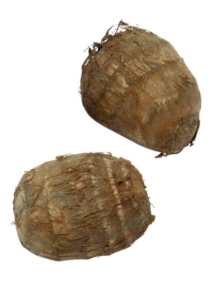

胃腸にやさしく消化を促す

漢方　秋から冬にかけておいしくなり、東北地方のいも煮に欠かせない食材です。陰を補って、気道や、のどをうるおします。慢性のせきが続くときによいでしょう。

胃腸にやさしく、消化を促すので便秘や下痢（げり）のときにもおすすめです。また、腫（は）れ物を抑える効能もあります。

栄養　さといもがネバネバするのは、ガラクタンを含んでいるから。コレステロールを吸着して排出するなど、生活習慣病予防に効果的です。

漢方DATA

この症状に　むくみ、痰（たん）、せき、便秘、下痢、皮膚の乾燥、消化不良

【五性】平
【五味】甘、辛
【帰経】胃、大腸

Good! 組み合わせ

＋ブロッコリー（P.174）

さといもとブロッコリーの小鍋
食べやすい大きさに切ったさといもを出汁（だし）でやわらかくなるまで煮て、ブロッコリーを加えたら、しょうゆで調味します。胃腸の働きをよくするブロッコリーとの相乗効果で、弱った胃を元気にしてくれます。

食材DATA

- 栄養素／カリウム、食物繊維
- 旬／8～12月
- GI値／64
- 選び方／コブがなく、形がととのったもの。しま模様がハッキリしているもの。ほどよくしっとりしたもの。
- 注意点／特になし

豆知識

さといもの皮をむくときに、手がかゆくなることがありますが、これは、シュウ酸カルシウムの結晶が針状になっているため。シュウ酸カルシウムは酸に弱いので、酢かレモン汁で指先をぬらしておくとかゆみを予防できます。

しめじ【湿地茸】

血虚　陰虚　実熱

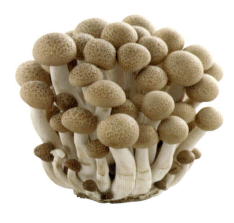

血を補う作用で貧血やふらつきを改善

漢方 血を補う作用があり、貧血のほか、顔色が悪い、肌にツヤがない、頭がふらつく、肌荒れなどの症状に有効。腸の働きを高め、便秘を解消し、コレステロール値を下げる働きもあります。食べすぎを防ぐ作用もあり、ダイエットに向いた食材です。

栄養 カルシウムの吸収を助けるビタミンD、便秘、肌荒れを改善する食物繊維が豊富。抗がん作用や、摂食抑制作用があるレクチンも含みます。

漢方DATA

この症状に 貧血、肌荒れ、頭がふらつく、便秘、高脂血症

【五性】	【五味】	【帰経】
涼	甘	腎、肺

食材DATA

- **栄養素**／ビタミンB2、ビタミンD、ナイアシン、パントテン酸、鉄、食物繊維
- **旬**／秋
- **GI値**／27
- **選び方**／カサにハリのあるもの。株が大きいもの。
- **注意点**／特になし

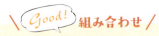
組み合わせ

➕ **もやし（P.74）**

しめじともやしの炊き込みごはん
ほぐしたしめじともやし、こんぶ、しょうゆ、塩などを入れて炊き込みごはんを作りましょう。うま味成分であるアミノ酸を多く含むしめじは、炊き込みごはんにぴったり。貧血予防におすすめです。

豆知識 一般に「しめじ」とは、品種改良などをしてできた「ぶなしめじ」のこと。「本しめじ」は、広葉樹やアカマツなどの林に自生する野生種で、年々採取が難しくなっており、大きさによってはまつたけ並みの値段がつきます。

白きくらげ 【白木耳】

陰虚

秋　植物性食材　❖しめじ／白きくらげ

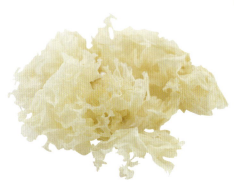

全身をうるおし、美肌づくりにも効果的

漢方 20世紀に人工栽培が可能となり、価格が大きく下がって、気軽に買えるようになりました。うるおす作用にすぐれ、美白、美肌効果が高いことから、中国の楊貴妃も好んで食べたといわれます。また、肺にうるおいをもたらして、からせきやのどの渇き、息切れを改善。整腸作用があるので、便秘や下痢にもおすすめです。

栄養 食物繊維や鉄などのミネラルのほか、骨粗しょう症の予防効果があり、体内でビタミンDに変わるエルゴステリンが豊富です。

(漢方DATA)

この症状に 肌荒れ、からせき、のどの渇き、便秘、下痢、疲労、息切れ

【五性】	【五味】	【帰経】
平	甘	肺、胃、腎

(食材DATA)

- **栄養素**／食物繊維、カルシウム、鉄、ビタミンB群、ビタミンD
- **旬**／6〜9月
- **GI値**／26
- **選び方**／しっとりとしてツヤがあるもの。肉厚のもの。
- **注意点**／特になし

\Good!/ 組み合わせ

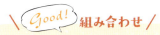

✚ **酢**（P.189）

白きくらげの常備菜

しょうゆ、砂糖、酢、ごま油、とうがらし、炒りごまなどで作った合わせ調味料に、水で戻した白きくらげを漬けて。美肌づくりや老化防止に役立つ常備菜として、冷蔵庫で1週間ほどもちます。好みの野菜と合わせて和えものやサラダなどに。

漢方トピックス

白きくらげを乾燥したものが「銀耳」と呼ばれる生薬です。血液を浄化し、老化を防止する作用があり、肌荒れや月経不順、せき、のどの渇き、微熱などに用いられます。

ながいも【長芋】、やまいも【山芋】

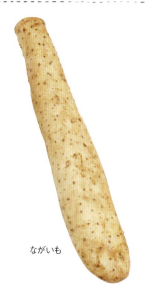
ながいも

倦怠感をとり疲労回復に役立つ

漢方 ながいもは、粘り気は少なめで淡白な味。やまいもは、粘りが強く甘みがあるといった違いはありますが、効能はほぼ同じです。倦怠感（けんたいかん）を取り除き、疲労回復に役立ちます。
また、肺をうるおし、息切れや乾いたせきにも効果的。消化をよくして、食欲を増進させる効果もあります。

栄養 粘り成分のデオスコランなどは、胃の粘膜を保護して、タンパク質の吸収を助ける働きがあります。

漢方DATA

この症状に	疲労、食欲不振、消化不良、息切れ、からせき、肌荒れ、精力減退、月経不順、老化

【五性】	【五味】	【帰経】
平	甘	脾、肺、胃

食材DATA

[ながいも]
- 栄養素／カリウム、食物繊維、ビタミンB₁
- 旬／秋～初冬
- GI値／65
- 選び方／ズッシリと重みのあるもの。ヒゲ根が少ないもの。皮が薄いもの。斑点がないもの。
- 注意点／特になし

Good! 組み合わせ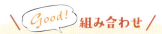

➕ **チーズ**（P.156）

ながいものチーズグラタン
ながいもは4分の1を食べやすく切り、残りはすりおろします。耐熱容器に移し、チーズをたっぷりかけてオーブントースターで焼きます。消化吸収のよい2つの食材の組み合わせは、体力減退、食欲不振の改善や疲労回復におすすめです。

漢方トピックス

根を乾燥させたものが「山薬（サンヤク）」という生薬です。脾、肺、腎の働きを高める薬です。病後の衰弱、過労、寝汗、健胃、整腸、去痰（きょたん）、鎮咳（ちんがい）、夜尿症（やにょうしょう）、下腹部痛などに効果があります。

ナッツ類（アーモンド、カシューナッツなど）

気虚　気滞　瘀血

秋　植物性食材　❖ながいも、やまいも／ナッツ類（アーモンド、カシューナッツなど）

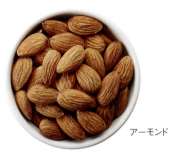
アーモンド

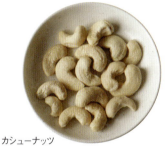
カシューナッツ

老化や生活習慣病を防止 美肌効果も期待できる

【漢方】種類によって効能が異なりますが、脾や腎を補うものが多く、むくみの改善や、便通をよくして、コレステロールや中性脂肪の値を下げる効果があります。血行を改善して気の巡りをよくするので、ストレスを緩和し、老化防止や美肌にも有効です。

【栄養】多く含まれるオレイン酸やリノール酸がコレステロール値の上昇を抑える不飽和脂肪酸です。皮膚粘膜の老化防止に有効なビタミンEも豊富です。

漢方DATA

【この症状に】便秘、高脂血症、ストレス、老化、肌荒れ、むくみ

【五性】	【五味】	【帰経】
平	甘	脾、腎

Good! 組み合わせ

✚ 鶏肉（P.79）

アーモンドと鶏肉のしょうが炒め
アーモンドを乾煎りしておく。そこに塩・こしょう・片栗粉をまぶした鶏肉、細切りにしたピーマン、セロリ、しょうがを入れて炒めます。しょうゆ、みりん、酢、出汁、ごま油で味をつけ、水溶き片栗粉でとろみをつけて。気分をリフレッシュさせる食材で、夏バテを解消！

食材DATA

［アーモンド］
● 栄養素／タンパク質、脂肪酸(オレイン酸)、ビタミンE、カルシウム、鉄、ビタミンB₁、ビタミンB₂
● 旬／8〜10月
● GI値／30
● 選び方／なし
● 注意点／特になし

豆知識
ナッツ類はカロリーが高めなので食べすぎには注意が必要です。食物繊維が豊富なので、おなかがゆるくなることも。そのまま食べてもよいのですが、ほかの食材とうまく組み合わせて、サラダや和えものにプラスしても。

なつめ 【棗】 P.230参照

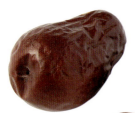
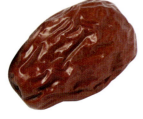

老化防止や食欲増進に役立つ

漢方 脾胃に力を与え、特に血（けつ）を補い、強い滋養強壮作用があります。心身両面の疲労回復に向いています。
また、食欲不振を改善するほか、気持ちを安定させる作用もあるのが特徴です。ストレスで食欲がないときにおすすめです。

栄養 抗酸化作用が高いサポニンが豊富。免疫力向上、血流改善、肝機能向上などの効果が期待できます。

漢方DATA

この症状に 食欲不振、倦怠感（けんたいかん）、虚弱体質、疲労、アレルギー、イライラ、不安

【五性】	【五味】	【帰経】
温	甘	脾（ひ）、胃

食材DATA

- 栄養素／鉄、カルシウム、カリウム、マグネシウム、食物繊維、有機酸、トリテルペノイド
- 旬／8〜9月
- GI値／ー
- 選び方／粒が大きいもの。
- 注意点／過剰摂取は避ける。

Good! 組み合わせ

➕ **はすの実（P.140）**

なつめとはすの実の炊き込みごはん
一晩水につけたはすの実、種を取ってちぎったなつめ、米、はすの実の戻し汁、水を炊飯器に入れて炊きます。滋養強壮のほか、眠れない、イライラするなど、精神が不安定なときにおすすめ。

漢方トピックス

なつめの果実を乾燥させたものが「大棗」（タイソウ）と呼ばれる生薬です。体を温め、緊張を緩和させる作用があります。単品よりも滋養、強壮、鎮静薬として、漢方の処方薬によく配合されます。

白米・ビーフン・フォー
はくまい

気虚

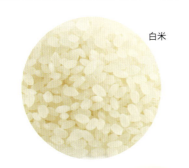
白米

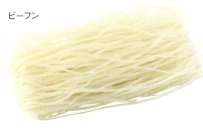
ビーフン

消化機能を高め、体に元気をつける

【漢方】白米は体や脳のエネルギー源となる炭水化物を多く含み、不足した気を補い、胃腸の機能をととのえます。また食欲不振や吐き気、胃もたれ、おなかのハリなどを改善します。白米を原料とするビーフンとフォーにも、同じ効能があります。

【栄養】米は他の穀類に比べ、必須アミノ酸のリジンの含有量が多く、アミノ酸スコアが高く、タンパク質の質がよいのが特徴です。マグネシウムは呼吸器系の酵素を活発にします。

漢方DATA

【この症状に】食欲不振、吐き気、胃もたれ、おなかのハリ

【五性】	【五味】	【帰経】
平	甘	脾、胃、肺

食材DATA

[白米]
- 栄養素／炭水化物、ギャバ、アミロペクチン、アミロース、ビタミンB₁、ビタミンB₂、ビタミンE、マグネシウム
- 旬／9〜10月
- GI値／84
- 選び方／厚みがあるもの。ツヤと透明感のあるもの。粒がそろっているもの。
- 注意点／特になし

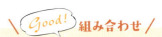
Good! 組み合わせ

➕納豆(P.65) ➕大根(P.169)

納豆と大根のおかゆ

ごはん、納豆、食べやすく切った大根、大根の葉を出汁でコトコト煮ます。塩少々を加えても。血液をサラサラにする納豆と、胃の不調や便秘の改善に役立つ大根との組み合わせ。栄養バランスのよいおかゆです。

【豆知識】白米の糖分は、体内でブドウ糖に変わります。ブドウ糖は体温を上昇させ、脳を活性化させたい朝に必要なもの。白米は朝食で食べるのがおすすめ。スタミナ維持にも有効です。

秋 植物性食材 ❖ なつめ／白米・ビーフン・フォー

はすの実【蓮の実】

気虚　血虚　陰虚

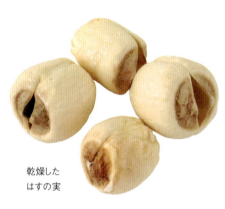

乾燥したはすの実

心を落ち着かせ動悸、不安、不眠を解消する

漢方 はすは、花が枯れたあと、花托の中に実をつけます。

はすの実は、脾の働きを高め、食欲を増進し、胃腸の水分代謝を改善して、下痢を止めます。汗や尿がもれ出るのを防ぐ作用で、おりものや尿失禁を改善する効果も。精神を安定させ、動悸や不眠を改善する効果は重要です。中国では中秋節（旧暦8月15日）に食べる月餅に、はすの実あんをよく使います。

栄養 糖質をはじめ、ビタミンB1、カリウム、カルシウムなどのミネラル類や食物繊維が豊富です。

漢方DATA

この症状に 下痢、おりもの、尿失禁、動悸、不安、不眠

【五性】	【五味】	【帰経】
平	甘	脾、腎、心

Good! 組み合わせ

➕ はちみつ（P.194）

はすの実のはちみつ煮
一晩水につけたはすの実をやわらかくゆでたあと、ゆで汁、はちみつとともに煮ます。気や血を補うはちみつと組み合わせて、疲れすぎて眠るための体力が残っていないときでも、ぐっすり眠れるでしょう。

食材DATA

- **栄養素**／アルカロイド、カリウム、ナトリウム、リン、カルシウム
- **旬**／7〜8月
- **GI値**／−
- **選び方**／鮮度が落ちていない、茶色になっていないもの。
- **注意点**／特になし

漢方トピックス

はすの実のかたい果皮を除いた種子を「蓮子」または「蓮肉」と呼び、鎮静や滋養強壮薬として下痢などに使われます。胚芽は「蓮心」という生薬で、はすの実よりも強い精神安定作用があります。

はと麦【鳩麦】

秋 / 植物性食材 ❖ はすの実／はと麦

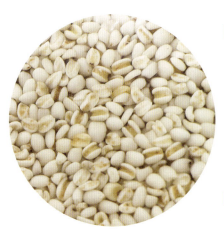

老廃物や毒素を排出し肌トラブルを改善

漢方 余分な水分を排出する働きがあり、むくみや下痢の改善に効果的。
湿気による痛みを除く作用もあり、神経痛やリウマチによる痛みを和らげます。
また、体内の老廃物を排泄（はいせつ）するので、シミ、ソバカスなどの肌トラブルにもいいでしょう。
イボ取りの妙薬としても有名です。

栄養 はと麦の種子で、生薬名にもなっているヨクイニンは、イボの原因となるパピローマウイルスを抑制する効果があります。

漢方DATA

この症状に 尿の出が悪い、むくみ、下痢、リウマチ、食欲不振、肌荒れ、シミ、ソバカス、イボ

【五性】涼　【五味】甘　【帰経】肺、脾（ひ）、腎（じん）

食材DATA

- 栄養素／ビタミンB₁、ロイシン、アルギニン、リジン、チロシン、多種糖類
- 旬／9〜10月
- GI値／48
- 選び方／なし
- 注意点／妊娠初期には避ける。

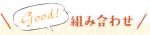

組み合わせ

➕ こんぶ（P.57）

はと麦とこんぶのスープ煮
鍋にこんぶ、はと麦、適量の水を入れ、やわらかくなるまで煮ます。好みでたまごを落としても。解毒（げどく）作用のあるはと麦と腫れ物をやわらかくするこんぶで、美肌効果を期待。

漢方トピックス

はと麦の生薬名は「薏苡仁（ヨクイニン）」といいます。炊き込みごはんやお茶にすることも。体内の水分や代謝をよくし、解毒（げどく）作用があるため、滋養強壮、美肌、イボとり、利尿などに使われます。

プルーン

血虚　瘀血

老化防止に役立つ
ミラクルフルーツ

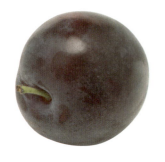

[漢方] 海外では「ミラクルフルーツ」として知られ、新陳代謝を活発にして、便秘や肌荒れ、抜け毛、目の疲れの改善によいとされます。

血流を改善し、貧血や高血圧を予防。月経痛や骨粗しょう症の改善にも効果があります。

[栄養] 造血作用のある鉄や葉酸が豊富。強い抗酸化力のあるプロアントシアニジンを豊富に含むので、アンチエイジング効果も期待できます。

（ 漢方DATA ）

[この症状に] 貧血、高血圧、便秘、肌荒れ、抜け毛、目の疲れ、月経痛

【五性】	【五味】	【帰経】
平	甘／酸	肝、腎

(食材DATA)

- ●栄養素／カリウム、ビタミンE、β-カロテン、食物繊維
- ●旬／8〜9月
- ●GI値／34
- ●選び方／表面に白い粉がふいているもの。大きくてふっくらとしているもの。
- ●注意点／特になし

Good! 組み合わせ

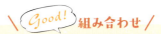

➕ **くるみ (P.165)**

プルーンとくるみのパン
ドライプルーンとローストしたくるみを細かく刻んで、パンの生地の中に練り込んで香ばしく焼きます。腎を補うくるみとともにおいしく食べて、便秘の改善や老化防止に役立てて。

豆知識
発酵させずに乾燥させたものがドライプルーンで、生果よりも栄養価が高く、さまざまな効果が期待できます。特に活性酸素抑制能力は果物はもちろん、野菜と比べても群を抜いています。毎日ひとつずつ食べるとよいでしょう。

まいたけ【舞茸】

水毒　気虚　陰虚

秋　植物性食材　❖プルーン／まいたけ

余分な水分を除き、熱を冷ます

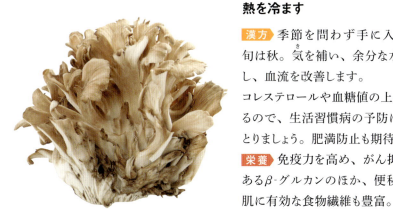

漢方 季節を問わず手に入りますが、旬は秋。気を補い、余分な水分を排尿し、血流を改善します。コレステロールや血糖値の上昇を抑えるので、生活習慣病の予防に積極的にとりましょう。肥満防止も期待できます。

栄養 免疫力を高め、がん抑制効果があるβ-グルカンのほか、便秘予防や美肌に有効な食物繊維も豊富。

漢方DATA

この症状に 高コレステロール、肥満、肌荒れ

【五性】	【五味】	【帰経】
涼	甘	脾、胃、肺

食材DATA

- 栄養素／ビタミンB1、ビタミンB2、ナイアシン、食物繊維
- 旬／秋
- GI値／24
- 選び方／カサの色が茶褐色で濃いもの。カサが肉厚で密集しているもの。軸が白くてハリのあるもの。
- 注意点／特になし

Good! 組み合わせ

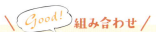

✚ **あさり（P.75）**

あさりとまいたけのバターしょうゆ蒸し
フライパンに砂抜きしたあさりとワイン、バター、しょうゆ、薄切りにんにくを入れて、煮立つまで加熱。食べやすく割いたまいたけを加え、ふたをして蒸し煮にします。水分代謝をよくするあさりとの相乗効果で、むくみを改善します。

豆知識

「見つけると舞うほどうれしい」「カサがヒラヒラしていて舞っているように見える」ということから名づけられたといわれます。β-グルカンに代表される有効成分は、水溶性なので、洗わずに調理しましょう。

松の実(まつのみ)

体にうるおいをもたらし、からせきを止める

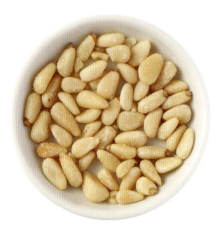

漢方 肺や腸にうるおいをもたらし、からせきを止めたり、便通を促したりする効果があります。
また皮膚や髪、爪の乾燥を防ぐ効果があるので、秋から冬の空気が乾く季節にとりたい食材です。

栄養 不飽和脂肪酸のピノレン酸がアレルギーやアトピーなどを緩和。老化防止効果があるビタミンEも豊富。

漢方DATA

この症状に からせき、便秘、肌や髪の乾燥

【五性】	【五味】	【帰経】
温	甘	肺、肝、大腸

食材DATA

- **栄養素**／食物繊維、オレイン酸、リノレン酸、ビタミンE、ビタミンB1、ビタミンB2、ビタミンB6
- **旬**／秋
- **GI値**／10
- **選び方**／ふっくらとして、粒が大きいもの。産地によって大きさ、味などが変わる。
- **注意点**／過剰摂取は避ける。

Good! 組み合わせ

＋ ごま(P.127)

松の実とごまのおにぎり
フライパンで松の実とごまを軽く炒り、ごはんに混ぜ込み、塩少々を加えておにぎりにします。ともに肌や髪にうるおいを与え、肌や髪の乾燥を予防。香ばしい味と食感が食欲を誘います。

漢方トピックス

生薬は「海松子(カイショウシ)」、「松子仁(ショウシニン)」「松子(ショウシ)」と呼び、体を温めて気を補い、肌をうるおし、せきを鎮め、内臓機能を調節し、脳を活性化するとされます。乾燥性のせきや老人性の便秘などの改善にも使われます。

ゆりね【百合根】

陰虚　気滞

秋 / 植物性食材 ❖ 松の実／ゆりね

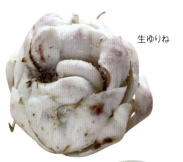
生ゆりね

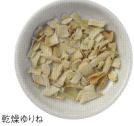
乾燥ゆりね

乾燥によるせきを鎮めて動悸や不眠を解消

【漢方】ゆりの球根。ほんのりと甘く、ほくほくとした食感が魅力です。滋養強壮の薬としても利用されてきました。肺をうるおして、乾燥によるせきを和らげます。
神経を落ち着かせてくれる働きもあり、動悸（どうき）や不眠によいでしょう。更年期症候群のイライラにも有効。

【栄養】便通をよくする水溶性食物繊維（グルコマンナン）が豊富。高脂血症や糖尿病の予防にも有効です。

漢方DATA

この症状に　せき、のどの渇き、動悸、イライラ、不眠、更年期症候群

【五性】	【五味】	【帰経】
涼	甘／苦	心、肺

食材DATA

- 栄養素／ビタミンB群、葉酸、カリウム、食物繊維
- 旬／秋～冬
- GI値／－
- 選び方／全体に白く、ハリのあるもの。鱗片（りんぺん）がしっかりと重なり、かたく締まったもの。
- 注意点／特になし

Good! 組み合わせ

 やまいも（P.136）

ゆりねとやまいもの茶碗蒸し
電子レンジで加熱したゆりね、すりおろしたやまいも、溶きたまご、こんぶ出汁（だし）、酒、しょうゆを混ぜて蒸します。肺の機能を高めるやまいもと組み合わせて、せきやぜんそくの改善に。

漢方トピックス

生薬は「百合（ビャクゴウ）」と呼ばれ、ゆりの鱗茎（りんけい）を蒸してから乾燥させてつくります。消炎、強壮のほか、体をうるおす、熱を下げる、元気をつけるなどの作用があり、精神不安、ノイローゼ、気管支炎などの薬に配合されます。

らっかせい 【落花生】 〈ピーナッツ〉

血虚　陰虚

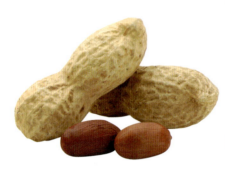

**からせき、便秘、食欲不振に。
血を補い、出血を止める**

[漢方] 呼吸器、肌、腸などをうるおす効果が高く、慢性のからせき、乾燥肌、便秘を解消します。食欲不振、胃もたれにも有効です。また、紅色の薄皮には止血作用があるといわれ、皮膚の内出血や紫斑、だらだらと続く不正出血に効果があります。

[栄養] 動脈硬化を予防するオレイン酸、血行を改善し老化防止に効果があるビタミンEなどが含まれます。

(漢方DATA)

[この症状に] 慢性のからせき、乾燥肌、便秘、食欲不振、胃もたれ、貧血、めまい、母乳の出が悪い

【五性】	【五味】	【帰経】
平	甘	肺、脾

(食材DATA)

- 栄養素／オレイン酸、トリプトファン、ナイアシン、ビタミンE
- 旬／9月下旬〜10月
- GI値／28
- 選び方／なし
- 注意点／食物アレルギーを起こしやすいとされている特定原材料および特定原材料に準ずる食材。

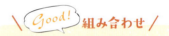

組み合わせ

➕ 羊肉（P.182）

羊肉とらっかせいの煮もの
薄切りにした羊肉と、ゆでで水気をきったらっかせい、たまねぎを油で炒め、出汁、しょうゆ、酒、みりん、塩を加え、煮汁がなくなるまで煮込みます。食欲がないときや、母乳の出が悪いときにおすすめです。

[豆知識] 紫色の皮には、抗酸化物質が豊富に含まれているので、皮ごと食べましょう。肝臓の働きを助け、二日酔いを予防する効果があるので、酒のつまみに適しています。ただ、脂肪分が多く消化も悪いので、食べすぎには注意して。

りんご【林檎】

陰虚　実熱　気滞

秋

植物性食材 ❖ らっかせい〈ピーナッツ〉／りんご

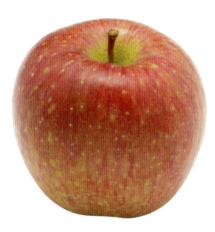

胃腸の働きをととのえ、便秘や下痢を改善

漢方　りんごは、幕末にアメリカから日本に入ってきた果物です。胃腸の働きを助けて消化を促進し、下痢と便秘、両方の改善に役立ちます。
また、肺をうるおして、せきや痰を鎮める効果も。ほてりやのぼせ、寝汗を抑える働きもあります。心に働き、気持ちを高め、不安を鎮める効果も。

栄養　複数の研究のメタ解析で、りんごを1日100g食べるごとに、「うつ」のリスクが3％ずつ下がるとの報告があります。

Good! 組み合わせ

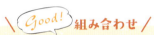

➕ **豚肉（P.157）**

豚肉のりんご添え
皮ごとくし形に切ったりんごを鍋の中に入れ、はちみつと水を加えてりんごがやわらかくなるまで煮ます。豚肉をソテーして軽く塩、こしょうをしたら、りんごを添えます。体をうるおす豚肉との相乗効果で、渇きを鎮めるのに役立ちます。

漢方DATA

この症状に　ほてり、口の渇き、せき、痰、食欲不振、消化不良、下痢、便秘、不安、焦燥感

【五性】涼
【五味】甘／酸
【帰経】肺、胃、心

食材DATA

- 栄養素／カリウム、食物繊維
- 旬／秋
- GI値／36
- 選び方／ヘタが太くてしっかりしているもの。ズッシリと重みのあるもの。色が均一でムラのないもの。
- 注意点／食物アレルギーを起こしやすいとされている特定原材料および特定原材料に準ずる食材。

豆知識

水溶性食物繊維のペクチンや、ビタミン、ポリフェノールなどの有効成分は、実よりも皮や皮の近くに含まれています。なるべく皮も一緒に使いましょう。ただし、おなかが弱い人は、皮は除いたほうがよいでしょう。

れんこん【蓮根】

実熱 陰虚 瘀血

肺をうるおし、せきや痰を改善する

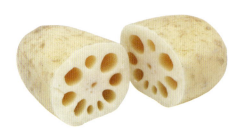

【漢方】民間療法では、しぼり汁をせき止めや痰切りに使ってきました。肺の熱を冷まして、うるおす効果があり、焦燥感を鎮めます。

また、血行を促進して、瘀血を改善するので、鼻血や歯茎からの出血、不正出血にも効果的。食欲不振や、吐き気、下痢を止める効果もあります。

【栄養】ビタミンCやカリウムのほか、胃腸の粘膜を保護する粘り成分が豊富。

漢方DATA

【この症状に】のどの渇き、痛み、せき、痰、焦燥感、歯茎からの出血、不正出血、食欲不振、下痢、便秘、鼻血

【五性】寒
【五味】甘
【帰経】脾、心、胃

食材DATA

- 栄養素／カリウム、ビタミンC、食物繊維
- 旬／9〜3月
- GI値／38
- 選び方／ふっくらとして重みのあるもの。切り口が茶色に変色していないもの。穴の中が黒くないもの。
- 注意点／特になし

Good! 組み合わせ

✚ 豚肉（P.157）

れんこんと豚ひき肉のはさみ揚げ
れんこんは皮をむいて2、3mmの厚さの輪切りに。れんこん2枚の間に下味をつけた豚ひき肉をはさんで揚げます。体をうるおす豚肉と組み合わせて、渇きからくる不調を改善し、食欲、体力を回復させます。

漢方トピックス

れんこんはすべてが生薬となりますが、根茎の節の部分を乾燥させたものを「藕節」と呼びます。止血薬として、吐血、喀血、鼻出血、血尿、血便、不正出血などに用いられます。

ワイルドライス

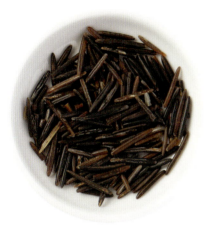

さまざまな効能がある スーパーフード

漢方 イネ科マコモ属の一年草の実がワイルドライスです。栄養価が高く、低カロリーなことから、ヘルシーフードとして注目されています。

体の熱を鎮め、口の渇きや目の充血を改善します。また、解毒作用があり、腫瘍、潰瘍の改善にもいいとされます。

栄養 タンパク質、マグネシウム、食物繊維、ミネラル、アミノ酸、ビタミンB群、Eなどが豊富です。炭水化物含有量は、100gあたり4.4gです。

漢方DATA

この症状に 発熱、のぼせ、口の渇き、目の充血、便秘、にきび、むくみ、下痢、尿量減少

【五性】	【五味】	【帰経】
寒	甘	肺、脾

食材DATA

- 栄養素／タンパク質、ミネラル、ビタミンB群、ビタミンE
- 旬／通年
- GI値／低
- 選び方／なし
- 注意点／米とともに炊飯する場合は、先に下ゆでしておく。

Good! 組み合わせ

✚ 金針菜（P.55） ✚ 鶏肉（P.79）

金針菜と鶏肉のワイルドライスがゆ

おかゆに、独特の食感があるワイルドライスを使ってみましょう。金針菜、鶏肉を使い、月経痛や月経不順など、女性特有の症状に効果があるおかゆにチャレンジしてみてください（作り方はP.160）。スープにしてもよいでしょう。

豆知識

ワイルドライスは「ライス」とつきますが、お米ではありません。お米の食感とは違ってよりかたいので、約4倍の水で炊いてやわらかくしてから使いましょう。お米と一緒に加熱する場合も、一度ゆでたものを使います。

鴨肉（かもにく）

陰虚　気虚　水毒

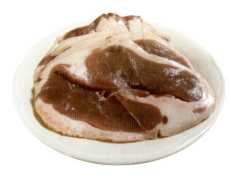

体の熱を冷まし、手足のほてり、寝汗を改善

漢方 鶏肉よりしっかりとした歯ごたえがあり、独特の風味が人気の鴨肉。滋養によく、体力の回復によいでしょう。腎（じん）に働き、熱を冷まし、手足のほてりを鎮めます。寝汗が続くときにもよいでしょう。水分代謝を促進する作用があるので、むくみを取る効果もあります。

栄養 皮膚や粘膜の再生にかかわるビタミン B_2、脳や神経、心臓などの働きを正常に保つビタミン B_1、貧血の予防や改善に有効なヘム鉄が豊富。

漢方DATA

この症状に 体力低下、ほてり、微熱、寝汗、むくみ、貧血

【五性】	【五味】	【帰経】
涼	甘 / 鹹	脾、胃、肺、腎

食材DATA

- 栄養素／不飽和脂肪酸、ビタミンB群、鉄、銅、カリウム
- 旬／12月（野鴨）
- GI値／45
- 選び方／肉の色があざやかな赤色のもの。
- 注意点／特になし

Good! 組み合わせ

＋オレンジ（P.28）

鴨肉のオレンジソースがけ
オレンジ果汁、しょうゆ、塩、バターを鍋で煮てオレンジソースを作り、ソテーした鴨肉にかけます。気の巡りをよくして食欲を増進させ、かぜ予防に効果があるオレンジとの組み合わせ。食欲不振、疲労回復、かぜ予防などにおすすめです。

豆知識

鴨肉は、加熱しすぎるとかたくなって食感が悪くなり、栄養分も失われてしまいます。焼く場合は、火力と調理時間に注意が必要です。鍋料理など煮て食べる場合は、最後に加えるようにするとよいでしょう。

牛乳
ぎゅうにゅう

  陰虚 血虚

秋　動物性食材　❖ 鴨肉／牛乳

**ストレスによる不調を改善
便秘やのどの渇きにも効果的**

漢方 胃腸をうるおす作用があり、便秘やのどの渇きに効果を発揮します。皮膚や髪が乾燥して荒れているときにも。血(けつ)を補うので、気持ちが落ち込んでいるときや、倦怠感(けんたいかん)の強いときにおすすめです。また、精神を安定させる働きもあるので、イライラや不眠を緩和します。

栄養 カルシウムが豊富で、骨や歯を丈夫に。ビタミン B₂を含み、動脈硬化の予防に有効とされます。

漢方DATA

この症状に のどの渇き、便秘、肌荒れ、髪の乾燥、倦怠感、不眠、イライラ、ゆううつ感

【五性】平　【五味】甘　【帰経】心、肺、胃

食材DATA

- **栄養素**／カルシウム、タンパク質、ビタミン B₂、パンテトン酸、ビタミン A
- **旬**／通年
- **GI値**／20〜29
- **選び方**／牛乳と呼ぶのは、生乳のみを原料としたもの。成分無調整牛乳・成分調整牛乳・低脂肪牛乳・無脂肪牛乳に分類される。カロリーや目的で選ぶ。
- **注意点**／食物アレルギーを起こしやすいとされている特定原材料および特定原材料に準ずる食材。

Good! 組み合わせ
＋ はちみつ（P.194）

牛乳とはちみつのホットドリンク
牛乳を温め、はちみつをスプーン1杯ほど入れて飲みましょう。夜寝る前にもおすすめ。気分を安定させ、寝つきをよくするはちみつとの相乗効果で、ストレスやイライラが解消し、ぐっすり眠れるでしょう。

豆知識 牛乳を温めたときにできる膜はタンパク質など栄養素がたっぷり含まれているので、気にせず食べるのがおすすめです。膜をつくりたくなければ、かき混ぜながら加熱したり、60℃以上に温めないようにしましょう。

さけ【鮭】

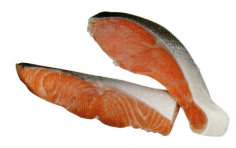

胃腸を温めて、胃痛や食欲不振を改善

[漢方] 体にエネルギーを与え、疲労回復に役立つ食材です。胃腸を温めて、消化機能を高めるので、冷えからくる胃痛や食欲不振の改善に有効です。血の巡りをよくする働きもあるので、冷え症の人や、かぜをひきやすい人にもいいでしょう。水分代謝を助け、むくみをとる効果も期待できます。

[栄養] 細胞を再生させたり、栄養素の代謝を助けたりするビタミンB群が多く含まれます。

漢方DATA

この症状に 胃痛、食欲不振、むくみ、冷え症、疲労、かぜ

【五性】	【五味】	【帰経】
温	甘・鹹	脾、胃

食材DATA

- 栄養素／タンパク質、EPA、DHA、ビタミンD、ビタミンB群
- 旬／秋
- GI値／47
- 選び方／色があざやかで、皮が銀色に光っているもの。スジ状に白い脂肪線が入っているもの。
- 注意点／食物アレルギーを起こしやすいとされている特定原材料および特定原材料に準ずる食材。

Good! 組み合わせ

➕ バジル（P.193）

スモークサーモンのバジルソースサラダ
みじん切りにしたバジル、オリーブ油、レモン汁、塩、こしょうでバジルソースを作ります。スモークサーモン、薄切りにしたたまねぎ、バジルソースを合わせてよく和えます。消化を促すバジルとの組み合わせで、胃の不調を改善します。

豆知識

身の色が赤いさけですが、実は白身魚に分類されます。身が赤く見えるのは、えびやかににも含まれる、アスタキサンチンという赤い色素が含まれているため。アスタキサンチンには、抗酸化作用があるとされます。

さば【鯖】

秋　動物性食材　❖ さけ／さば

全身に活力を与える食材 老化防止にも

漢方 生活習慣病の予防効果が期待され、最近は缶詰も人気のさば。気・血を補って、全身に活力を与えてくれます。温性で体をあたため、血液循環をよくして、老廃物を洗い流す作用があります。血栓予防や老化防止のほか、肩こり、月経痛、しもやけにも役立ちます。

栄養 悪玉コレステロールや中性脂肪を減らし、善玉コレステロールを増やして、動脈硬化や、生活習慣病を予防、改善する DHA や EPA が豊富です。

漢方DATA

この症状に 疲労、肩こり、月経痛、しもやけ

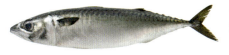

【五性】温　【五味】甘・鹹　【帰経】脾、胃、腎

食材DATA

- ●栄養素／タンパク質、EPA、DHA、ビタミン D、ビタミン B₂、ビタミン B₁₂
- ●旬／秋〜冬
- ●GI値／40
- ●選び方／ツヤ、弾力性があるもの。腹に金色のスジ模様があるもの。
- ●注意点／食物アレルギーを起こしやすいとされている特定原材料および特定原材料に準ずる食材。

Good! 組み合わせ

＋ ほうれんそう（P.175）

さばとほうれんそうのチーズ焼き
さば水煮缶を耐熱容器に入れ、ゆでて食べやすく切ったほうれんそうを重ね、チーズをかけてオーブントースターで焼きます。気力や体力を高めるほうれんそうとの組み合わせ。疲れたときや食欲がないときにおすすめです。

豆知識 さばは鮮度が落ちやすいため、殺菌や防腐効果のある酢や塩を使う調理方法があります。「しめさば」や「塩さば」などがこれにあたります。独特なくさみが気にならなくなるでしょう。

さんま【秋刀魚】

気虚　血虚　瘀血

血液循環をよくして、肩こりや冷え症を改善

漢方 気を補ってエネルギーが増し、虚弱体質の改善や疲労回復に有効です。胃腸の働きがよくなるので、食欲不振に効果があります。ストレスにもよいでしょう。また、血を巡らせ、肩こり、頭痛などを緩和します。しもやけ、痔、冷え症のほか、更年期症候群の改善にも有効。血栓の予防にも。

栄養 不飽和脂肪酸のEPAやDHAが豊富。貧血予防に有効なビタミンB_{12}や、美肌に有効なコラーゲンも。

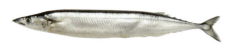

漢方DATA

この症状に 虚弱体質、疲労、食欲不振、ストレス、肩こり、頭痛、痔、冷え症、更年期症候群、貧血

【五性】	【五味】	【帰経】
平	甘	脾、胃、肺

食材DATA

- 栄養素／タンパク質、EPA、DHA、ビタミンD、ビタミンB_{12}
- 旬／秋
- GI値／40
- 選び方／ウロコがたくさんあり、光沢のあるもの。太めのもの。
- 注意点／特になし

Good! 組み合わせ

+ たまねぎ（P.38） + にんにく（P.67）

さんまのエスカベッシュ
さんまはおろして食べやすく切って油で揚げ、たまねぎとにんにくは薄切りに。レモン汁や酢、オリーブ油などでドレッシングを作って漬け込みます。たまねぎの血液サラサラ効果と、にんにくの温め効果をプラスして、さらに効能を高めて。

豆知識 効能が多いさんまですが、購入したら、できるだけ早く食べることが大切です。さんまに含まれる脂質は酸化しやすいのが特徴。時間の経過とともに過酸化脂質に変わり、じんましんや下痢の原因となることがあります。

たまご 【卵】

卵黄 陰虚 血虚 　卵白 実熱 陰虚

秋　動物性食材　❖ さんま／たまご

呼吸器をうるおし、せきや声がれを緩和

漢方 卵黄と卵白とも体をうるおす作用があります。特に呼吸器をうるおし、口の渇きや、かぜからのせき、声がれに効果があります。卵黄には血を補う働きがあります。不眠やめまいの改善のほか、気持ちが不安定で落ち着かないときにもよいでしょう。

栄養 ビタミンCと食物繊維以外を含むほぼ完全栄養食。卵黄のレシチンがコレステロールを溶かして動脈硬化を予防。ビタミン類や鉄も豊富です。

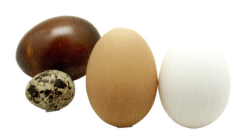

漢方DATA

この症状に せき、声がれ、のどの痛み、不眠、めまい、精神不安定

【五性】※	【五味】	【帰経】
平 / 涼	甘	心、腎

※卵黄は平、卵白は涼

食材DATA

- **栄養素**／タンパク質、ビタミンB2、ビタミンA、パントテン酸、鉄、亜鉛
- **旬**／なし
- **GI値**／30
- **選び方**／ズッシリと重みのあるもの。殻がざらざらしていて、光沢のないもの。
- **注意点**／食物アレルギーを起こしやすいとされている特定原材料および特定原材料に準ずる食材。

Good! 組み合わせ

➕ **ヨーグルト（P.49）**

ヨーグルトオムレツ
たまごにヨーグルトを入れ、たまねぎやパプリカなど好きな野菜を加えて混ぜて、フライパンで焼いてオムレツにします。ヨーグルトの乳酸菌で卵のカルシウムを効率よく吸収できます。気持ちが不安定なときにもおすすめです。

豆知識 たまごをより長持ちさせるには、パックごと冷蔵庫に入れるのがおすすめ。冷蔵庫のドアの開閉時の温度変化や衝撃によるひび割れを防げます。卵のとがった方を下にして保存すると、卵黄が中心で安定して長持ちします。

チーズ【乳酪】

血虚　陰虚

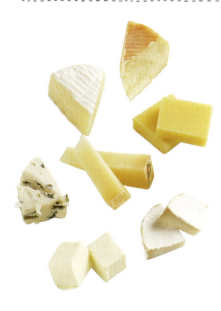

口の渇き、からせきに便秘にも効果あり

漢方 チーズにはさまざまなタイプがありますが、効能としては、どれも同様です。肺を補い、口の渇き、からせきを鎮めます。腸にうるおいを与えるため、便秘に効果があります。また、血、陰が不足して起こった発熱や、皮膚の乾燥や抜け毛の改善にも役立つ食材です。

栄養 とても栄養価が高いチーズ。プロセスチーズを例にすると、カルシウムは牛乳の6倍、タンパク質、脂質、ビタミンAは7倍も含まれています。

漢方DATA

この症状に 微熱、のどの渇き、からせき、肌のかゆみ、便秘

【五性】	【五味】	【帰経】
平	甘 酸	肺、肝、脾

Good! 組み合わせ

＋ バジル（P.193）

鶏肉のチーズバジルソース
鶏肉をフライパンで焼き、塩、こしょうで味をつけ、チーズをかけて溶けたところでバジルの葉を添えて。チーズとバジルの相性は最高。味が合うだけでなく、バジルが胃の働きを助け、チーズの脂質による胃もたれを防ぎます。

食材DATA

- **栄養素**／タンパク質、カルシウム、ビタミンA、ビタミンB2、亜鉛
- **旬**／3〜5月（ナチュラルチーズ）
- **GI値**／31（プロセスチーズ）
- **選び方**／ハードタイプ、青カビタイプなどさまざまなタイプがあるので、好みやかたさ、香りなどで選ぶ。
- **注意点**／特になし

豆知識 チーズは栄養価が高い食品ですが、カロリーやコレステロールが高く、塩分も多めなので、食べすぎには注意して。高脂血症、高血圧傾向の人は低脂肪で塩分が入っていないカッテージチーズやモッツァレラなどがおすすめる。

豚肉
ぶたにく

陰虚　気虚　血虚

秋　動物性食材　❖　チーズ／豚肉

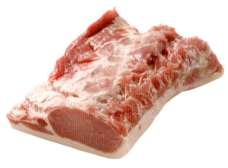

疲労回復に高い効果を発揮

漢方 疲れがたまっているときには、食べたくなる豚肉。気・血を補い、疲労回復や体力回復に高い効果があります。また、腎に働いて体をうるおす作用があるので、皮膚の乾燥やのどの渇き、からせきの緩和や、便秘の改善にもよいでしょう。

栄養 豚肉に含まれるビタミンB1は、食材の中でも群を抜いて豊富。疲労回復に役立ちます。脳神経系の正常な働きを保つことにも関係しています。

（ 漢方DATA ）

この症状に 体力低下、疲労、口やのどの渇き、せき、便秘

【五性】	【五味】	【帰経】
平	甘／鹹	脾、胃、腎

（ 食材DATA ）

- **栄養素**／タンパク質、ビタミンB1、ビタミンB2、亜鉛、パントテン酸
- **旬**／なし
- **GI値**／46
- **選び方**／締まっていて弾力性があるもの。淡紅色でツヤがあるもの。脂肪が白く、ややかためのもの。
- **注意点**／食物アレルギーを起こしやすいとされている特定原材料および特定原材料に準ずる食材。

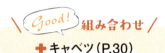
Good! 組み合わせ

➕ **キャベツ（P.30）**

豚肉とキャベツの中華風雑炊
下ゆでした豚肉とキャベツを小さく切ってごま油で軽く炒め、塩、こしょうで調味します。鶏がらスープとごはんを加えて雑炊に。溶きたまごを加えて栄養をプラスしても。キャベツとの組み合わせで疲労回復や美肌効果が期待できます。

豆知識 豚肉のビタミンB1は、「疲労回復ビタミン」といわれ、糖質をエネルギーに変えるときに働きます。疲れやストレスを感じたとき、体力低下を感じたときなどには、豚肉を積極的に食べるといいでしょう。

かんたん薬膳にチャレンジ！②

薬膳がゆ

おかゆは、体調が悪いときに食べるという人も多いでしょう。
そんなときはもちろんですが、薬膳の考え方では、
おかゆはふだんの食事にも積極的に取り入れたいヘルシーレシピなんです！

陰虚　血虚　実熱

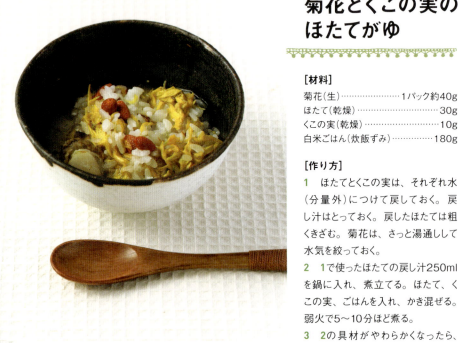

目の疲れや充血、ドライアイ
口の渇き、不眠にも

菊花とくこの実のほたてがゆ

[材料]
- 菊花(生)……………1パック約40g
- ほたて(乾燥)………………30g
- くこの実(乾燥)……………10g
- 白米ごはん(炊飯ずみ)………180g

[作り方]
1. ほたてとくこの実は、それぞれ水（分量外）につけて戻しておく。戻し汁はとっておく。戻したほたては粗くきざむ。菊花は、さっと湯通しして水気を絞っておく。
2. 1で使ったほたての戻し汁250mlを鍋に入れ、煮立てる。ほたて、くこの実、ごはんを入れ、かき混ぜる。弱火で5〜10分ほど煮る。
3. 2の具材がやわらかくなったら、菊花を入れ、かき混ぜながら、軽く火を通す。

MEMO
菊花とくこの実は、眼精疲労など目の症状に効く漢方食材です。炊飯してあるごはんを使うことで、手軽に、スピーディーに作れます。ほたての戻し汁は、おいしい出汁（だし）として、さまざまに使えます。

POINT かんたん「入れがゆ」
おかゆを生米から作る場合を「炊きがゆ」、すでに炊飯したごはんで作る場合を「入れがゆ」といいます。ここでは、より簡単な「入れがゆ」にしています。残りごはんや、冷凍ごはんを解凍して使ってもOK。

※材料はすべて2人分です。

腰痛、冷え性
月経痛に

黒きくらげと
くるみの元気がゆ

瘀血　陽虚　陰虚

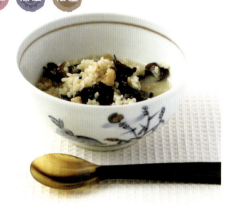

[材料]
- 黒きくらげ（乾燥）……………… 10g
- くるみ ……………………………… 20g
- うど ………………………………… 20g
- ちりめん山椒 ……………………… 15g
- かつお出汁 ……………………… 300ml
- 胚芽米ごはん（炊飯ずみ）……… 180g

[作り方]
1　黒きくらげは、水（分量外）につけて戻しておき、粗くきざむ。くるみは適当な大きさに砕く。うどは、薄く斜め切りにしておく。
2　かつお出汁を鍋に入れ、煮立てる。1の具材を入れて、軽く煮る。胚芽米ごはんを入れて混ぜる。
3　2の具材がやわらかくなったら、最後にちりめん山椒を入れて、かき混ぜる。

水毒　陰虚

おなかの調子が悪いとき、
梅雨どきの軟便、下痢に

そら豆と梅干しの
晴れ晴れがゆ

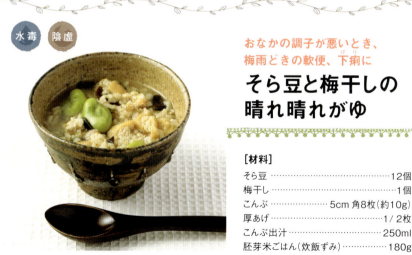

[材料]
- そら豆 ……………………………… 12個
- 梅干し ………………………………… 1個
- こんぶ ……………… 5cm角8枚（約10g）
- 厚あげ …………………………… 1/2枚
- こんぶ出汁 ……………………… 250ml
- 胚芽米ごはん（炊飯ずみ）……… 180g

[作り方]
1　そら豆は、さやから取り出して、豆の黒い部分に切り込みを入れる。電子レンジ（600Wの場合）で2分加熱したあと、皮をむいておく。こんぶはキッチンばさみで細切り、水（分量外）で戻しておく。梅干しは種を取り、細かくたたいておく。厚あげは1cm角に切っておく。
2　こんぶ出汁を鍋に入れ、煮立てる。1の具材と胚芽米ごはんを入れ、軽く煮立てる。

上級編

 瘀血　 血虚

月経不順や
更年期の不調に

女性にうれしいワイルドライスがゆ

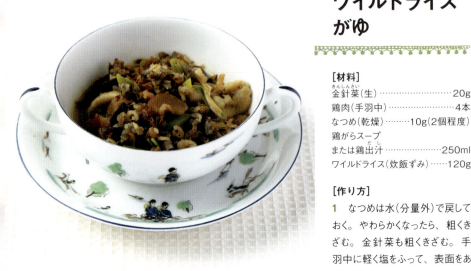

【材料】
金針菜(生)……………………20g
鶏肉(手羽中)…………………4本
なつめ(乾燥)………10g(2個程度)
鶏がらスープ
または鶏出汁…………………250ml
ワイルドライス(炊飯ずみ)……120g

【作り方】
1 なつめは水(分量外)で戻しておく。やわらかくなったら、粗くきざむ。金針菜も粗くきざむ。手羽中に軽く塩をふって、表面をあぶっておく。
2 鶏がらスープを鍋に入れ、煮立てる。手羽中、なつめ、金針菜、ワイルドライスの順に入れて、火が通るまでかき混ぜながら煮る。

MEMO 血を補い、月経不順や月経痛、更年期の不定愁訴など、女性の悩みに効果がある薬膳です。イライラやゆううつ感など、メンタルの不調にも。

POINT

おかゆに使える米

ふだん、「白米」として食べている米は、玄米を食べやすく精白したもので「精白米」といいます。「胚芽米」は、米の芽が出る部分にある胚芽を残して精白したもの。胚芽にはたくさんの栄養があり、ぬかで覆われた未精白の「玄米」に比べると、食べやすくなっています。

上で使用したワイルドライスは、米と同じイネ科の植物ですが、まったく別の種類のマコモ属の一年草の実のこと。あわ、ひえなどと同じく「雑穀」に分類されます。白米や胚芽米、雑穀など、それぞれの特性を生かしたおかゆを作ってみましょう。

Part 6

冬の食材

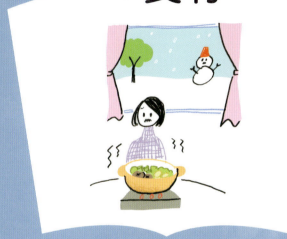

冬の食材の特徴

冬は「腎(じん)」と関係が深い季節。
腎は、人体の成長をつかさどり、老化と密接に関係しています。
腎が弱くなると気力、体力が衰えて、老いにつながるので要注意。
さらに冬は「寒邪(かんじゃ)」の襲来を受けるので、保温につとめることが大切です。
冬が旬の食材は、「腎」の働きを助け「血(けつ)」を補う、
羊肉、かき、カリフラワー、ブロッコリー、ほうれんそうなど。
寒さに負けない体力を養いましょう。

カリフラワー【花菜】

足腰の衰え、筋力の低下、もの忘れなど老化の予防に

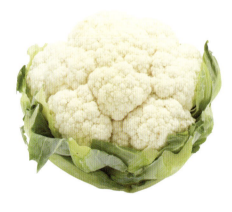

漢方 胃の働きをととのえて、胃もたれ、消化不良などの胃腸の不調に効果があります。
また腎を補い、骨や筋肉を丈夫にする働きもあります。耳鳴り、めまいや記憶力低下、足腰の衰えなど、加齢による症状の予防に有効です。

栄養 抗酸化作用があるビタミンCのほか、免疫力を高め、がん予防が期待されるイソチオシアネートが豊富。

漢方DATA

この症状に 消化不良、胃もたれ、めまい、耳鳴り、足腰のだるさ、もの忘れ

【五性】	【五味】	【帰経】
平	甘	腎、脾、胃

食材DATA

- **栄養素**／ビタミンC、葉酸、カリウム、食物繊維
- **旬**／秋〜春
- **GI値**／26
- **選び方**／花蕾が白く、密集して丸みのあるもの。ズッシリと重みのあるもの。葉がみずみずしいもの。
- **注意点**／特になし

Good! 組み合わせ

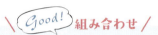

➕ **かき(P.176)**

かきとカリフラワーの鍋

小房に分けたカリフラワー、かき、こんぶ出汁で小鍋料理を作りましょう。ミネラル豊富で栄養価が高く、うるおいと血を補うかきとの組み合わせ。鍋料理なら体も温まり、疲労回復や消化不良の改善効果がアップします。

豆知識

カリフラワーのビタミンCは、茎の部分に多く含まれるので、茎も捨てずに利用しましょう。また、ビタミンCは水に溶け出しやすいので、電子レンジで加熱するか、蒸し器などで蒸すのがおすすめです。

きんかん 【金柑】

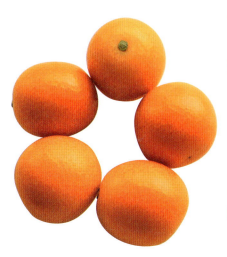

気分を晴れやかにし、せき、痰、吐き気を改善

漢方 気を巡らし、せきを止め、痰を切り、食欲不振や、おなかのハリ、吐き気を改善します。また、うっ屈した気分を解消し、二日酔いの症状やイライラにもよいでしょう。
民間薬として、せきや痰、扁桃炎などの治療に使われてきました。

栄養 皮ごと食べられるので、β-カロテン、ビタミンE、Cをしっかりとれます。皮に含まれるヘスペリジンには、がん抑制効果があるとされます。

漢方DATA

この症状に せき、食欲不振、吐き気、二日酔い、おなかのハリ、イライラ

【五性】	【五味】	【帰経】
温	甘 / 酸	肝、脾、胃

食材DATA

- 栄養素／ビタミンC、ビタミンE、ビタミンP、β-カロテン、カルシウム、ヘスペリジン
- 旬／12月〜3月
- GI値／−
- 選び方／色が濃く、ツヤとハリがあるもの。重みのあるもの。ヘタが枯れていないもの。
- 注意点／特になし

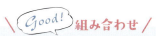

➕ はちみつ（P.194）

きんかんのはちみつ漬け
薄切りにして種を除いたきんかんとはちみつを保存容器に入れ、1カ月ほど漬け込んで。肺をうるおすはちみつとの組み合わせで、せき止め効果がアップ。お湯に溶かして飲んだり、ヨーグルトなどにかけたりするほか、肉料理に使っても。

 きんかんは、中国から鎌倉時代に日本に渡来。のどの炎症を鎮め、かぜの民間薬として利用されてきました。たちばな、だいだいと同様に、薬用として利用されてきた、柑橘類のひとつです。

くず【葛】・くず粉【葛粉】 P.212参照

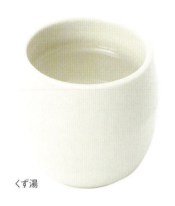

くず湯

かぜのひき始めの首や肩のこわばりを取る

漢方 発汗を促し、熱を取る作用があり、水分を補って首や肩のこわばりを改善。くず湯は、病後の回復期や、固形物を食べられないときにおすすめ。発熱に伴う頭痛、口の渇き、手足のだるさ、下痢（げり）などに効果があります。
くず粉は、植物のクズの根からでんぷんを精製して作られたものです。

栄養 血流改善、ホルモンバランスの調整などに働くイソフラボン誘導体や、サポニンなどが豊富です。

漢方DATA

この症状に 発熱、首こり、肩こり、かぜのひき始め、頭痛、口の渇き、手足のだるさ、下痢

【五性】涼　【五味】甘・辛　【帰経】脾、胃（ひ）

Good! 組み合わせ

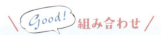

＋りんご（P.147）

くず粉とりんごのホットドリンク
適量の水で溶いたくず粉とりんごのすりおろしを鍋に入れてダマができないようにかき混ぜます。どちらも体の熱や渇きを取る作用があり、相乗効果が期待できます。かぜなどの病気の回復期、更年期の諸症状の改善によいでしょう。

食材DATA

［くず粉］
- 栄養素／フラボノイド類、サポニン類、イソフラボン誘導体
- 旬／採集時期は秋～冬
- GI値／ー
- 選び方／「本葛」が高価で希少なため、単に「くず粉」とされているものは、じゃがいも、さつまいも、コーンスターチが混ぜられていることが多い。国産の「本葛粉」と書いてあるものを選ぶ。
- 注意点／中国産の「本葛粉」は、国産本葛粉に使われる「ヤマトクズ」とは種類の違うくずが入っていることもある。

漢方トピックス

食材にはクズの根が使われますが、生薬も「葛根（カッコン）」の名のとおり、根を使います。首や肩のこわばりをとるなど、効能は食材とほぼ同じ。かぜ薬としても名高い「葛根湯（カッコントウ）」は、葛根を中心に処方した漢方薬です。

くるみ【胡桃】

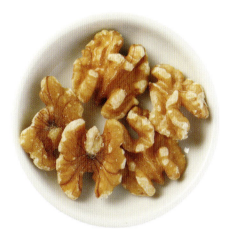

疲労回復のほか
せきやぜんそくにも

【漢方】滋養強壮効果が高く、疲労回復によい食材です。
肺を温める効能があり、ぜんそくや慢性化したせきなどを改善します。また、腎を補うので、腰痛、頻尿(ひんにょう)、耳鳴りなど加齢による不調にもよいでしょう。腸をうるおし、便通をよくする作用も。

【栄養】豊富に含まれるリノール酸には、コレステロール値を下げる効果が。疲労回復などに有効なビタミンB群、ビタミンEなども含んでいます。

（ 漢方DATA ）

この症状に 腰痛、疲労、耳鳴り、頻尿、老化、精力減退、気力減退、ぜんそく、せき、便秘

【五性】温　【五味】甘　【帰経】腎(じん)、肺

（ 食材DATA ）

- **栄養素**／ビタミンB1、ビタミンB2、ビタミンB6、ビタミンE、リノール酸、リノレン酸、トリプトファン
- **旬**／秋
- **GI値**／18
- **選び方**／「生」と「素焼き(ロースト)」タイプがあり、栄養価がより高いのは生タイプ。なるべく割れていないものを選ぶ。
- **注意点**／食物アレルギーを起こしやすいとされている特定原材料および特定原材料に準ずる食材。

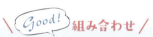 組み合わせ

＋白きくらげ（P.135）

白きくらげとくるみの和えもの
ぬるま湯で戻し、食べやすい大きさに切った白きくらげと、ローストしたくるみを混ぜて、にんにく、塩、酢、ごま油の合わせ調味料で和えます。免疫力を高める白きくらげと、体を温めるくるみで滋養を高め、老化を防止しましょう。

豆知識 くるみは生でも食べられますが、フライパンで約2分間、弱めの中火で炒ると、カリッとした食感や独特の香ばしさを味わえます。ただし、炒ったくるみは酸化しやすいので、なるべく早く食べきりましょう。

冬　植物性食材　❖くず・くず粉／くるみ

ごぼう【牛蒡】

実熱　瘀血　水毒

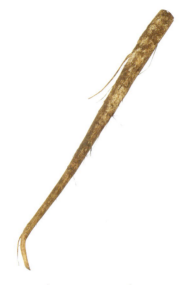

熱を冷まし、炎症を鎮める
便秘の改善にも有効

漢方 冬の根菜ですが、寒性で、熱を冷ます効能をもっています。発熱やのどの炎症があるときによいでしょう。痰の多いせき、かすれ声にも効果があります。口の渇き、便秘の改善や、皮膚の痒疹（赤い発疹でかゆみが強い）にもよいとされます。

栄養 不溶性食物繊維のリグニンが、便通を改善します。コレステロールの吸収を抑えたり、腸内環境を改善したりする効果もあります。

（ 漢方DATA ）

この症状に のどの炎症、痰、せき、声のかすれ、おでき、かぜ、便秘、動脈硬化

【五性】	【五味】	【帰経】
寒	辛／苦	肺、胃

（ 食材DATA ）

- 栄養素／食物繊維、カリウム、亜鉛
- 旬／晩秋〜冬
- GI値／45
- 選び方／弾力性のあるもの。なるべく真っ直ぐで、太さが均一なもの。ヒゲ根が少ないもの。断面にスが入っていないもの。
- 注意点／特になし

Good! 組み合わせ

 牛肉（P.111）

ごぼうと牛肉の炊き込みごはん
ささがきにしたごぼう、せん切りのにんじんとしょうが、細かく切った牛肉をごま油で炒めて、米とともに炊飯器に入れます。水、こんぶ出汁、しょうゆ、みりん、塩を加えて炊き込みます。かぜの症状の改善や、体力が落ちているときに。

漢方トピックス

ごぼうの種子は「牛蒡子」と呼ばれる生薬。消炎、解毒、解熱、排膿などの作用があり、発熱、悪寒、のどの痛み、腫れ、乳腺炎などに用いられます。慢性の皮膚疾患を改善する漢方薬「消風散」などに使われます。

小松菜
こまつな

気滞　瘀血　実熱

冬

植物性食材　❖　ごぼう／小松菜

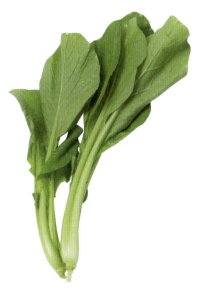

体の熱を取り、のぼせやイライラを改善

漢方 熱を冷まし、気を降ろして焦燥感を取り除く効能があります。更年期症候群ののぼせやほてり、月経前のイライラする気持ちを鎮めてくれるでしょう。また、胃腸の調子をととのえるとともに、腸内の水分を補って便秘の改善にも。

栄養 緑黄色野菜の中でもカルシウムの含有量はモロヘイヤについでトップクラス。β-カロテン、ビタミンC、鉄なども豊富です。

（ 漢方DATA ）

この症状に のぼせ、ほてり、更年期症候群、イライラ、高血圧、消化不良、便秘、肌荒れ

【五性】	【五味】	【帰経】
涼	甘	大腸、胃、肺

\Good!/ 組み合わせ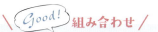

＋れんこん（P.148）　＋鶏肉（P.79）

鶏肉とれんこん、小松菜の鍋
食べやすく切り、ごま油で炒めた鶏肉と、れんこん、薄切りにしたしょうがを鍋に入れ、水、鶏がらスープ、酒、塩を加えて煮て鍋にします。イライラして落ち着かないときに。かぜ予防や便秘改善にもおすすめです。

（ 食材DATA ）

- **栄養素**／β-カロテン、ビタミンC、カルシウム、鉄、ビタミンE、食物繊維
- **旬**／冬～初春
- **GI値**／23
- **選び方**／葉の緑色があざやかで、葉先までピンとしているもの。根元がしっかりとしているもの。軸が太すぎないもの。
- **注意点**／特になし

豆知識 小松菜のカルシウムを効率よくとるには、魚介類やきのこ類など、ビタミンDを含む食材との組み合わせがおすすめです。β-カロテンを効率よく吸収するためには、油で炒めるなど、油脂と組み合わせて。

春菊(しゅんぎく)

気滞　水毒

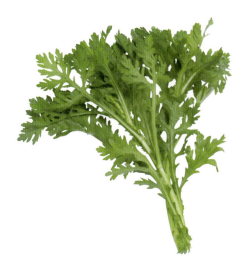

気の巡りをよくして
せきやのぼせを改善

漢方 気(き)の巡りと水分代謝をよくして、痰(たん)を出しやすくしてせきを鎮め、便や尿の排泄(はいせつ)をスムーズにする効果もあります。また、イライラやのぼせ、頭痛にも有効。寝つけない、悪夢を見ることが多いというときにも効果があります。胃腸の機能を高めるので、嘔吐(おうと)、口臭の緩和にもよいでしょう。

栄養 香りの精油成分には、痰を切る効能や胃腸の働きをよくする効果が。β-カロテンやカルシウムなども豊富です。

漢方DATA

この症状に 痰、せき、排尿のトラブル、イライラ、のぼせ、頭痛、便秘、不眠、嘔吐、口臭

【五性】	【五味】	【帰経】
平	甘／辛	脾(ひ)、胃、心、肺、肝

食材DATA

- **栄養素**／β-カロテン、カルシウム、ビタミンK、鉄
- **旬**／冬
- **GI値**／25
- **選び方**／緑色があざやかで、葉先までピンとしているもの。茎が太すぎず、やわらかいもの。香りが強く出ているもの。
- **注意点**／特になし

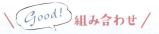
\ Good! / 組み合わせ

✚ **豚肉**(P.157)　✚ **大根**(P.169)

豚肉と冬野菜のしょうが煮
出汁(だし)、酒、すりおろしたしょうがとにんにくを鍋に入れ、それぞれ食べやすく切った豚肉と大根、春菊を加えてふたをして煮ます。いずれも気の巡りを正常にするので、せきが続くときにおすすめ。かぜ対策にも。

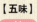
豆知識 鍋料理やおひたしとして使われることが多い春菊。春菊のえぐみのもととなるシュウ酸は、ほうれんそうの4％ほどしか含まれません。そのため下ゆでの必要がなく、新鮮なものは生でも食べられます。

大根
だいこん

気滞　実熱　瘀血

冬／植物性食材　❖春菊／大根

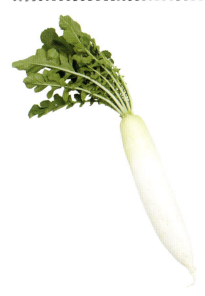

食べすぎ、胃もたれ、吐き気などに

漢方 食べものを消化する働きがすぐれており、食べすぎによる胃もたれ、吐き気などに効果があります。涼性で熱を冷まし、のぼせ、ほてり、口の渇き、口内炎にも効きます。
また、気の滞りを解消し、痰の多いせきやげっぷなどにも効果があります。

栄養 根の部分には、でんぷんの消化を促すジアスターゼという消化酵素、葉にはβ-カロテン、カルシウムが豊富。

漢方DATA

この症状に 胃もたれ、食べすぎ、吐き気、のぼせ、ほてり、発熱、せき、痰、げっぷ、口内炎

【五性】涼　【五味】辛・甘　【帰経】肺、胃

食材DATA

- 栄養素／食物繊維、カリウム
- 旬／秋～冬
- GI値／26
- 選び方／スベスベしていてツヤとハリがあるもの。太くて重みのあるもの。スが入っていないもの。
- 注意点／胃腸が弱っている人、下痢をしている人は、生食を避け、食べすぎない。

Good! 組み合わせ

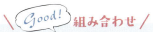

➕ 生ハム　➕ 酢（P.189）

生ハムと大根のマリネ
薄く切って、塩でもんでやわらかくした大根と、食べやすく切った生ハムを混ぜ、オリーブ油、酢、レモン汁、塩を合わせたドレッシングでよく和えます。豚肉で疲労を回復させ、大根の効能で胃腸の調子をととのえて体を元気に。

豆知識

大根を輪切りにして天日干しにした切り干し大根は、カリウム、カルシウム、ビタミンB1、B2が生の大根より多く含まれます。栄養だけでなく、うまみも加わるので、切り干し大根も積極的に使いましょう。

チンゲン菜【青梗菜】

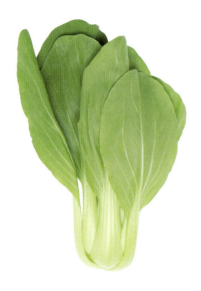

血行を促進して、痛みを和らげる

[漢方] 血行を改善して、痛みを和らげる食材です。おできなどの腫れ物、腰痛や肩こり、月経痛に効果が期待できます。止血作用もあり、痔、出血などにもよいでしょう。

また、熱を取り除く作用もあるので、発熱時やのぼせ、イライラなど頭痛、目の充血などにも効果的。

[栄養] β-カロテンのほか、カリウム、カルシウム、鉄などのミネラルや食物繊維も多く含まれます。

（ 漢方DATA ）

[この症状に] 月経痛、肩こり、腰痛、イライラ、月経過多、内出血、おでき、痔、頭痛、目の充血

【五性】	【五味】	【帰経】
涼	辛 / 甘	肺、胃、大腸

＼ Good! ／ 組み合わせ

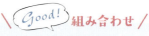

＋ えび (P.47)

チンゲン菜とえびの炒めもの
薄切りにしたにんにくをごま油で炒め、むきえび、食べやすく切ったチンゲン菜を加えて炒めます。鶏がらスープ、しょうゆ、酒で調味して。血行を改善して肩こりや腰痛を解消。体を温めるえびとの組み合わせで効果を高めましょう。

（ 食材DATA ）

- 栄養素／β-カロテン、カルシウム、ビタミンC、カリウム
- 旬／春・秋
- GI値／23
- 選び方／葉にツヤがあり、みずみずしいもの。軸にハリがあり、肉厚なもの。根元がどっしりしているもの。
- 注意点／特になし

 チンゲン菜はゆでると、豊富に含まれるビタミン類が流れてしまいます。鍋に少量の湯を入れ、塩を加えてからチンゲン菜を入れて、蒸しゆでにするとビタミン類が残り、色もきれいな緑になります。

にら【韭】

陽虚　気滞　瘀血

冬　植物性食材　❖チンゲン菜／にら

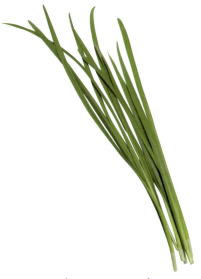

体を温め、冷えによる症状を改善

漢方 腎の働きで、特に体を温める作用が高い食材です。
冷え症、冷えからの腹痛や下痢、下半身のだるさなどに効果を発揮。
血行改善にも効果があるため、吐血、鼻血、血尿、打撲によるうっ血にもよいとされています。

栄養 香りのもとであるアリシンは血液をサラサラにして血栓や動脈硬化を予防。ビタミンB₁の吸収を高め、疲労の回復や免疫力アップに有効です。

（ 漢方DATA ）

この症状に 冷え症、腹痛、足腰の痛み、下半身のだるさ、下痢、鼻血、吐血、血尿、うっ血

【五性】	【五味】	【帰経】
温	辛	肝、腎、胃

（ 食材DATA ）

- 栄養素／β‐カロテン、ビタミンE、ビタミンC、ビタミンB₁
- 旬／春〜夏
- GI値／26
- 選び方／緑色が濃いもの。ツヤとハリがあり、葉先がピンとしているもの。切り口が白くてみずみずしいもの。
- 注意点／らっきょうなどのねぎ類と同時に食べすぎると胃に負担がかかるので注意。

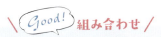
Good! 組み合わせ

➕ **羊肉**（P.182）

にらと羊肉のシューマイ
ひき肉にした羊肉、みじん切りにしたにらとねぎを混ぜ、にんにく、しょうが、酒、オイスターソース、塩で調味して、シューマイの皮で包んで蒸します。体を温める効果が高い食材の組み合わせで、冷え症や足腰の痛みなどに効果的。

漢方トピックス

にらの種子を乾燥したものは「韭子（キュウシ）」、葉を乾燥したものは「韭菜（キュウサイ）」と呼ばれる生薬になります。韭子は頻尿（ひんにょう）や下半身の冷え、下痢などに用いられ、韭菜は、腹痛、疲労などに用いられます。

ねぎ 【葱】

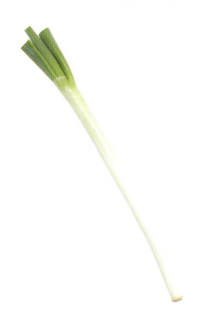

体を温め、寒けを取り除く
かぜの初期症状やふしぶしの痛みに

漢方 体を温める作用があり、汗をかくことで、解熱（げねつ）させます。寒けのあるかぜの初期に効果があります。手足の関節や筋肉の痛みを伴うときもよいでしょう。
冷えによる腹痛を起こしやすい人にも向く食材です。

栄養 香り成分のアリシンが、ビタミンB1の吸収を高め、疲労回復などに効果的。ビタミンCなどは葉の部分に多いので、葉も捨てずに使いましょう。

漢方DATA

この症状に かぜの初期症状、寒け、冷え症、腹痛、関節痛、筋肉痛、便秘、下痢

【五性】	【五味】	【帰経】
温	辛	肺、腎

食材DATA

- 栄養素／食物繊維、カルシウム、鉄
- 旬／冬
- GI値／28
- 選び方／白と緑の境目の色がはっきりしているもの。締まりがよくフカフカしていないもの。葉先がしおれていないもの。
- 注意点／特になし

Good! 組み合わせ

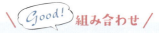

➕ **鴨肉（P.150）**

鴨肉とねぎの鍋
こんぶの出汁（だし）と水、酒、しょうゆ、みりん、塩を入れてねぎを加えてやわらかくなるまで煮ます。そこに薄切りにした鴨肉を加えて。温性のねぎが涼性の鴨肉を補います。胃腸が弱っているときにおすすめ。免疫力アップも期待できます。

漢方トピックス

ユリ科のねぎの根に近い白い部分を乾燥したものが、「葱白」（ソウハク）と呼ばれる生薬です。発汗によって邪気を取り除いたり、毒を排除する効能などがあり、かぜの初期や頭痛、下痢、腹痛、腫れ物などに用いられます。

白菜 (はくさい)

陰虚　実熱　気滞

冬　植物性食材　❖ねぎ／白菜

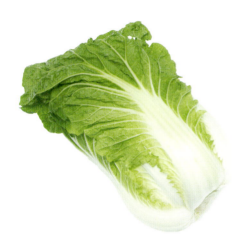

余分な熱を取り除く
のぼせやおできなどに

[漢方] 頭部の熱を冷まし、心を落ち着かせて、のぼせ、ほてりや発熱を鎮めます。おできなどの腫れ物にもよいでしょう。
また消化を促し、胃腸の働きをよくする働きも。排泄(はいせつ)をスムーズにするので、体の水分を調節し、便秘や尿が出ないなどの症状に効果を発揮します。

[栄養] ビタミンC、カリウム、食物繊維が豊富。発がん性物質の吸収や蓄積を抑制する微量元素、モリブデンも含有。

(漢方DATA)

この症状に　のぼせ、ほてり、便秘、おでき

【五性】	【五味】	【帰経】
平	甘	胃、大腸

(食材DATA)

- 栄養素／カリウム、カルシウム、ビタミンC、食物繊維
- 旬／冬
- GI値／23
- 選び方／葉が青々としているもの。芯や断面がみずみずしいもの。ズッシリと重みのあるもの。
- 注意点／気虚の人、胃腸が弱っている人は、漬物などの生食を避ける。

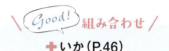
Good! 組み合わせ

✚ いか (P.46)

いかと白菜の炒めもの

薄切りにしたにんにくと油を炒め、食べやすく切ったいかと白菜を加え、しょうゆ、塩で味つけをします。血(けつ)を補ういかとの組み合わせで、女性特有の月経トラブルや更年期症候群を緩和します。

豆知識　白菜のビタミンCがもっとも多く含まれるのが、外側の色の濃い葉。この部分は、鍋ものやスープなどに使って、栄養を残さずとりましょう。ちなみに内側の葉は塩漬けがおすすめ。発酵して腸内環境の改善に役立ちます。

ブロッコリー

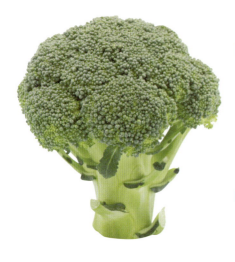

筋肉や関節の動きを
スムーズにする

漢方 エネルギーを補給して筋肉や関節、腱を丈夫にし、スムーズな動きを助ける働きがあり、肩こり、腰痛、腱鞘炎、関節痛の改善に有効です。
また、胃腸を丈夫にして胃弱や消化不良を改善。腎の働きを補い、虚弱体質の改善や、老化防止にも有効です。
栄養 がん抑制効果があるルテインやスルフォラファンが含まれます。花蕾と茎の部分にビタミンCとβ-カロテンが多く含まれます。

漢方DATA

この症状に 肩こり、腰痛、腱鞘炎、関節痛、胃弱、消化不良、虚弱体質、老化

【五性】	【五味】	【帰経】
平	甘	肝、脾、胃、大腸

食材DATA

- 栄養素／ビタミンC、β-カロテン、ビタミンE、鉄、葉酸
- 旬／晩秋〜春
- GI値／25
- 選び方／濃い緑色で、中央部分が盛り上がっているもの。つぼみがふっくらとして密集しているもの。
- 注意点／特になし

Good! 組み合わせ

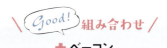

➕ ベーコン

ブロッコリーとベーコンのオーブン焼き
小房に分けたブロッコリーと、食べやすく切ったベーコンを炒めて。塩、こしょうで調味したら、溶けるチーズをかけてオーブントースターで焼きます。疲労回復に役立つベーコンとともに、エネルギーを補給して、関節痛や腰痛を解消。

豆知識 ブロッコリーには天然の化学物質スルフォラファンが含まれますが、活性化するのはミロシナーゼという酵素。これを壊さないようにするためには、75℃くらいの低温で蒸すのが、よい調理方法です。蒸し器のふたを少し開けると◎。

ほうれんそう【菠薐草】

   実熱 血虚 瘀血

冬／植物性食材 ❖ ブロッコリー／ほうれんそう

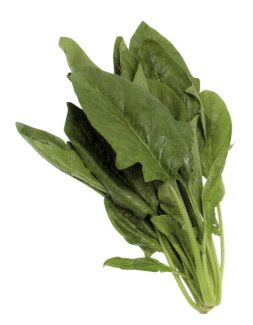

血行を促進して貧血を改善

漢方 血行を促進する作用が高い食材。血を補う作用もあり、貧血で顔色が悪いときによいでしょう。また、皮膚、粘膜、腸管をうるおす作用もあるので、目の疲れ、ドライアイ、便秘などを改善します。
熱を取り除き、気持ちを安定させる効果もあります。発熱やイライラに。

栄養 栄養素が豊富で、さまざまなビタミンやミネラルを含有。特に抗酸化作用があり生活習慣病予防に役立つβ-カロテン、貧血予防に働く鉄、葉酸が豊富です。

（ 漢方DATA ）

この症状に 貧血、顔色が悪い、便秘、目の疲れ、ドライアイ、イライラ

【五性】	【五味】	【帰経】
涼	甘	胃、大腸

Good! 組み合わせ

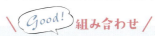

➕ しいたけ（P.59） ➕ チーズ（P.156）

ほうれんそう、しいたけ、チーズのディップ
にんにく、ほうれんそう、しいたけをバターで炒め、牛乳とともにミキサーにかけます。耐熱容器に移してチーズを加えて電子レンジで加熱。バケットなどにのせて。整腸作用が高い組み合わせで、便秘や生活習慣病の予防にもよさそう。

（ 食材DATA ）

- **栄養素**／β-カロテン、ビタミンE、ビタミンC、ビタミンB₂、鉄、葉酸、カリウム
- **旬**／秋〜冬
- **GI値**／15
- **選び方**／緑色があざやかで、葉先がピンとしているもの。根元に赤みがあって、切り口が太いもの。
- **注意点**／特になし

豆知識

ほうれんそうのアクの成分であるシュウ酸が鉄やカルシウムの吸収を妨げるので、ゆでて水にさらしてから使いましょう。生で大量に食べるのも控えて。最近ではシュウ酸を微量に抑えたサラダほうれんそうも人気です。

かき【牡蠣】

陰虚　血虚　気虚

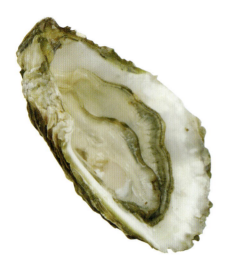

心身を滋養し、寝汗、不安、イライラを解消

【漢方】腎に働き、体をうるおして熱を冷まし、寝汗を減らします。血を補い、神経の興奮を鎮め、めまい、月経不順のほか、イライラ、ゆううつ感、不眠、悪夢をよく見るなど、心身の症状に効果があります。また、滋養効果が高く、慢性疲労や貧血にもよいでしょう。

【栄養】「海のミルク」といわれるほど栄養価が高く、タウリンなどのアミノ酸やさまざまなミネラルを多く含みます。貧血を予防、改善する鉄も豊富。

漢方DATA

この症状に：微熱、ほてり、めまい、月経不順、イライラ、不安、ゆううつ感、ストレス、虚弱体質、貧血、慢性疲労

【五性】平
【五味】甘、鹹
【帰経】肝、腎

食材DATA

- 栄養素／タンパク質、亜鉛、鉄、カルシウム、ビタミン B2、ビタミン B12
- 旬／12月〜3月
- GI値／45
- 選び方／身が透き通っていて、ふっくらとしているもの。フチの黒みがあざやかなもの。殻の幅が広いもの。
- 注意点／特になし

Good! 組み合わせ

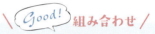

+ ゆりね（P.145）
+ オリーブ油（P.186）

かきとゆりねのアヒージョ
鍋にオリーブ油とにんにく、とうがらしを温め、1枚ずつはがしたゆりねを加え、かきを加えます。好みで万能ねぎやすだち果汁などをかけても。滋養して虚弱体質にも向いている組み合わせ。冬の乾燥しがちな体にうるおいを与えます。

豆知識

「R」がつかない5〜8月に、欧米でかきを食べないのは、食中毒の危険性があるためと、かきの産卵期で味が落ちるため。ただし、夏が旬の岩がきは、夏場でも身がやせず、うまみが詰まっています。（P.108）

かれい 【鰈】

気虚

脳神経の働きを助ける
美肌づくりに効果も

漢方 効能はひらめ（P.183）とほぼ同じ。気を補い、消化を助けるので、体力がないときや胃弱の人に向いています。脳神経の働きを助けるほか、成長を促したり、肌の美容作用、抗ストレス作用、老化防止などの効能が。

栄養 美肌、老化防止に効果のあるコラーゲンが豊富。成長を促進するビタミンB2、カルシウムの吸収を助けるビタミンD、皮膚炎の改善や二日酔いに有効なナイアシンも豊富です。

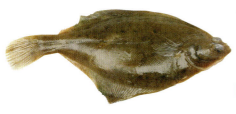

漢方DATA

この症状に 消化不良、体力低下、胃弱、肌荒れ、ストレス、老化、皮膚炎、二日酔い

【五性】	【五味】	【帰経】
平	甘	脾

食材DATA

- **栄養素**／タンパク質、ビタミンD、ビタミンB2、ビタミンE、パントテン酸
- **旬**／冬～春
- **GI値**／40
- **選び方**／皮にツヤがあるもの。裏側の皮の色が白いもの。身の色が濁っていないもの。
- **注意点**／鮮度の落ちた刺し身には寄生虫がいる場合も。生食は新鮮なものにする。

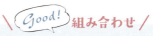
Good! 組み合わせ

➕ **ねぎ（P.172）** ➕ **しょうが（P.61）**

かれいの中華あんかけ
水、鶏がらスープ、みりん、酢、しょうゆ、すりおろししょうがであんを作り、ねぎを加えて煮て、水溶き片栗粉でとろみをつけて。油で揚げたかれいにあんをかけます。体を温める食材の相乗効果で、冷え症や胃腸の不調を改善します。

豆知識 かれいとひらめの一般的な見分け方は、腹部を下にしたとき、右に目がついていたらかれい、左に顔が向いていたらひらめ（たまに右に目がついていないかれいも存在します）。かれいのほうが、ひらめより歯が小さいのもポイントです。

さわら【鰆】

すばやく気を補って、体力を回復する

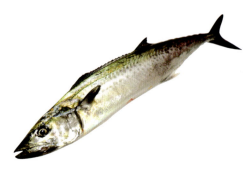

[漢方] 漢字では「魚」に「春」と書きますが、旬は冬のさわら。
気を補い、すばやくエネルギーを補給し、体力回復によい魚です。高血圧対策にもよいでしょう。
また皮膚や髪、爪の保護や、口内炎、目の充血などにも効果が。

[栄養] 血液サラサラになり、高血圧、動脈硬化などの予防に有効なEPAが豊富。良質のタンパク質、ビタミンB₂、ナイアシンも多く含みます。

漢方DATA

[この症状に] 体力低下、高血圧、動脈硬化、口内炎、口角炎、肌荒れ

【五性】	【五味】	【帰経】
平	甘	脾、胃

食材DATA

- 栄養素／EPA、DHA、カリウム、ビタミンB₂、ビタミンD
- 旬／冬
- GI値／40
- 選び方／皮にツヤがあり、目が澄んでいるもの。切り身は身が白く、割れていないもの。
- 注意点／透析を受けている人は注意。

Good! 組み合わせ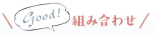

➕ みそ（P.196）　➕ みりん（P.196）

さわらの西京焼き
さわらと、みそ・酒・みりん・砂糖で作ったみそだれをジッパーつきビニール袋に入れて半日〜1日冷蔵庫に置き、フライパンで焼きます。おなかを温めるみそとともに、病後や過労などで胃が弱ったときに回復を助けてくれます。

豆知識

さわらは成長とともに名前が変わる出世魚で、40cmくらいに成長したものを関西、四国、九州では「さごし」、関東では「さごち」と呼びます。「さわら」は50〜60cm以上で、いちばん成長した時期の呼び方です。

たい 【鯛】

気虚　血虚　陰虚

冬　動物性食材　さわら／たい

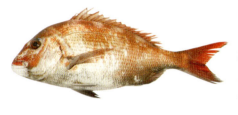

生命力を高め、病後や高齢者に向く食材

漢方 日本では、正月に食べることも多い、縁起のよい魚であるたい。冬に弱りやすい、腎を補う食材です。あっさりとした白身魚ですが、精がつき、滋養強壮に役立ちます。病中病後や高齢者にも向いています。
気・血を補い、うるおいを与えるので、貧血、下痢、美肌などにも。

栄養 アミノ酸の一種であるタウリンも豊富で、肝機能を活性化させて疲労回復、視力の回復などに働きます。

Good! 組み合わせ

- セロリ(P.36)
- フェンネル(P.195)

たいとセロリの蒸し煮フェンネル添え
フライパンでバターを温め、セロリ、にんじん、たまねぎを炒め、白ワインとフェンネルを加えます。さらに塩、こしょうをふったたいの切り身を加えてふたをして蒸し煮に。消化を促進する組み合わせ。食欲不振や消化不良の改善に。

漢方DATA

この症状に 疲労、体力低下、貧血、下痢、肌荒れ、肥満

【五性】	【五味】	【帰経】
平	甘／鹹	脾、胃、腎

食材DATA

- **栄養素**／ビタミンE、タンパク質、カリウム、ビタミンB1、アミノ酸、ナイアシン
- **旬**／晩秋〜春
- **GI値**／40
- **選び方**／目が澄んでいるもの。目の上が青みをおびているもの。背が黒く光っているもの。
- **注意点**／肝硬変の人は控える。

豆知識 たいは、うまみ成分のイノシン酸が豊富。イノシン酸は分解速度が遅いため、調理したあとも、長時間うまみが残っています。これが「腐っても鯛」といわれる理由。ただし、時間とともに細菌は増えるので、必ず加熱してから食べて。

たら【鱈】

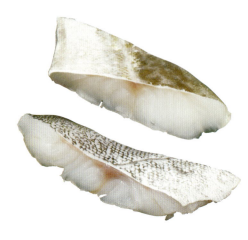

気力、体力、エネルギーを増強してくれる

漢方 気を補い、体力を増強します。気力がない、疲れやすい、気分が落ち込みやすいなどのときに向く食材。
また、血を補い、造血機能を促進するので、顔色が悪い、頭がふらつく、目がかすむなどの症状の改善に効果的です。腎に働き、筋骨を強くする作用も。

栄養 高タンパク低カロリーで、ダイエット向き。またグルタチオンやタウリンがもつ抗酸化作用は、悪玉コレステロールを予防したり、肝臓を保護したりする働きがあります。

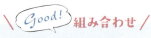

＋日本酒（P.198）

たらの酒蒸し
たらに塩、こしょうをふってフライパンで焼きます。日本酒、しょうゆ、塩を加え、さらに薄切りにしたしょうがとねぎを加えてふたをして蒸します。体を温め、全身の血行を改善するので、疲労回復に効果的。疲れて体力が落ちているときに。

漢方DATA

この症状に 体力低下、顔色が悪い、目のかすみ、ゆううつ感

【五性】	【五味】	【帰経】
平	鹹	肝、腎、脾

食材DATA

- **栄養素**／タンパク質、カリウム、ビタミンE、カルシウム、ビタミンD
- **旬**／冬
- **GI値**／40
- **選び方**／身に透明感があるもの。ハリがあり、ふっくらとしているもの。
- **注意点**／透析を受けている人は多食注意。

豆知識

たらの精巣は「白子」と呼ばれ、酢のものや鍋、吸いものによく使われます。塩蔵品として出回っている、すけとうだらの卵巣は「たらこ」（P.181）。これをとうがらしなどで味つけしたものが「めんたいこ」です。

たらこ【鱈子】

気虚　血虚　瘀血

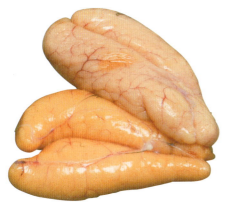

疲れたときの体力回復 血行改善にも

漢方　おもに、すけとうだらの卵巣（魚卵）のことをいいます。
たらと同じく、気を補って、エネルギーを与えてくれます。疲れたときの体力回復によいでしょう。

栄養　ナイアシン（ビタミンB_3）を多く含み、血行を改善して、頭痛や冷え症に効果があります。免疫力を高める亜鉛、発育を促すミネラルも豊富です。
ただし、生ではない塩蔵のたらこは塩分が多いので、とりすぎないように。

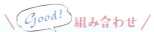
Good! 組み合わせ
- じゃがいも（P.60）
- たまねぎ（P.38）

たらことじゃがいも、たまねぎの和えもの
じゃがいもはふかして余熱を取ります。たまねぎは薄切りにして水にさらして。たらこは中身を取り出してほぐします。これらを合わせて、少量の塩、こしょうで調味してよく混ぜます。二日酔いの改善や食欲のないときにおすすめです。

豆知識　たらこは、保存食として発達してきた魚卵塩蔵品。そのため、ナトリウムが多いのが特徴です。コレステロールも多いので、多くは食べないようにしましょう。また、まだらの卵巣は、まだら子・真子（まこ）といいます。

漢方DATA

この症状に　体力低下、疲労、頭痛、冷え症

【五性】	【五味】	【帰経】
平	鹹	肝、脾（ひ）、腎（じん）

食材DATA

- **栄養素**／タンパク質、ビタミンE、ビタミンB_2、ビタミンB_3、ミネラル
- **旬**／冬
- **GI値**／40
- **選び方**　透明感があるもの。膜が薄いもの。
- **注意点**　塩分が多いので、生活習慣病の人、妊娠中は特に多食注意。

冬　動物性食材　❖　たら／たらこ

羊肉（ラム、マトン）
ひつじにく

血虚　気虚　陽虚

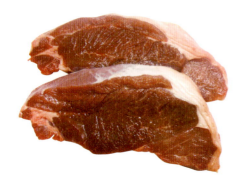

冷え症に効く
体を温める食材

漢方 寒い地方で食されることが多く、肉類の中でも、もっとも体を温める作用が強いといわれます。特に胃腸や下腹部を温めるので、冷え症の改善はもちろん、冷えによる腹痛や下痢（げり）などに効果を発揮します。また、母乳の分泌や産後の体力回復にも役立ちます。

栄養 体内で合成できない必須アミノ酸がバランスよく含まれます。また、血中の中性脂肪や悪玉コレステロールを減らすカルニチンも豊富です。

（ 漢方DATA ）

この症状に 冷え症、虚弱体質、足腰の痛み、体力低下、腹痛、下痢、ストレス、貧血

【五性】熱・温
【五味】甘
【帰経】脾、胃、腎（ひ・じん）

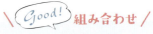
＼Good!／ 組み合わせ

➕ **大根**（P.169）

羊肉と大根の炒めもの
しょうゆ、酒、砂糖でたれを作り、食べやすく切った羊肉と短冊切りにした大根を漬け込み、すべての材料を炒めます。消化されにくい羊肉の消化吸収を大根が助け、温めすぎを適度に抑えます。虚弱体質の改善や滋養におすすめ。

（ 食材DATA ）

- **栄養素**／タンパク質、亜鉛、鉄、ビタミンB₂、ビタミンB₁
- **旬**／通年
- **GI値**／45
- **選び方**／キメが細かく、色あざやかでツヤのあるもの。脂肪が白いもの。
- **注意点**／鮮度が落ちやすいので、冷蔵保存の場合、2～3日中に使いきる。

豆知識 羊肉の独特のにおいが苦手な場合は、においを消す工夫をしましょう。まず、においが含まれる脂身を取り除きましょう。さらにハーブやスパイスで香りをつけます。熱いうちに食べることもポイントです。

ひらめ【平目】

気虚

冬 / 動物性食材 ❖ 羊肉（ラム、マトン）／ひらめ

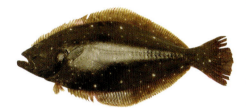

消化吸収を高め、胃にやさしい食材

漢方 気を補って、胃腸を丈夫にし、消化吸収を高める作用があります。胃弱の人や、体力の低下している人に向くでしょう。気力を充実させ、イライラやストレスを和らげ、疲労の改善にも有効。また、肌にうるおいを与え、肌の若さを保つとされます。

栄養 消化のよい良質のタンパク質が豊富。縁側と呼ばれるひれの部分にはコラーゲンがたっぷりと含まれ、肌にうるおいを与えます。

漢方DATA

この症状に 消化不良、体力低下、イライラ、ストレス、疲労、肌荒れ

【五性】	【五味】	【帰経】
平	甘	脾

食材DATA

- 栄養素／イノシン酸、グルタミン酸、グリシン、アラニン、リジン
- 旬／冬
- GI値／40
- 選び方／身にハリがあって、かたく締まっているもの。表面がぬれているもの。胴が肉厚なもの。
- 注意点／特になし

Good! 組み合わせ

➕ **かぼす（P.119）**

ひらめのムニエルかぼす添え
ひらめは塩、こしょうで下味をつけて小麦粉をまぶして。フライパンでバターとにんにくを炒め、ひらめを入れて焼き、かぼすの果汁をかけます。かぼすのさわやかな酸味で食欲を増進。食欲がないときや胃の不調が続くときにおすすめです。

豆知識

ひらめの目は、成長とともに右目が上に移動し、体長が13～14cmになったときに完全に左側に移動します。ひらめの生息条件上、両目が表側に出ているようになるために起こる現象といわれています。

ぶり【鰤】

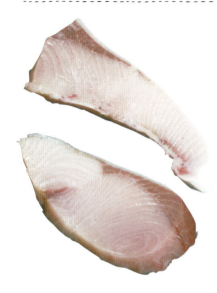

スタミナをつけ貧血の改善に

漢方 気を補って気力を増し、スタミナをつけます。虚弱体質の改善や、老化防止によいでしょう。血も補っていて、貧血やめまい、顔色不良、息切れなどを改善します。
また、腎に働き、骨を強化するので、骨粗しょう症の予防にもよいでしょう。

栄養 動脈硬化や高血圧予防の効果があるEPAやDHAが豊富。ビタミンB1、B2の働きで、三大栄養素の代謝を促進。体力、気力をアップします。

漢方DATA

この症状に 虚弱体質、体力低下、貧血、めまい、息切れ

【五性】	【五味】	【帰経】
平	甘/鹹	脾、胃、腎

食材DATA

- **栄養素**／タンパク質、EPA、DHA、ビタミンD、ナイアシン、ビタミンB2、ビタミンB1、ビタミンE、鉄
- **旬**／冬
- **GI値**／40
- **選び方**／目が澄んでいるもの。黄色いしまがはっきりしているもの。切り身は血合いの色があざやかなもの。
- **注意点**／特になし

\ Good! / 組み合わせ

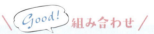

+ ごま（P.127）　+ ねぎ（P.172）

ぶりのごま和え
酒、みりん、しょうゆ、すりごま、おろししょうがを混ぜ、刺し身用ぶりを漬け込み、冷蔵庫で30分寝かせたら、小口切りにした万能ねぎをかけます。気・血の巡りをよくして、体を温め、冷え症や体力低下を改善するレシピです。

豆知識

天然のぶりの旬は12～2月。春の産卵のために、えさを多く食べる時期なので、身が引き締まり、脂がのっていて、おいしいのです。この時期のぶりを「寒ぶり」と呼び、栄養もほかの時期より多く含まれます。

Part 7

通年
の食材

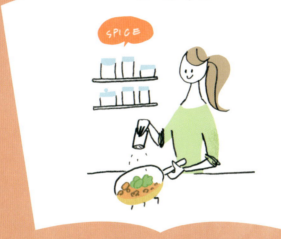

通年の食材の特徴

通年の食材は、油、調味料、スパイス、お茶、酒など。
一年中手に入るので、ほてりが気になるときには緑茶を飲む、
冷え症の家族がいたらナツメグを加える、
便秘気味のときの野菜炒めには、オリーブ油を使うなど、
体質やそのときの体調に合わせ、旬の食材の補佐役として使うのがおすすめです。
食材をそのまま食べるよりも、有効成分の吸収を促進するともいわれる酒は、
梅酒やなつめ酒など、薬膳酒に利用してもよいでしょう。

えごま油
【荏油】

せきやおなかの冷えを改善
気を巡らせ、せきやぜんそくに効果があります。また、おなかを温める効能があり、下痢や消化不良を改善。アレルギーや高血圧によいα-リノレン酸が豊富です。

(漢方DATA)
- **この症状に** せき、ぜんそく、消化不良、下痢、アレルギー、高血圧
- 【五性】温　【五味】辛
- 【帰経】肺、脾、胃

オリーブ油
【橄欖油】

のどの炎症や口の渇きを鎮める
肺をうるおし、せきやのどの炎症、口の渇きを鎮めます。便秘や乾燥肌にも効果があります。また、多く含むオレイン酸の働きで、動脈硬化の予防も期待できます。

(漢方DATA)
- **この症状に** せき、口の渇き、のどの炎症、痛み、乾燥肌、便秘
- 【五性】平　【五味】甘酸
- 【帰経】肺、胃、大腸

花椒、山椒
P.224参照

体を温めて、おなかの不調改善
どちらも辛味で、体を温める食材です。冷えによる胃痛や腹痛、消化不良、下痢などを鎮めます。吐き気、むくみの改善にもよいでしょう。花椒は、妊婦の場合、使いすぎないように。

(漢方DATA)
- **この症状に** 冷え、下痢、胃痛、腹痛、消化不良、吐き気、むくみ
- 【五性】熱　【五味】辛
- 【帰経】脾、胃、腎

からし、マスタード
【辛子】

肺を温めて痰やせきを緩和する
体を温める作用があります。肺の働きを促進して、せきを鎮め、痰を切る効果があります。胃酸の過度な分泌を抑えて、食欲増進、消化不良、胃もたれなどを改善します。

(漢方DATA)
- **この症状に** 痰、せき、食欲不振、消化不良、胃もたれ
- 【五性】熱　【五味】辛
- 【帰経】肺、胃

カルダモン【小豆蔲】

   気滞 / 水毒

通年

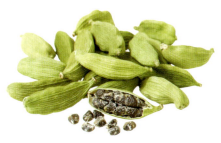

胃もたれや食欲不振に効果的

カルダモンの精油成分が、気の巡りをよくして、胃腸にたまった余計な水分を取り除き、胃もたれやおなかのハリ、食欲不振を改善します。また脾胃を温めて、吐き気を止めます。

組み合わせ　しょうがとねぎを炒め、はまぐりとカルダモンを加えて蒸し煮に。はまぐりにも余計な水分を除去する効果があるので、胃がもたれるときにおすすめです。

（ 漢方DATA ）

この症状に　消化不良、胃もたれ、食欲不振、吐き気、おなかのハリ

【五性】	【五味】	【帰経】
温	辛	肺、脾、胃

ココナッツミルク【椰子】

    気虚 / 陰虚 / 水毒

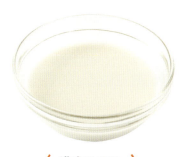

熱を冷まし、渇きを鎮める

気・陰を補い、体の熱を冷まして、血液の流れをととのえるので、多汗、口の渇き、息切れ、不整脈に効果があります。また、整腸作用もあるため、消化不良や便秘、下痢の改善にもおすすめです。

（ 漢方DATA ）

この症状に　消化不良、便秘、下痢、不整脈、多汗、口の渇き、息切れ

【五性】	【五味】	【帰経】
温	甘	心、脾

（ 食材DATA ）

[ココナッツ]
- 栄養素／食物繊維、難消化性デキストリン、飽和脂肪酸、カリウム
- GI値／25
- 注意点／特になし

調味料など

❖ えごま油／オリーブ油／花椒、山椒／からし、マスタード／カルダモン／ココナッツミルク

こうじ【麴】

血行をよくして、冷えを改善

血行をよくして体を温め、食欲を増進。冷えによる腹痛やこわばりを緩和します。ストレスの発散、善玉コレステロールを増加させる働きもあります。

(漢方DATA)

この症状に 食欲不振、冷え症、冷えによる腹痛・こわばり、ストレス

【五性】温 熱　【五味】辛 甘 苦
【帰経】心、肝、肺、胃

こしょう【胡椒】

体を温め、腹痛や下痢を改善

体を温める作用があり、冷えや腹痛、下痢(げり)などに効果を発揮します。また、辛味成分には、消化促進や発汗などの作用があります。胃腸の働きを高めて、食欲増進にも◎。

(漢方DATA)

この症状に 冷え症、腹痛、下痢、食欲不振

【五性】熱　【五味】辛
【帰経】胃、大腸

ごま油【胡麻油】(あぶら)

体の老廃物を取り除く

体内に蓄積した老廃物を取り除く効果があり、腫(は)れ物やおできの改善、老化防止に効果的です。腸の働きを高めるので、食べものが腸内で滞って起こる腹痛や、便秘解消にも有効。

(漢方DATA)

この症状に 腫れ物、おでき、老化、腹痛、便秘

【五性】涼　【五味】甘
【帰経】肺、脾(ひ)、大腸

砂糖【さとう】

黒砂糖は温め、氷砂糖は冷やす

黒砂糖は体を温めて血行を促進。冷えからくる月経痛や月経不順、下痢(げ)を改善します。氷砂糖は体を冷やし、肺をうるおしてのどの渇きや、からせきを鎮める作用があります。

(漢方DATA)

この症状に 黒砂糖／冷え症、食欲不振、疲労、下痢、かぜ、月経痛、月経不順　氷砂糖／のどの渇き、からせき

【五性】A 温　B 涼　【五味】甘
【帰経】A 脾、胃、肝／B 脾、肺
※A 黒砂糖、B 氷砂糖

塩(しお)

実熱

胃の働きを助け、熱を冷ます

胃の調子をととのえて、消化不良などによる吐き気や胃の膨満感(ぼうまんかん)を解消。体の熱を冷ます作用があります。生活習慣病予防のため、とりすぎには注意しましょう。

漢方DATA

この症状に：吐き気、胃の膨満感、痰(たん)

【五性】寒　【五味】鹹
【帰経】胃、腎(じん)、大腸、小腸

シナモン
【桂皮】 P.218参照

陽虚　水毒

下半身を温め、冷えを解消する

体をよく温めて、足腰の痛み、関節痛、腹痛、月経痛などを改善。また腎を温めて、下痢(げり)や頻尿(ひんにょう)、下肢の冷えや脱力感を改善します。発汗作用もあり、発熱時に汗を出して熱を下げます。

漢方DATA

この症状に：関節痛、腹痛、頻尿、下痢、冷え症、月経痛、脱力感

【五性】熱　【五味】辛　甘
【帰経】肺、心、脾、肝、腎、膀胱(ぼうこう)

しょうゆ
【醤油】

実熱

体の熱を冷まして食欲を増進

体にこもった余計な熱を取り除いて、食欲を増進させます。解毒する作用があり、食中毒の予防に有効です。消化吸収を促進させる作用があり、消化不良や胃もたれの改善にも。

漢方DATA

この症状に：食欲不振、消化不良、胃もたれ

【五性】寒　【五味】鹹
【帰経】脾(ひ)、胃、腎(じん)

酢(す)

瘀血　気滞　水毒

血行促進して、うっ血を改善

瘀血(おけつ)を改善し、血行を促進して、冷えやうっ血、肌荒れを改善します。酸味が食欲を増進させ、気分をすっきりさせます。強い殺菌力があり、食中毒の予防に非常に有効です。

漢方DATA

この症状に：肌荒れ、うっ血、食欲不振、冷え症

【五性】温　【五味】酸　苦
【帰経】肝、脾

通年　調味料など　❖こうじ／こしょう／ごま油／砂糖／塩／シナモン／しょうゆ／酢

セージ【丹参】

実熱　水毒　瘀血

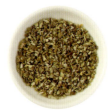

抗菌作用でのどの炎症やかぜ予防に

体を引き締める作用があり、月経過多や多汗の改善に有効です。抗菌作用があり、口内炎など、口腔内の炎症の改善や、かぜ予防にも役立ちます。
また、気持ちを落ち着かせる効果もあり、イライラやゆううつ感によいでしょう。月経不順や、更年期症候群のほてりの緩和にも向いています。

【組み合わせ】肉の臭みを取り、消化を促進することから、ハンバーグなどの肉料理によく合います。

（漢方DATA）
【この症状に】のどの痛み、口内炎、消化不良、イライラ、ゆううつ感、月経不順、更年期症候群

【五性】寒
【五味】辛、苦
【帰経】心、肺、脾

ターメリック〈ウコン〉【鬱金】 P.206参照

瘀血　気滞　水毒

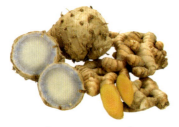

痛みと二日酔いに効果が高い

気血を巡らせ、各種の痛みを止めます。腹痛、肋部痛、胃痛、月経痛、歯痛に効果があります。含まれているクルクミンが二日酔いに有効なのは有名。
余分な熱を取り除いて、イライラを解消するほか、皮膚の化膿を鎮めます。

（漢方DATA）
【この症状に】腹痛、肋部痛、胃痛、月経痛、歯痛、二日酔い、イライラ、化膿

【五性】温
【五味】辛、苦
【帰経】脾、肝

【漢方トピックス】
ターメリックは、中国では、「鬱金(ウコン)」「姜黄(キョウオウ)」と呼ばれる生薬。肝機能を高めて代謝をよくする働きがあるとされます。

丁子 〈クローブ〉

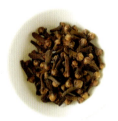

冷えによる吐き気や下痢を改善

中国では「丁香」、西洋では「クローブ」の名で知られます。強い甘い香りが胃の働きを活性化させます。

また、おなかを温め、胃腸の働きをよくするので、冷えからくる食欲不振や吐き気、下痢の改善によいでしょう。

鎮痛効果と抗菌作用があり、歯痛や歯肉炎を緩和。歯科でも利用されることがあります。

組み合わせ 丁子の香りをうつした湯でコーヒーや紅茶を煮出して。冷えを取るので、かぜの予防に最適です。

漢方DATA

- この症状に：消化不良、食欲不振、吐き気、下痢、冷え症、歯痛
- 【五性】温
- 【五味】辛
- 【帰経】脾、胃、腎、肺

通年／調味料など／セージ／ターメリック〈ウコン〉／丁子〈クローブ〉／とうがらし

とうがらし 【唐辛子】

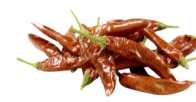

体を温めて、胃の不調に

血行をよくして、体を温めて発汗を促します。胃液の分泌を促し、食欲を増進させる効果もあります。

組み合わせ 酢にとうがらしを漬けて、とうがらしビネガーに。太りぎみや冷え症改善におすすめです。

漢方DATA

- この症状に：冷え症、胃もたれ、食欲不振
- 【五性】熱
- 【五味】辛
- 【帰経】心、脾

食材DATA

- ●栄養素／カプサイシン、β-カロテン、ビタミンB_1、ビタミンB_2、ビタミンC
- ●注意点／食べすぎると水（津液）を失う。せき、眼病、陰虚の人は避ける。

なたね油〈キャノーラ油〉【菜種油】

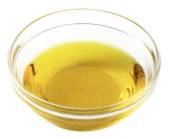

かたい便が出るときにおすすめ

菜の花の種をしぼった油。腸の活動を促し、便秘を改善します。腸内の乾燥が原因の、コロコロとしたかたい便が出るときにおすすめです。食べたものが詰まって起こる腹痛や、熱をもった腫れ物、潰瘍などにも有効です。多く含まれるα-リノレン酸は、体内に入るとIPA、DHAに変化し、血液をサラサラにして動脈硬化、血栓症、脳卒中、高脂血症の予防や改善に役立つほか、アレルギー症状を抑える作用もあるとされます。

漢方DATA
- この症状に：便秘、腹痛、腫れ物、潰瘍、動脈硬化、血栓症、アレルギー
- 【五性】温
- 【五味】辛
- 【帰経】肝、肺、脾、大腸

ナツメグ【肉豆蔻】

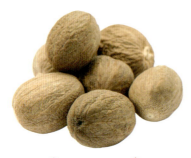

冷え症の改善に

体を温める作用にすぐれており、冷えによる腹痛に有効。血行を促進して発汗を促し、冷え症の改善に役立ちます。胃腸の調子をととのえ、便秘と下痢の改善に有効です。ひき肉料理と相性のよいナツメグですが、大量にとると、強力な幻覚作用や興奮作用で神経症状を起こすことがあるので、使う量には注意が必要です。

漢方DATA
- この症状に：冷え症、腹痛、便秘、下痢、胃痛、胃弱、母乳不足
- 【五性】温
- 【五味】辛
- 【帰経】脾、胃、大腸

漢方トピックス
漢方では、「肉豆蔻（ニクズク）」といい、健胃薬や下痢止め、母乳の分泌促進の薬などに処方されています。

バジル

発汗を促してかぜの症状を改善

胃腸の機能を高めて、消化促進します。また、発汗を促して熱を下げるので、かぜの改善に有効です。

組み合わせ　油を使った肉料理などにバジルを使ってみましょう。消化を促すので、胃もたれしにくいのです。

（ 漢方DATA ）

この症状に　発熱、かぜ、消化不良

【五性】温　【五味】辛・甘　【帰経】肺、胃、脾

（ 食材DATA ）

- 栄養素／ビタミンK、カリウム、カルシウム
- 選び方／葉の色が濃くてハリのあるもの。茎がしっかりとしたものは香りが強い。
- 注意点／特になし

パセリ

食欲不振や貧血の改善に有効

香りが消化を促進し、食欲不振の改善や疲労回復に効果的。血を補い、造血機能を促進する働きがあります。鉄分を多く含み、貧血の予防や改善に最適です。瘀血を改善する作用があるので、動脈硬化の予防や美肌づくりにもよいでしょう。

（ 漢方DATA ）

この症状に　食欲不振、疲労、貧血、動脈硬化、肌荒れ

【五性】温　【五味】辛　【帰経】肝、脾、肺

（ 食材DATA ）

- 栄養素／β-カロテン、ビタミンC、鉄、葉酸
- GI値／29
- 選び方／葉の縮れが細かくて多いもの。緑色があざやかなもの。軸にハリのあるもの。
- 注意点／特になし

通年　調味料など　❖なたね油〈キャノーラ油〉／ナツメグ／バジル／パセリ

バター【黄油】

肌荒れや便秘を改善

元気をつけて疲労を回復させ、ストレスによる不調を改善します。体にうるおいをもたらす働きがあり、乾燥による肌荒れや便秘、せきなどを解消します。

(漢方DATA)

この症状に 疲労、ストレス、乾燥肌、便秘、せき

【五性】寒　【五味】甘
【帰経】肝、脾、肺、胃、腎

はちみつ【蜂蜜】

乾いたせきや乾燥肌の緩和に

強い殺菌作用で、のどの炎症や口内炎を改善。胃腸の働きをよくして、消化不良や胃弱の改善にも有効です。肺をうるおすので、せきや痰の緩和にも効果的。便通をよくする効果も。

(漢方DATA)

この症状に せき、乾燥肌、便秘、疲労、食欲不振、胃痛、腹痛、口角炎

【五性】平　【五味】甘
【帰経】脾、肺、大腸

はっか【薄荷】〈ミント〉 P.239参照

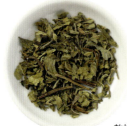

乾燥はっか

ほてりやイライラ、鼻づまりに

気の滞りを解消し、ほてりやイライラを鎮めます。鼻づまりやのどの腫れの改善やストレス解消にも有効です。

組み合わせ 消化促進やかぜ予防に、ミントの葉をそのままお湯に入れてミントティーに。

(漢方DATA)

この症状に 発熱、ほてり、のどの腫れ・痛み、イライラ、ストレス

【五性】涼　【五味】辛　【帰経】肺、肝

(食材DATA)

●栄養素／メントール、メントン、カルボン、リモネン、シオネール
●選び方／葉がみずみずしく、全体にハリのあるもの。
●注意点／一度に多量を摂取しない。

八角〈スターアニス〉

通年　調味料など

❖ バター／はちみつ／はっか〈ミント〉／八角〈スターアニス〉／フェンネル〈ういきょう〉

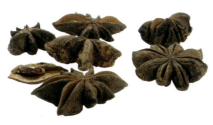

冷えによる痛みや胃腸の不調に

体を温め、痛みを解消する作用があり、冷え症、腰痛、関節痛、腹痛、おなかのハリ、吐き気を改善。独特な香り成分は、母乳分泌促進、更年期症候群の改善や、消化促進、気分のリフレッシュに有効です。また、八角の成分から、インフルエンザ治療薬のタミフルが作られたことは有名です。

漢方DATA

この症状に 冷え症、腰痛、関節痛、腹痛、おなかのハリ、吐き気、母乳の出が悪い、更年期症候群、消化不良、ゆううつ感

【五性】温　【五味】辛　【帰経】肝、脾、腎、胃

漢方トピックス

生薬名は「大茴香（ダイウイキョウ）」で、腎臓虚弱が原因で起こる嘔吐（おうと）、食欲不振、消化不良、血行障害、リウマチなどの治療に用いられます。

フェンネル〈ういきょう〉【茴香】

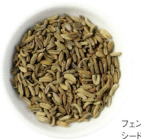

フェンネルシード

胃もたれ、腹痛などに

消化を促進し、胃もたれを改善。食欲を増進させます。体を温める作用で、胃痛や腹痛などを緩和します。

漢方トピックス

フェンネルの種（フェンネルシード）は、消化促進、胃痛、腹痛、月経痛などを改善する漢方薬に用いられています。

漢方DATA

この症状に 胃痛、腹痛、腰痛、食欲不振

【五性】温　【五味】辛　【帰経】脾、胃、肺、肝

食材DATA

- 栄養素／アネトール、カロテン、カリウム、カルシウム
- 選び方／葉先がみずみずしいもの。緑色のあざやかなもの。
- 注意点／特になし

玫瑰花
まいかいか

気滞　瘀血

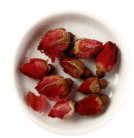

胸のつかえ感やおなかのハリに

バラ科のハマナスの花蕾を乾燥したもの。ハーブでは「ローズ」とも。
気の滞りを取り除き、胸やわき腹のつかえ、胃もたれ、おなかのハリを解消します。消化を促進し、食欲不振を改善。血の巡りをよくして、月経不順の改善や、打撲やねんざなどによるうっ血を解消します。

組み合わせ　玫瑰花にお湯を注いでお茶に。好みでレモン果汁を加えてもよいでしょう。ストレスが解消され、気分がスッキリします。(→ P.80)

(漢方DATA)

この症状に　胸のつかえ、おなかのハリ、ストレス、胃もたれ、月経不順、うっ血

【五性】温　【五味】甘　【帰経】肝、脾

みそ
【味噌】

陰虚　水毒　実熱

のぼせやイライラを鎮める

体にこもった熱をとる働きもあり、イライラやのぼせの解消にもいいでしょう。
余分な水分を排出するので、食欲不振やむくみの改善に有効。

(漢方DATA)

この症状に　食欲不振、むくみ、発熱、イライラ、のぼせ

【五性】涼　【五味】鹹　酸
【帰経】脾、胃、腎、肝

みりん
【味醂】

気虚

消化促進や老化防止に効果的

もち米、米こうじを、焼酎などの醸造アルコールで糖化熟成させ、その上澄み液をとったものが本みりんです。消化促進や血圧上昇を抑える働きのほか、老化防止やがんを抑制する抗酸化作用があります。

(漢方DATA)

この症状に　消化不良、高血圧

【五性】温　【五味】甘
【帰経】脾

ウーロン茶【烏龍茶】

気持ちを安定させ、不眠を解消

消化不良を改善し、胃もたれを改善。水分代謝を促して、むくみをとります。体脂肪の燃焼を促進するので、肥満防止にもなります。気持ちを安定させ、不眠を解消する作用も。

(漢方DATA)

この症状に　胃もたれ、むくみ、胃の膨満感、ストレス、不眠
【五性】涼・平　【五味】甘・苦
【帰経】肝、脾

紅茶【こうちゃ】

抗菌作用でかぜやむし歯予防に

殺菌作用があり、口臭やむし歯予防のほか、かぜなどの感染症予防に効果があります。脳の活動を活発にする効果があるので、頭をスッキリさせたいときにおすすめです。

(漢方DATA)

この症状に　かぜのひき始めの寒け、口臭、集中力の低下
【五性】温　【五味】甘・苦
【帰経】心、肺

コーヒー【珈琲】

眠気を解消して集中力をアップ

気持ちを安定させ、イライラやストレスを解消。眠気を覚まして、集中力を高めます。ポリフェノール（クロロゲン酸）の働きで、肥満防止や胆石抑制効果が認められています。

(漢方DATA)

この症状に　集中力の低下、眠気、気力減退、ストレス、イライラ
【五性】平　【五味】苦・甘・辛
【帰経】心、肺

ココア【可可】

疲労回復や生活習慣病の予防に

気を補って、気持ちを安定させ、疲労回復に役立ちます。活性酸素を中和するポリフェノールが老化防止に効果的。動脈硬化や高血圧など、生活習慣病の予防にも期待できます。

(漢方DATA)

この症状に　疲労、動脈硬化、高血圧、ストレス
【五性】平　【五味】苦・甘
【帰経】肺、心、大腸、胃

通年　調味料など　❖ 玫瑰花／みそ／みりん　嗜好品　❖ ウーロン茶／紅茶／コーヒー／ココア

ジャスミン茶
【茉莉花茶】

気滞 瘀血

気持ちをリラックスさせる

気の滞りを解消し、気持ちをリラックスさせ、不眠を解消します。胃腸の働きをととのえるので、食べすぎや食欲不振にもよいでしょう。二日酔いの症状の緩和にも役立ちます。

（ 漢方DATA ）

この症状に イライラ、不眠、食べすぎ、食欲不振、二日酔い

【五性】涼　【五味】甘 辛
【帰経】心、脾、肝

焼酎

気滞 瘀血 水毒

体を温めて冷えを改善する

米や麦、いもを原料とした蒸留酒。気と血の巡りをよくして体を温め、冷え症や、冷えによるトラブルを改善します。善玉コレステロールを増やす働きもあります。

（ 漢方DATA ）

この症状に 冷え症、冷えによる腹痛

【五性】熱　【五味】辛 甘
【帰経】胃、肝、心

日本酒

瘀血 陽虚 陰虚

冷えの改善や美肌づくりに有効

体を温めて、冷えによる痛みを取る効果があります。肌をうるおす作用と新陳代謝を活発にする働きで、美肌づくりにも効果的。心の陰を補い、ストレス解消にも役立ちます。

（ 漢方DATA ）

この症状に 冷えによる腹痛、ストレス

【五性】温 熱　【五味】辛 甘 苦
【帰経】心、肝、肺、胃

ハイビスカス茶
【洛神茶】

陰虚 水毒 瘀血

美肌や疲労回復効果が高い

美肌や疲労回復効果が高いのが特徴。血行を促進し、うっ血を取り除くので、月経痛や打撲、内出血の改善に有効。水分代謝を促すので、むくみが気になるときにおすすめです。

（ 漢方DATA ）

この症状に 肌荒れ、疲労、うっ血、内出血、打撲、月経痛、むくみ

【五性】涼　【五味】酸
【帰経】肝、腎、大腸

プーアル茶
【普洱茶】

消化不良や切れにくい痰に

消化不良や胃もたれを解消。肥満防止にも有効です。抗酸化作用が高く、老化防止にも役立ちます。体にたまった痰を除き、高脂血症、動脈硬化を改善します。

(漢方DATA)

この症状に 消化不良、胃もたれ、肥満、痰、高脂血症、動脈硬化

【五性】平 涼　【五味】苦
【帰経】肝、腎

緑茶
【りょくちゃ】

発熱を伴う頭痛に

体にこもった熱を取り、イライラやほてりを鎮めます。かぜで発熱し、頭痛があるときには、濃いめにいれて飲みましょう。むし歯予防やむくみ、切れにくい痰の改善にも有効です。

(漢方DATA)

この症状に かぜの発熱、頭痛、口の渇き、ほてり、イライラ、むくみ、痰

【五性】涼　【五味】甘 苦
【帰経】心、肺、胃、肝

ローズヒップ茶
【金桜子茶】

皮膚を引き締め、汗のもれを止める

皮膚や粘膜を引き締める作用（収れん作用）があり、だらだらした汗、夜間の頻尿、薄いおりもの、慢性の下痢に効果があります。

(漢方DATA)

この症状に 多汗、頻尿、薄いおりもの、下痢

【五性】平　【五味】酸
【帰経】脾、腎、膀胱

ワイン

赤
白

リラックス効果が高い

気・血の滞りを取り除き、胸のつかえやおなかのハリを改善。気持ちをリラックスさせ、不安感や不眠を解消します。赤ワインは抗酸化作用が高く、白ワインは殺菌効果が高いのが特徴。

(漢方DATA)

この症状に 胸のつかえ、おなかのハリ

【五性】温　【五味】
【帰経】心、肝、脾

通年

嗜好品

❖ ジャスミン茶／焼酎／日本酒／ハイビスカス茶／プーアル茶／緑茶／ローズヒップ茶／ワイン

もっと知りたい 薬膳 Q&A ②

Q 忙しくてなかなか薬膳を作れないときは？

A スーパーの惣菜や外食でも選び方次第で薬膳に

忙しいときは、手作りにこだわらなくてもよいでしょう。スーパーやコンビニなどで売っている惣菜などでも、食材が自分の体質に合ったものを選べば、薬膳として利用することができます。

外食する場合は、なるべく季節の食材や自分の体質に合ったものを使ったメニューを選びましょう。ひじきやきんぴらの煮もの、青菜のおひたし、みそ汁など、定番になっているものはたいてい薬膳になるので、和定食を選ぶのもおすすめです。

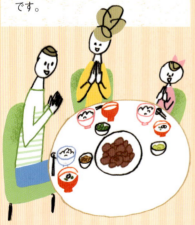

Q 体質はどんなときに変わりやすい？

A 季節や年齢、生活習慣などで変わります

気が体の上のほうにたまりやすい春には気滞、湿度が高い梅雨には水毒になりやすいなど、季節によって体質は変化します。育ち盛りで生気にあふれる子ども時代と、臓器の機能が落ちてくる高齢期も違います。生活が不規則、飲酒が多い、寝不足になりがち、ストレスが多いなど生活習慣による変化も。さらには、自然に囲まれて暮らしている、ビル街で生活しているなど、その人を取り囲む環境によっても変わります。

Q 違う体質の家族とは、同じ薬膳でいい？

A 調味料や薬味などで調節して

胃腸が弱い人がいれば、それなりの薬膳が必要でしょうが、そうでなければ、基本的にメインは同じものでいいでしょう。同じ食材でも加熱したり、やわらかくするなど調理法を変えたり、冷え症の人にはしょうがを多め、暑がりな人は辛味を控えめにするなど、調味料や薬味で調節するのも方法です。メインは同じで、副菜をそれぞれ変えるなどしても◎。

作る人が負担を感じずにできることが、薬膳を長続きさせるコツです。

Q 食材と同じ基原の生薬がありますが、食材を食べていれば、生薬を飲んでいるのと同じ？

A まったく同じとはいえません

　食材と生薬は、似て非なるもの。たとえば、みかんとみかんの皮を干した「陳皮(チンピ)」という生薬で比較してみると、みかんの帰経(きけい)は肺と胃と脾、陳皮は脾と肺です。みかんの生薬は皮を使うので、このような微妙な違いが出てきます。また、陳皮は時間が経つほどに薬効が高くなるといわれており、生のみかんよりも高い効能が期待できます。

　また、生薬の場合は煎(せん)じて飲む場合が多く、この場合も薬効が異なることがあります。生薬は、使う部位、用い方、時間の経過によって生の食材と効能に違いが出てくるものもあります。もちろん、なかにはくずと「葛根(カッコン)」のように、生の食材と生薬がほぼ同じ効能のものもあります。

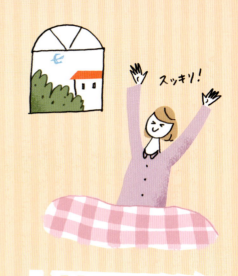

Q 漢方の食材など、手に入りにくい食材はどこで買う？

A 漢方薬局などで購入できます

　漢方食材など、欲しくてもなかなか手に入らないこともあります。漢方薬局、中華食材店、インターネット販売などで購入できるものもありますが、もし手に入らなければ、スーパーなどで簡単に手に入る食材で同じ効能があるものを使って薬膳を作ることもできます。あまり構えず、気楽に薬膳を楽しみましょう。

Q 薬膳は薬のようにすぐ効果が出るの？

A 効果はゆるやかに出ます

　薬膳の効果は、薬のように即効性はありません。なかには二日酔いにターメリック、消化不良にパクチーなど、効きめが速い食材もありますが、これはまれな例。薬膳は続けることで、ゆっくりと体質改善していきます。「朝つらかったのに、スッキリ起きられるようになった」「冬を乗りきるのが大変だったのに、今年の冬はかぜひとつひかなかった」「最近は便通がよくなって肌の状態もいい」など、長いスパンで効果を目指すものです。

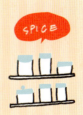

かんたん薬膳に
チャレンジ！③

薬膳酒

「酒は百薬の長」という言葉のように、古来は薬と考えられてきた酒。生薬や食材を酒に漬けることで、さらに薬効が高まるとされてきました。ただし、アルコールがNGの人や飲みすぎは禁物。自分の体質に合う果実で作ってみてもいいですね。

めまい、頭痛、不眠
便秘などの改善に

マルベリー酒

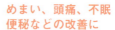

[材料]
桑の実 ……………………… 80g
氷砂糖 ……………………… 50g
白ワイン …………………… 200ml

[作り方]
1　桑の実は熟しきっていないものを選ぶ。水洗いしてよく水分を切ってから、氷砂糖とともに保存容器に入れ、白ワインを注ぎ、漬け込む。
2　冷暗所に置く。1カ月くらいたつと飲めるようになる。

MEMO
肝の血を補います。めまい、頭痛、不眠、便秘のほか、視力回復にも。くこの実30g、ごま20gなどを加えると、より効果的です。

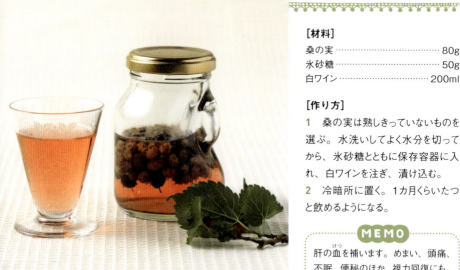

POINT

食材は自分で加減して
保存容器は密閉できるガラス製のびんが最適です。よく洗浄して、十分乾かした清潔なびんを使用します。こすときは、清潔なガーゼやペーパータオル等でこして、使いやすいほかの密閉びんに移しかえます。ここで使った果実が手に入らないときは、自分の体質に合ったほかの果実にしてもOKです。

目の疲れや抜け毛、夜間の頻尿など
ラズベリー酒

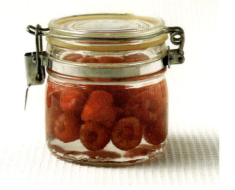

[材料]
ラズベリー ……………………… 120g
氷砂糖 …………………………… 40g
ホワイトリカー（25度）………… 250ml

[作り方]
1　ラズベリーを水洗いし、よく水分を切ってから、氷砂糖とともに保存容器に入れ、ホワイトリカーを注ぎ、漬け込む。
2　冷暗所に置く。2カ月くらいたつと飲めるようになる。

MEMO　2カ月くらいたって、ラズベリーの色が白っぽくなってきたら飲みごろです。目の疲れや抜け毛、加齢による夜間の頻尿や尿失禁、視力低下などにも効果が。ラズベリーは、生薬名を「覆盆子（フクボンシ）」といい、肝・腎（じん）を強化し、抗老化作用のある重要な生薬です。

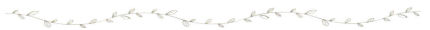

手足の筋・関節をスムーズにする消化を助け、梅雨どきの下痢・腹痛（げ）に
かりん酒

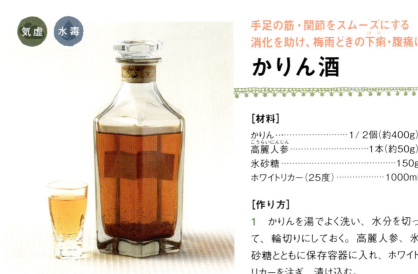

[材料]
かりん ………………………… 1/2個（約400g）
高麗人参（こうらいにんじん）……… 1本（約50g）
氷砂糖 …………………………… 150g
ホワイトリカー（25度）………… 1000ml

[作り方]
1　かりんを湯でよく洗い、水分を切って、輪切りにしておく。高麗人参、氷砂糖とともに保存容器に入れ、ホワイトリカーを注ぎ、漬け込む。
2　冷暗所に置く。1年くらい静かに寝かす。こして、ほかのびんに移す。

MEMO　高麗人参は生薬でいう「人参（ニンジン）（紅参（コウジン））」です。かりんは民間療法では、のどの渇きやせきに効果的な生薬です。

上級編

食欲がないとき、むくみや口の渇きに

いちじくとフェンネルのお酒

陰虚　気滞

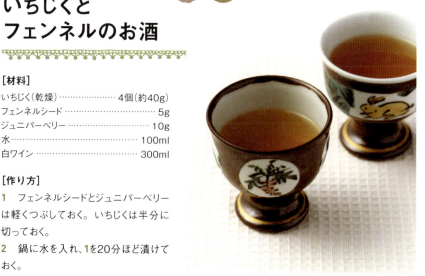

[材料]
いちじく(乾燥)……………4個(約40g)
フェンネルシード………………5g
ジュニパーベリー………………10g
水……………………………100ml
白ワイン……………………300ml

[作り方]
1　フェンネルシードとジュニパーベリーは軽くつぶしておく。いちじくは半分に切っておく。
2　鍋に水を入れ、1を20分ほど漬けておく。
3　2の鍋に白ワインを入れ、沸騰しない程度の弱火で15分ほど煮る。
4　3の粗熱が取れたら、冷蔵庫で冷やす。こして、密閉びんに移す。

MEMO　「ジュニパーベリー」はセイヨウネズの果実を乾燥させたスパイスの一種です。濃厚な薬膳酒なので、炭酸水などで割って飲むのがおすすめ。

ジューンベリーの実が手に入ったら

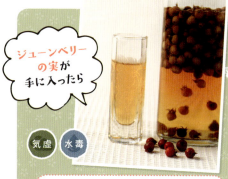

気虚　水毒

MEMO　ジューンベリーはバラ科ザイフリボク属の木。庭木として人気があり、その名のとおり、6月にブルーベリーサイズの赤い実をつけます。庭にジューンベリーがある人はぜひチャレンジしてみて。

梅雨どきのむくみ、関節の腫れと痛みに

ジューンベリー酒

[材料]
ジューンベリー……………………60g
氷砂糖………………………………50g
ドライシェリー……………………150ml

[作り方]
1　ジューンベリーを水洗いして、よく水分を切ってから、氷砂糖とともに保存容器に入れ、ドライシェリーを注ぎ、漬け込む。
2　冷暗所に置く。1カ月くらいたつと飲めるようになる。

Part 8
よく使われる生薬

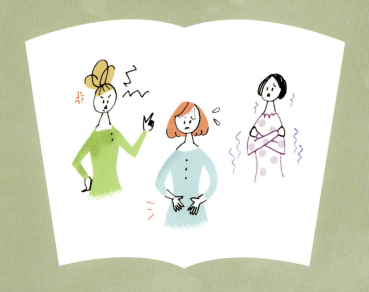

生薬とは、植物、動物、鉱物など、天然物由来の薬物のことです。
ほとんどが、乾燥や部分の切断などの加工をして使われます。
この生薬を、2種類以上ブレンドして作られたものが
漢方薬なのです。薬の効果を高めるために
さまざまな組み合わせが処方されます。
生薬について知っておくと、漢方薬&薬膳ライフも楽しくなるはず。
生薬の中には、食材として用いられているものもありますし
食材そのものを薬と考えるのが、「医食同源」なのです。

阿膠 【アキョウ】 血虚

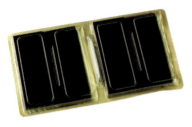

止血のほか美容やアンチエイジングにも

血をうるおすとともに、止血作用があります。体力が低下した人のめまいや動悸に効果があるほか、美容やアンチエイジングに使用されることも多い生薬です。良品は非常に高価なので、代用品が用いられることも。

（　漢方DATA　）

【この症状に】めまい、動悸、不眠、乾いたせき、吐血、不正出血、過多月経など

【五性】平
【五味】甘
【帰経】肺、肝、腎

【基原】ウマ科（Equidae）のロバ Equus asinus Linné の毛を去った皮、骨、腱またはじん帯を煮詰めて加工したもの

【注意】特になし

【含まれる漢方薬】
芎帰膠艾湯（キュウキキョウガイトウ）、温経湯（ウンケイトウ）、猪苓湯（チョレイトウ）

鬱金 【ウコン】　食材　ターメリック(P.190)　気滞 瘀血

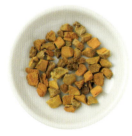

痛みを鎮め、胆汁を分泌する働きも

気・血の巡りを改善して、瘀血を解消する生薬です。さまざまな痛みに効くほか、肝臓に働きかけて、胆汁の分泌を促す作用があります。ターメリックが二日酔いのむかつきに効くとされているのは、このためです。

（　漢方DATA　）

【この症状に】胸腹部の疼痛、月経痛、外傷による疼痛、肩関節痛、胃痛、歯痛

【五性】温
【五味】辛 苦
【帰経】脾、肝

【基原】ショウガ科（Zingiberaceae）のウコン（Curcuma longa Linné）の根茎

【注意】胆汁の分泌作用が有名となったが、漫然と服用することは避ける。

【含まれる漢方薬】
中黄膏（チュウオウコウ）、延胡索散（エンゴサクサン）

黄耆【オウギ】

気虚

生薬

❖ 阿膠／鬱金／黄耆

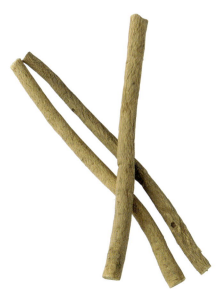

気を補い、疲労回復や虚弱体質の人に

　中国の東北・華北・北西部に分布するキバナオウギ、ナイモウオウギの根が使われています。

　気を補い、「持ちあげる」ような働きがあり、気虚の改善に使われます。倦怠感、食欲不振、息切れなどの症状に。

　また、不要な汗を止める、かぜをひきにくくする、むくみを取る、膿を取って、皮膚の再生を促進するなどの効能もあります。疲労時や虚弱体質の人に、広く使われる生薬です。

漢方DATA

【この症状に】疲労、倦怠感、食欲不振、息切れ、むくみなど

【五性】温　　【五味】甘
【帰経】脾、肺

【含まれる漢方薬】補中益気湯、十全大補湯、人参養栄湯、玉屏風散、防已黄耆湯など

【基原】マメ科(Leguminosae)のキバナオウギ Astragalus membranaceus Bunge またはナイモウオウギ Astragalus mongholicus Bunge の根

【注意】人参など、ほかの補気薬とともに用いる場合は、血圧が上がる可能性を考慮する。また多量に用いると皮膚のかゆみが生じる場合がある。

✓ Dr.'s アドバイス

気虚体質で、疲れやすい、汗が多い、かぜをひきやすいような人に適しています。漢方薬でよく使われる補中益気湯は、黄耆の気を補う作用のほか、気を持ちあげる作用を生かした処方です。食欲不振、全身倦怠感があり、朝起きるのがつらく、食後の眠気も強いときによいでしょう。

豆知識

基原植物のキバナオウギとナイモウオウギのうち、主要成分であるアストラガロサイドはナイモウオウギに多いとされます。淡黄色〜黄白色のこの黄耆のほか、中国では紅褐色〜紫褐色の晋耆(別名・紅耆)も用いられています。

黄柏【オウバク】

 実熱 虚熱

**口の渇きやほてりに効果的。
うるおいが足りず、熱っぽいときに**

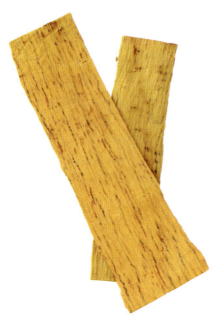

　ミカン科のキハダの周皮を除いた樹皮を乾燥したもので、味は苦く粘りけがあります。よく使われる漢方薬としては黄連解毒湯（オウレンゲドクトウ）など。

　黄柏は陰虚体質の人にも用いることができます。高齢者で口の渇きがあり、ほてりや寝汗があるような場合には、知母（チモ）とともに用いられることが多いでしょう。このような使い方をした漢方薬は、知柏地黄丸（チバクジオウガン）や滋陰降火湯（ジインコウカトウ）などです。

✓ Dr.'s アドバイス

黄連解毒湯は、黄連（オウレン）、黄芩（オウゴン）などとともに、漢方でいう熱毒、湿熱を治療する漢方薬で、各種の炎症症状や不眠、イライラなどの症状に用いられます。またうるおいの不足に虚性の熱を伴った場合（虚熱）にも用いられます。口の渇き、ほてり、寝汗などが目安になります。処方としては知柏地黄丸（チバクジオウガン）や滋陰降火湯（ジインコウカトウ）などがあります。

漢方DATA

【この症状に】黄疸（おうだん）、熱性の下痢（げり）、膀胱炎（ぼうこうえん）、口内炎、皮膚化膿症（ひふかのうしょう）

【五性】寒　【五味】苦
【帰経】腎（じん）、膀胱（ぼうこう）、大腸

【含まれる漢方薬】黄連解毒湯、滋陰降火湯、知柏地黄丸など

【基原】ミカン科（Rutaceae）のキハダ Phellodendron amurense Ruprecht または Phellodendron chinense Schneider の周皮を除いた樹皮

【注意】特になし

 豆知識

黄柏の原料となるキハダは、日本では北海道から九州にかけての全域に分布しており、民間薬としても親しまれています。奈良県の吉野山に伝わる「陀羅尼助（だらにすけ）」という薬には黄柏が含まれていて、健胃薬として用いられています。

※「虚熱」は陰（うるおい）が不足していて、熱がある状態。

黄芩 【オウゴン】

実熱

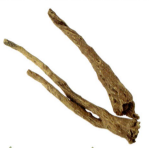

熱を冷まし、湿気を乾かす実熱の生薬

シソ科コガネバナの根を乾燥させたもので、中国北部を中心に栽培が行われています。

熱を冷まし、解毒するとともに、湿気を乾かす作用があり、目の充血、口内炎、咽頭炎、せき、黄色の痰などに使われます。

漢方DATA

この症状に 熱感、目の充血、口内炎、咽頭炎、黄色の痰、鼻出血、みぞおちの膨満感など

【五性】 寒
【五味】 苦
【帰経】 肺、大腸、小腸、脾、胆

【含まれる漢方薬】 黄連解毒湯、三黄瀉心湯、小柴胡湯、大柴胡湯、半夏瀉心湯

【基原】 シソ科(Labiatae)のコガネバナ Scutellaria baicalensis Georgi の周皮を除いた根

【注意】 副作用の肝障害や間質性肺炎に注意する。

生薬 ❖ 黄柏／黄芩／黄連

黄連 【オウレン】

実熱

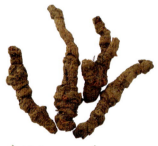

熱や炎症のほか、精神症状にも効能が

味は非常に苦く、黄芩(上記)などと同じく、熱を冷まして、解毒し、湿気を乾かします。いろいろな炎症、出血、湿熱による吐き気や下痢に用いられるほか、不眠やイライラなどの精神症状にも。

漢方DATA

この症状に 炎症、出血、湿熱による吐き気や下痢、不眠・イライラなどの精神症状

【五性】 寒
【五味】 苦
【帰経】 心、脾、胃、肝、胆、大腸

【含まれる漢方薬】 黄連解毒湯、三黄瀉心湯、半夏瀉心湯、黄連湯

【基原】 キンポウゲ科(Ranunculaceae)のオウレン Coptis japonica Makino などの根茎

【注意】 実熱がなければ用いない。

209

艾葉【ガイヨウ】

食材 よもぎ（P.44）

 陽虚

体を温める効果で、婦人科の症状に◎

　日本中で広く採集でき、食材としてもなじみのある、よもぎを使った生薬です。独特の苦みがあり、冷えを取り、体を温めて、痛みを止めたり、出血を止めたりする働きがあります。

　特に婦人科系の症状によく用いられ、冷えが原因で起こる下腹部の痛み、不正出血、過多月経、おりものなどに効果があるとされています。そのほか、吐血（と）や鼻血（けつ）などにも使われています。

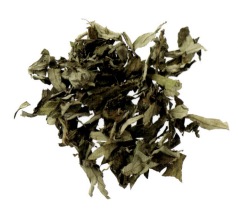

漢方DATA

この症状に 冷えによる下腹部痛、不正出血、過多月経、吐血、鼻血

【五性】温　【五味】苦 辛
【帰経】肝、脾、腎

【含まれる漢方薬】芎帰膠艾湯（キュウキキョウガイトウ）

【基原】キク科（Compositae）のヨモギ *Artemisia princeps* Pampanini またはオオヨモギ *Artemisia montana* Pampanini の葉および枝先

【注意】特になし

✓ Dr.'s アドバイス

食品でもある艾葉は、冷えを伴う出血や痛みを改善し、月経をととのえます。芎帰膠艾湯は、当帰（トウキ）、川芎（センキュウ）、地黄（ジオウ）、芍薬（シャクヤク）に阿膠（アキョウ）と艾葉が加わった構成です。前四者は、血をうるおし、巡りをよくします。阿膠（アキョウ）は血をうるおし、出血（けつ）を抑えます。冷えを伴う痔、月経困難症、過多月経、不正出血などに用いられます。

豆知識

春の草として親しみのあるよもぎ。おなじみのよもぎ餅やよもぎだんごに使われています。食材としても体を温める効果があります。
また、お灸（きゅう）のもぐさにも利用されています。

藿香 【カッコウ】

水毒　気滞

生薬

❖艾葉／藿香

夏の不調を改善してくれる香り

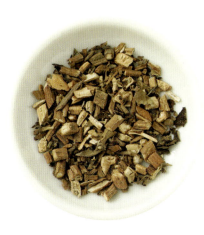

　さわやかな特有の香りをもち、精油成分に富んでいて「芳香化湿薬」に分類されます。冷たいものの食べすぎ、多湿な環境、クーラーの冷気による胃腸の不調や夏かぜを、穏やかに解消する働きをもちます。おもに吐き気や食欲不振、夏かぜなどに用いられます。

　基原植物のパチョリ（パチェリとも）は、東南アジアが原産。類似の生薬でカワミドリを基原とする「土藿香（ドカッコウ）」と区別するために、「広藿香（コウカッコウ）」ともいいます。

☑ Dr.'s アドバイス

藿香正気散（カッコウショウキサン）は、吐きくだしする胃腸かぜに用いられる漢方薬。
香砂六君子湯（コウシャリックンシトウ）は、胃腸虚弱の人の食欲不振や胃もたれに用いられる六君子湯（リックンシトウ）に、藿香、香附子（コウブシ）、縮砂（シュクシャ）（砂仁（シャニン））を加えて、湿気と気滞による腹部膨満感を解消する力を強めた処方になります。

（ 漢方DATA ）

【この症状に】下痢（ゲリ）、嘔吐（オウト）、食欲不振、消化不良、悪心（オシン）、悪寒（オカン）、夏かぜ、倦怠感（ケンタイカン）など

【五性】微温　【五味】辛
【帰経】肺、脾（ひ）、胃

【含まれる漢方薬】藿香正気散、香砂六君子湯

【基原】シソ科（Labiatae）のパチョリ Pogostemon cablin Bentham の全草または葉

【注意】特になし

豆知識

基原のパチョリには防虫効果もあり、かつてシルクロードで絹織物を運ぶ際、蛾（が）の発生を抑えるために用いられたそう。このため西洋では、パチョリは「高級な絹」をイメージさせるものとされています。アロマとしても使われます。

葛根【カッコン】

食材 くず（P.164）

かぜの初期や肩こりに おなじみの生薬

基原となる植物・クズは、日本各地、中国、フィリピンなど広範囲に分布し、日あたりのよい山林の縁、野原、道端などに生育する、ツル性の植物です。

体表の熱を散らすほか、水（津液）を上昇させる作用で、下痢や口の渇きを止めたり、うなじや肩の緊張やこりを取ったりする働きがあります。また二日酔いを治療する効果も。有名な葛根湯（カッコントウ）はその名のとおり、葛根を含む代表的な漢方薬です。

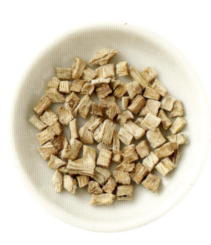

✓ Dr.'s アドバイス

葛根湯は、感冒（かぜ）の初期で悪寒、発熱とともにうなじや肩が痛むときに用いられます。葛根は、麻黄、桂皮とともに、体の「風寒の邪」（風邪）を改善し、水（津液）を上昇させて、うなじや肩の緊張をとく働きが。感冒以外にも、冷えや冷房の風からの肩こり緩和などにも応用されています。

漢方DATA

この症状に 肩こり、頭痛、かぜの初期など

【五性】涼　【五味】甘 辛
【帰経】脾、胃

【含まれる漢方薬】葛根湯、升麻葛根湯（ショウマカッコントウ）、葛根芩連湯（カッコンキンレントウ）など

【基原】マメ科（Leguminosae）のクズ Puerarialobata Ohwi の周皮を除いた根

【注意】特になし

豆知識

クズは秋の七草として知られ、日本人には古来より身近な存在でした。奈良県の吉野川上流域は、良質なくず粉（吉野葛）の産地として有名です。クズの根を粉末にした食品には、くずきりやくず餅、くず湯などがあります。

乾姜 【カンキョウ】

食材
しょうが (P.61)

陽虚

生薬

❖ 葛根／乾姜

冷えた内臓を温める「しょうが」の生薬

　胃腸や肺を温めるとともに、冷えた不要な水分を取り除く働きをもちます。花粉症の漢方薬としてポピュラーな小青竜湯（ショウセイリュウトウ）、人参湯（ニンジントウ）、苓姜朮甘湯（リョウキョウジュツカントウ）などが乾姜を含む代表的な漢方薬です。また止血作用もあり、冷えを伴う過多月経などにも用いられています。

　乾姜のもととなる生のしょうがは、吐き気を止める作用があります。また桂皮（ケイヒ）や蘇葉（ソヨウ）など他の生薬と協力して、感冒（かんぼう）（かぜ）の初期症状を治療する効能も。

☑ Dr.'s アドバイス

人参湯、小青竜湯、苓姜朮甘湯において乾姜は、冷えて低下した胃腸の機能や水の代謝を改善します。人参湯は、食欲不振や下痢傾向のとき、小青竜湯は水様性の鼻汁やサラサラの痰が多いときに用いられます。苓姜朮甘湯は、腰が冷えて、痛みやだるさがあるときに用いられています。

漢方DATA

【この症状に】冷えによる腹部痛・膨満（ぼうまん）・下痢、冷えによる腰痛、透明の痰（たん）や鼻汁など

【五性】大熱　【五味】大辛
【帰経】心、肺、脾（ひ）、胃

【含まれる漢方薬】人参湯、小青竜湯、四逆湯（シギャクトウ）、苓姜朮甘湯など

【基原】ショウガ科（Zingiberaceae）のショウガ Zingiber officinale Roscoe の根茎を湯通しまたは蒸して乾燥したもの

【注意】特になし

豆知識

日本で生薬として流通している生姜は、乾燥させた「乾生姜（カンショウキョウ）」です。中国では生姜は、生の「鮮生姜（センショウキョウ）」を用いるのが一般的。日本の漢方医も、吐き気がひどく、嘔吐（おうと）を繰り返しているときには鮮生姜がよいとしています。

甘草【カンゾウ】

食材 リコリス

 気虚

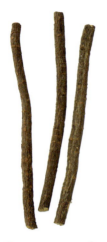

心身の緊張緩和、胃薬にも使われる

　気を補う生薬ですが、体液を守る働きもあります。痛みや心身の緊張を緩和する働きや、炎症に用いられることもあります。また漢方薬を構成している生薬を調和させて、強い生薬の副作用を防いだり、胃腸を守ったりする目的でも用いられています。

　薬用のほか、食品としても甘みを出すために、しょうゆ、菓子などに使われることも。西洋でもリコリスとしてハーブティーなどに使われています。

漢方DATA

この症状に 心身の緊張の緩和、炎症、胃痛、筋けいれん

【五性】平　【五味】甘
【帰経】十二経（五臓六腑を巡って流れる経脈）
【含まれる漢方薬】芍薬甘草湯（シャクヤクカンゾウトウ）、甘麦大棗湯（カンバクタイソウトウ）、炙甘草湯（シャカンゾウトウ）、甘草湯（カンゾウトウ）、桔梗湯（キキョウトウ）、その他多数

【基原】マメ科（Leguminosae）のウラルカンゾウ Glycyrrhiza uralensis Fischer または Glycyrrhiza glabra Linné の根およびストロン、ときには周皮を除いたもの

【注意】むくみ、高血圧、筋力低下などの原因となることがある。服薬のタイミングに一致してこれらの症状が見られたら、甘草の副作用の可能性を考慮する。特に、こむら返りに用いられる芍薬甘草湯は甘草を多く含むので、量の調節や副作用に注意する必要がある。

✓ Dr.'s アドバイス

多くの漢方薬に含まれます。特に緊張をゆるめる漢方薬として重用され、芍薬甘草湯や甘麦大棗湯が代表です。芍薬甘草湯はこむら返りに用いられ、甘麦大棗湯は強い悲哀感などのメンタル症状に適応があります。また炎症や化膿を治療する効果もあり、咽頭炎（いんとうえん）や扁桃炎（へんとうえん）などにも用いられています。

 豆知識
基原植物のウラルカンゾウは中国東北地区、新疆（しんきょう）、モンゴルを中心に分布し、中国産のものが薬用として流通していますが、日本薬局方では類縁種のスペインカンゾウ（リコリス）の使用も認められています。

桔梗【キキョウ】

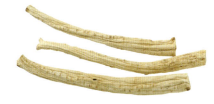

「花はお供え、根は薬」でのどに効く

「秋の七草」として名高く、花はお盆のお供えに使われることから、「花はお供え、根は薬」といわれることも。のどの痛み、せきを鎮め、痰や膿を取り除く効能があります。また薬効を身体の上部に導く作用があるとされます。

漢方DATA

この症状に 膿の混じった痰、せき、のどの痛みなど

【五性】平
【五味】苦 辛
【帰経】肺

【含まれる漢方薬】桔梗湯（キキョウトウ）、桔梗石膏（キキョウセッコウ）、排膿散及湯（ハイノウサンキュウトウ）、参蘇飲（ジンソイン）

【基原】キキョウ科(Campanulaceae)のキキョウ Platycodon grandiflorum A. De Candolle の根

【注意】特になし

枳実【キジツ】

食材 だいだい、夏みかん

 気滞 水毒

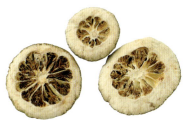

さわやかな柑橘系の香りで苦い味

日本では、だいだいや夏みかんの幼果が使われ、皮が厚く、さわやかな香りで、苦みが強いものがよいとされています。上腹部の気の滞りを破る働きがあり、胸部や腹部の膨満感や便秘を解消します。

漢方DATA

この症状に 胸部・腹部の膨満感、便秘など

【五性】微寒
【五味】苦
【帰経】脾、胃、大腸

【含まれる漢方薬】四逆散（シギャクサン）、茯苓飲（ブクリョウイン）、大柴胡湯（ダイサイコトウ）、大承気湯（ダイジョウキトウ）

【基原】ミカン科(Rutaceae)のダイダイ Citrus aurantium、C.aurantium またはナツミカン C.natsudaidai の未熟果実

【注意】特になし

生薬
甘草／桔梗／枳実

杏仁 【キョウニン】

食材 あんず（種）

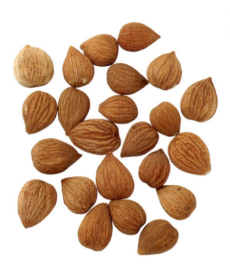

せき止め、呼吸をスムーズに

　基原植物のホンアンズ・アンズの種にはかたい殻があります。その内部に本当の種子があり、生薬では「仁」と呼ばれるこの部分を使います。

　おもな効能は、せきを止め、呼吸をスムーズにしたり、痰や湿気を解消したりする生薬です。そのほか、油分を多く含むので、便秘に用いられることもあります。

　少し毒性を含むため、特に子どもには過量にならないよう、注意が必要です。

漢方DATA

この症状に せき、呼吸困難、便秘

【五性】温　　【五味】苦 辛
【帰経】肺、大腸

【含まれる漢方薬】麻黄湯（マオウトウ）、麻杏甘石湯（マキョウカンセキトウ）、麻杏薏甘湯（マキョウヨクカントウ）、苓甘姜味辛夏仁湯（リョウカンキョウミシンゲニントウ）

【基原】バラ科（Rosaceae）のホンアンズ *Prunus armeniaca* Linné またはアンズ *Prunus armeniaca* Linné var. *ansu* Maximowicz の種子

【注意】過量に用いた場合に毒性が問題となる。特に小児には過量にならないよう注意。

✓ Dr.'s アドバイス

麻黄（マオウ）と組み合わせると、せきを止める働きが強くなります。麻黄はおもに呼気をスムーズにし、杏仁は吸気をスムーズにするとされています。麻黄湯や麻杏甘石湯がその代表例です。
麻黄湯は悪寒、発熱や関節痛がみられ、汗をかいていない状態のかぜや、インフルエンザの初期に用いられます。

豆知識

杏仁の中でも、生薬として薬用に使われるのは「苦杏仁（クキョウニン）」と呼ばれる苦みの強いもの。苦みが少なく甘い杏仁を「甜杏仁（テンキョウニン）」と呼び、おなじみの中華デザートである「杏仁豆腐（アンニンドウフ）」など、おもに食用に使われています。

金銀花【キンギンカ】

実熱

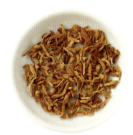

かぜの初期や湿疹などに

熱を冷まし、解毒する作用で、かぜの初期や湿疹、化膿性皮膚炎などに用いられます。かつては虫垂炎や赤痢などにも使われていました。

民間薬として、入浴剤のようにおふろに入れたり、中国ではお茶として飲んだりしています。

漢方DATA

- **この症状に**：のどかぜの初期、湿疹、化膿性皮膚炎、蜂窩織炎、咽頭炎、扁桃炎
- **【五性】**寒
- **【五味】**甘
- **【帰経】**肺、胃、心
- **【含まれる漢方薬】**銀翹散（ギンギョウサン）、治頭瘡一方（ヂヅソウイッポウ）
- **【基原】**スイカズラ科 Caprifoliaceae スイカズラ Lonicera japonica Thunberg の花蕾
- **【注意】**特になし

生薬　❖ 杏仁／金銀花／荊芥

荊芥【ケイガイ】

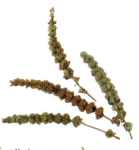

頭痛やかぜなどに効くシソ科の薬

体表に作用し、汗をかかせて、体の痛み、かぜ症状、皮膚症状などを改善します。頭痛、鼻炎など、日常よく起こりがちな不調に効果があります。頭痛に用いられる川芎茶調散（センキュウチャチョウサン）など漢方薬にも多く使われています。

漢方DATA

- **この症状に**：頭痛、感冒（かぜ）症状、鼻炎、皮膚症状など
- **【五性】**温
- **【五味】**辛
- **【帰経】**肺、肝
- **【含まれる漢方薬】**川芎茶調散、十味敗毒湯（ジュウミハイドクトウ）、荊芥連翹湯（ケイガイレンギョウトウ）
- **【基原】**シソ科（Labiatae）のケイガイ Schizonepeta tenuifolia Briquet の花穂
- **【注意】**特になし

217

桂皮【ケイヒ】

食材 シナモン（P.189）

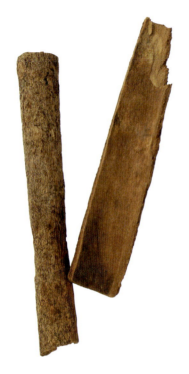

体を温めて冷えを解消する「シナモン」

　日本では一般的に、ケイの樹皮である「桂皮」を「桂枝（ケイシ）」として用いていますが、中国では「桂枝」という場合には、若い細い枝を指すことが多いようです。桂皮は、区別して「肉桂（ニッケイ）」とも呼ばれます。

　体を温める働きがあり、発汗を助け、かぜを治し、血流を改善し、冷えを解消するなどの効能が。また、温めることで水分の代謝を助ける作用もあります。

✓ Dr.'s アドバイス
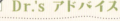

代表的な漢方薬は
①悪寒（おかん）、発熱があるかぜの初期→麻黄湯・葛根湯・桂枝湯
②パニック発作や精神的な原因による動悸（どうき）やめまい→苓桂朮甘湯、むくみや下痢→五苓散
③老人や虚弱体質者の冷えを改善→八味丸・十全大補湯

漢方DATA

【この症状に】 かぜ、冷え、関節痛

【五性】 大熱　**【五味】** 辛・甘

【帰経】 肝、腎、心、脾、胃

【含まれる漢方薬】 麻黄湯（マオウトウ）、葛根湯（カッコントウ）、桂枝湯（ケイシトウ）、苓桂朮甘湯（リョウケイジュツカントウ）、五苓散（ゴレイサン）、八味丸（ハチミガン）、十全大補湯（ジュウゼンタイホトウ）など

【基原】 クスノキ科（Lauraceae）のケイ Cinnamomum cassia Blume の樹皮または周皮の一部を除いたもの

【注意】 特になし

豆知識 中国の教科書では、体を深部から温める場合には「桂皮」（肉桂）を、体表の冷えやかぜを発散（せんさん）・解消する目的では尖端の細枝「桂枝」を用いるとされていますが、異論も多く、日本では一般的ではありません。

膠飴【コウイ】

気虚 陰虚

子どもも喜ぶ甘い良薬

米やトウモロコシ、サツマイモなどのデンプンを粉末にし、それに麦芽汁を加えて、飴のように糖化したもの。甘いので、子どもも喜んで口にする生薬です。消化器を温め、元気づけるとともに、うるおす作用があります。

漢方DATA

この症状に 腹痛、せき

【五性】微温
【五味】甘
【帰経】脾、胃、肺

【含まれる漢方薬】
小建中湯（ショウケンチュウトウ）、大建中湯（ダイケンチュウトウ）

【基原】トウモロコシ Zea mays、ジャガイモ Solanium tuberosum、サツマイモ Ipomoea batatas イネ Oryza sativa などのデンプンを糖化したもの

【注意】特になし

紅花【コウカ】

食材 べにばな

瘀血

食材にも使われ、血流を改善する

花は化粧品の原料や染料、種子は食用油になる紅花は、血流を改善して瘀血を解消し、痛みを止める働きがあります。もともとは外傷薬ですが、月経不順、月経痛など、婦人科疾患に用いられます。

漢方DATA

この症状に 外傷、月経不順、月経痛、打撲傷、ねんざ、その他の体の疼痛

【五性】温
【五味】辛
【帰経】心、肝

【含まれる漢方薬】
通導散（ツウドウサン）

【基原】キク科（Compositae）のベニバナ Carthamus tinctorius Linné の管状花を圧搾して加工したもの

【注意】妊婦は使わない。

生薬 ❖ 桂皮／膠飴／紅花

香附子【コウブシ】

  気滞

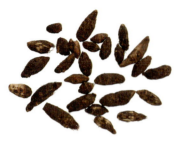

婦人科の悩みに効果がある生薬

　気の滞りを解消して、みぞおちのあたりの膨満感や痛みを改善したり、月経をととのえたりする働きがあります。漢方薬として、月経不順、神経症、更年期症候群などに用いられる芎帰調血飲や女神散が挙げられます。

【漢方DATA】

この症状に みぞおちの膨満感・痛み、月経不順、神経症など

【含まれる漢方薬】 女神散、芎帰調血飲、香砂六君子湯

【五性】平
【五味】辛 微苦 微甘
【帰経】肝、三焦

【基原】カヤツリグサ科(Cyperaceae)のハマスゲ Cyperus rotundus Linné の根茎
【注意】特になし

厚朴【コウボク】

 気滞   水毒

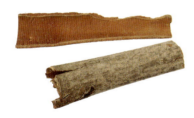

胃もたれ、吐き気などに効く健胃薬

　食べすぎ、飲みすぎや、気滞による胃腸のハリを解消して、すこやかにする生薬。また、痰や胸部の気滞を解消する働きもあり、せきや痰、のどの違和感にも用いられています。

【漢方DATA】

この症状に 胃もたれ、腹部膨満感、食欲不振、吐き気、せき、便秘

【含まれる漢方薬】 半夏厚朴湯、麻子仁丸など

【五性】温
【五味】苦 辛
【帰経】脾、胃、肺、大腸

【基原】モクレン科(Magnoliaceae)のホオノキ Magnolia obovata Thunberg、M. officinalis Rehder et Wilson などの樹皮
【注意】特になし

呉茱萸【ゴシュユ】

陽虚　水毒　気滞

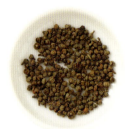

果実の苦みが気の滞りを解消する

苦みが非常に強い、ゴシュユの果実が基原。一般的に苦みには、停滞したものを引き降ろして解消する効能があります。このため呉茱萸は、腹部を温めると同時に、気の滞りや、停滞した水分を解消する働きがあります。

【漢方DATA】

- **この症状に**：冷えを伴う頭痛、腹痛、月経痛、嘔吐（おうと）、下痢（げり）
- **【五性】** 熱
- **【五味】** 辛　苦（く）
- **【帰経】** 肝、腎（じん）、脾（ひ）、胃
- **【含まれる漢方薬】** 呉茱萸湯（ゴシュユトウ）、当帰四逆加呉茱萸生姜湯（トウキシギャクカゴシュユショウキョウトウ）
- **【基原】** ミカン科（Rutaceae）のゴシュユ Evodia rutaecarpa Bentham、Evodia officinalis Dode などの果実
- **【注意】** 特になし

五味子【ゴミシ】

陰虚　気虚

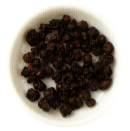

五つの味を持ち、体力回復・精神安定に

「五つの味を持つ」といわれる複雑な味のゴミシの果実ですが、酸味が多いようです。せき、汗、下痢（げり）などを止め、体力を補い、精神を安定させます。お茶、酒、ジャムなど、健康食品としても用いられることもあります。

【漢方DATA】

- **この症状に**：せき、下痢、疲労、多汗など
- **【五性】** 温
- **【五味】** 酸
- **【帰経】** 肺、心、腎（じん）
- **【含まれる漢方薬】** 清暑益気湯（セイショエッキトウ）、小青竜湯（ショウセイリュウトウ）
- **【基原】** マツブサ科（Schisandraceae）のチョウセンゴミシ Schisandra chinensis Baillon の果実
- **【注意】** 特になし

生薬

❖ 香附子／厚朴／呉茱萸／五味子

柴胡【サイコ】

 気滞

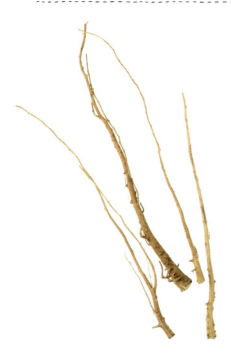

多くの漢方薬で使われる気を巡らせる生薬

　気を巡らせて、こもった熱を発散させます。黄耆(P.207)などと同じく、気を上昇させる働きもあります。多くの漢方薬に使われ、小柴胡湯、加味逍遙散、四逆散などで主薬となっています。
　補中益気湯では、落ち込んだ気を持ちあげる目的で用いられています。補中益気湯は、食欲不振や全身倦怠感などに用いられる漢方薬です。

✓ Dr.'s アドバイス

小柴胡湯は、悪寒と熱感の繰り返し、わき腹の膨満感、吐き気、口の苦さなどに用いられます。
加味逍遙散は、精神的なストレスがあり、イライラとして不定愁訴傾向があるときに。症状として、月経不順、月経痛、更年期症候群、胃炎、肩こり、眼精疲労などに効能があります。

漢方DATA

この症状に わき腹の膨満感、イライラ、胃炎など

【五性】微寒　【五味】苦 微辛
【帰経】肝、胆

【含まれる漢方薬】小柴胡湯、大柴胡湯、加味逍遙散、四逆散、補中益気湯

【基原】セリ科(Umbelliferae)のミシマサイコ Bupleurum falcatum Linné の根

【注意】特になし

豆知識

日本では、柴胡の基原植物としてミシマサイコが用いられています。「ミシマ」とつくのは、かつて静岡県の三島に良質なものが集められていたから。昔、東海道の三島宿に宿泊した旅人は、これをみやげにしたといいます。

細辛【サイシン】

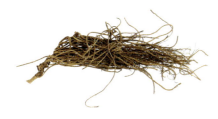

体の冷えを取り除き、痛みを止める

　体に入り込んだ冷えを、温めて取り除き、痛みを止める効果があります。水様性の痰（たん）や鼻汁の原因となるような不用な水分を解消する働きも。おもな漢方薬は、麻黄附子細辛湯（マオウブシサイシントウ）、小青竜湯（ショウセイリュウトウ）など。

(漢方DATA)

この症状に 冷え、頭痛、関節痛、鼻水など

【五性】温
【五味】辛
【帰経】肺、腎

【含まれる漢方薬】麻黄附子細辛湯、当帰四逆加呉茱萸（トウキシギャクカゴシュユ）生姜湯（ショウキョウトウ）、小青竜湯

【基原】ウマノスズクサ科（Aristlochiaceae）のウスバサイシン Asiasarum sieboldii F. Maekawa の根および根茎

【注意】特になし

山査子【サンザシ】

食材
さんざし

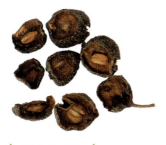

消化不良を解消する

　中国原産で、中華料理店で「山査子酒」をよく見かける山査子。消化不良を解消する働きがあり、特に肉や脂肪分に効果があります。中国で食べすぎに用いられる「保和丸（ホワガン）」には山査子が多く含まれています。

(漢方DATA)

この症状に 消化不良

【五性】微温
【五味】酸甘
【帰経】脾、胃、肝

【含まれる漢方薬】
啓脾湯（ケイヒトウ）

【基原】バラ科（Rosaceae）のサンザシ Crataegus cuneata などの偽果をそのままたは縦切もしくは横切したもの

【注意】特になし

生薬　❖ 柴胡／細辛／山査子

山梔子【サンシシ】

食材 くちなし

 実熱

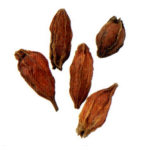

熱を冷まし、炎症、頭痛、イライラなどに

「火熱」を冷まし、「湿熱」を尿から取り去る働きがある生薬。さまざまな炎症、頭痛、目の充血、イライラなどに用いられます。出血を防ぐ働きもあり、この目的では炒めたり、炭にしたりすることもあります。

(漢方DATA)

この症状に 炎症、頭痛、目の充血、イライラ

【五性】寒
【五味】苦
【帰経】心、肺、肝、胃、三焦

【基原】アカネ科(Rubiaceae)のクチナシ *Gardenia jasminoides* Ellis の果実
【注意】特になし

【含まれる漢方薬】
インチンコウトウ　オウレンゲドクトウ　カミショウヨウサン
茵蔯蒿湯、黄連解毒湯、加味逍遙散

山椒【サンショウ】

食材 山椒(P.186)

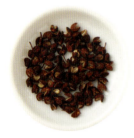

おなかの冷えや痛みを治す

食材としてもおなじみの山椒。体を温めて、湿気を乾かす働きがあります。冷えて腹痛になったとき、吐き気や嘔吐をもよおしたときに用いられます。また、山椒には駆虫効果もあり、以前は回虫に対しても使われていました。

(漢方DATA)

この症状に 冷えによる腹痛、腹部膨満感、吐き気、嘔吐

【五性】熱
【五味】辛
【帰経】脾、胃、腎

【基原】ミカン科(Rutaceae)のサンショウ *Zanthoxylum piperitum* De Candolle の成熟した果皮
【注意】特になし

【含まれる漢方薬】
ダイケンチュウトウ　トウキトウ
大建中湯、当帰湯

地黄【ジオウ】

陰虚　血虚

生薬

❖ 山梔子／山椒／地黄

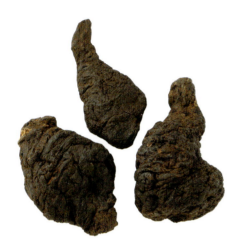

うるおいを補い
アンチエイジングが期待される

　漢方でいう「腎精」を補う作用がある薬です。「腎精」は生命を底支えするものですが、加齢とともに減少するとされています。腎が衰えると、倦怠感、ふらつき感、難聴、腰やひざの重だるさ、生殖機能の低下などが起こります。

　そのほか、乾燥症状、月経異常などに用いられます。なお、胃腸虚弱者に用いると、胃もたれや下痢の原因となることがあるので注意。

漢方DATA

【この症状に】倦怠感、ふらつき感、難聴、腰・ひざの重だるさ、生殖機能の低下、乾燥症状、月経異常

【五性】寒　【五味】甘 苦
【帰経】心、肝、腎

【含まれる漢方薬】四物湯、十全大補湯、人参養栄湯、八味丸、六味丸など

【基原】ゴマノハグサ科（Scrophulariaceae）のアカヤジオウ Rehmannia glutinosa Liboschitz var. purpurea Makino または Rehmannia glutinosa Liboschitz の肥大根

【注意】胃もたれや軟便、下痢の原因となることがある。胃腸虚弱者や胃腸症状がある場合には適用、使用量、他の生薬との組み合わせに注意。

✓ Dr.'s アドバイス

八味丸、六味丸は、地黄を含む漢方薬の代表です。腎の衰えによって起こる倦怠感、ふらつき感、腰やひざのだるさや痛み、排尿異常、生殖機能の低下などに効果があります。

冷え、寒がりがある場合には八味丸、ほてりや口の渇きが目立つときは六味丸が用いられています。

豆知識　基原植物のジオウなどは、昔、日本でも大和地方（現在の奈良県）で生産された記録もありますが、現在は中国産が大多数です。酒で蒸して、加工したものは「熟地黄」と呼ばれ、腎精を補う力がより強いとされています。

芍薬【シャクヤク】

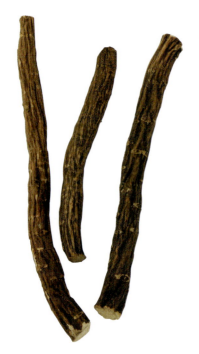

血に作用する重要な生薬

おもに、東洋医学的な血を補う（補血）作用をもっています。それ以外にも、血を補うことでストレスを和らげる作用、血の熱を冷ます（清熱涼血）作用、血液の巡りをよくし、痛みを止める（去瘀止痛）作用などがある、血に作用する重要な生薬です。

血虚による筋肉のけいれんなどに使用されることが多いのですが、感冒（かぜ）薬や消化器に作用する薬など、さまざまな漢方薬に含まれています。

✓ Dr.'s アドバイス

さまざまな漢方薬に含まれている芍薬。いろいろな作用があるので、用いられ方もさまざまです。たとえば、感冒薬としての葛根湯では、風邪との闘いで消耗した体力を補う作用、芍薬甘草湯では筋肉の緊張を和らげる作用、当帰芍薬散では排尿作用の一部として作用したりと、幅広く使用されています。

漢方DATA

この症状に 目がかすむ、顔にツヤがない、月経不順、頭痛、足つりなど筋肉のけいれん

【五性】微寒　【五味】苦
【帰経】肝

【含まれる漢方薬】当帰芍薬散、葛根湯、芍薬甘草湯、桂枝茯苓丸、加味逍遥散など

【基原】ボタン科（Paeoniaceae）のシャクヤク Paeonia lactiflora Pallas の根

【注意】特になし

豆知識

中国では、血を補う「白芍」、流れをよくする「赤芍」が区別されています。皮を取り去り白くしたものが白芍、皮が残ったものが赤芍という解釈も。日本では、皮を完全には除去せず、中間的な作用とされています。

石膏【セッコウ】

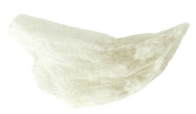

冷やす作用をもつ鉱物の生薬

冷やす(清熱)作用をもっていて、呼吸器や消化器、皮膚や関節など、さまざまな部位の熱を冷まします。また、渇きを改善させる作用も。熱症状があり、落ち着かない状態に対して、浮いた熱を鎮めるためにも使用されます。

漢方DATA

この症状に 皮膚炎、関節炎、熱中症、口の渇き、せき

【五性】 大寒
【五味】 辛 甘
【帰経】 肺、胃

【基原】 天然の含水硫酸カルシウムで、組成はほぼ $CaSO_4 \cdot 2H_2O$ である

【注意】 清熱作用が強いため、冷え症の人には慎重に用いる必要がある。

【含まれる漢方薬】 白虎加人参湯(ビャッコカニンジントウ)、越婢加朮湯(エッピカジュツトウ)、消風散(ショウフウサン)、麻杏甘石湯(マキョウカンセキトウ)、五虎湯(ゴコトウ)

川芎【センキュウ】

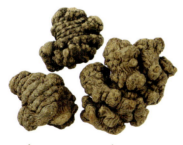

血の流れをよくする重要生薬

血の流れをよくする(活血)代表的な生薬。血を補う(補血)生薬と組み合わせて用いられます。川芎で古い血を流して取り除くことで、新しい血を効率よくつくり出せるようになるのです。月経に関する症状にも使われます。

漢方DATA

この症状に 月経不順、月経痛、頭痛(ずつう)、関節痛、外傷による疼痛

【五性】 温
【五味】 辛
【帰経】 肝、胆、心包(しんぽう)

【基原】 セリ科(Umbelliferae)のセンキュウ Cnidium officinale Makino の根茎

【注意】 中国では、日本と異なる種(セリ科マルバトウキ属)を用いるため、注意が必要。

【含まれる漢方薬】 抑肝散(ヨクカンサン)、川芎茶調散(センキュウチャチョウサン)、当帰芍薬散(トウキシャクヤクサン)、十全大補湯(ジュウゼンタイホトウ)

生薬 ❖ 芍薬／石膏／川芎

蒼朮【ソウジュツ】

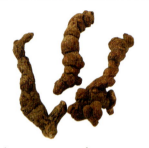

湿気を取り除くオケラの根

湿気と痛みを取り去る力にすぐれています。湿気を取る作用が強いので、水分の異常に効果があり、関節痛や胃腸障害に用いられます。そのほか、感冒(かぜ)薬として、風邪を追い払う作用もあわせもっています。

漢方DATA

この症状に 関節痛、腹部膨満感、悪心、嘔吐、下痢

【五性】温
【五味】辛 苦
【帰経】脾、胃

【含まれる漢方薬】二朮湯、桂枝加朮附湯、大防風湯、疎経活血湯、平胃散

【基原】キク科(Compositae)のホソバオケラ Atractylodes lancea De Candolle または Atractylodes chinensis Koidzumi の根茎

【注意】特になし

蘇葉【ソヨウ】

食材 赤じそ(青じそ P.24)

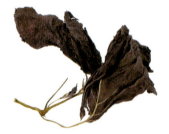

さまざまな腹部の症状に効く赤じそ

気を巡らせる(理気)作用と湿気を取り除く(去湿)作用をもち、風邪を追い払う(去風)作用もあわせもっています。体調が悪いときでも、体に負担なく摂取できて、さまざまな腹部症状に使用できる生薬です。

漢方DATA

この症状に せき・鼻水などのかぜ症状、悪心や嘔吐など胃腸障害、切迫早産、妊娠悪阻

【五性】温
【五味】辛
【帰経】肺、脾、胃

【含まれる漢方薬】半夏厚朴湯、香蘇散、参蘇飲

【基原】シソ科(Labiatae)のシソ Perilla frute-scens Britton var. acuta Kudo などの葉および枝先

【注意】特になし

大黄【ダイオウ】

`瘀血` `実熱`

生薬 ❖ 蒼朮／蘇葉／大黄

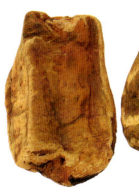
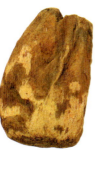

体を冷やし、血の巡りを改善して便秘などに効く

　タデ科ショウヨウダイオウなどの根が基原植物。

　下剤の作用（瀉下）をもち、加えて体を冷やす性質と、血の巡りを改善させる作用をもつため、熱をもった状態や瘀血による便秘に使用されています。他の生薬と組み合わせることによって、さまざまなタイプの便秘に使用することもできます。

　そのほか、熱を冷まして止血する作用もあわせもっている生薬です。

漢方DATA

この症状に 便秘（特に熱を伴う場合や血液の巡りが悪いとき〈瘀血〉の便秘）

【五性】寒　【五味】苦
【帰経】脾、胃、大腸、肝、心包
【含まれる漢方薬】大黄甘草湯（ダイオウカンゾウトウ）、麻子仁丸（マシニンガン）、大柴胡湯（ダイサイコトウ）、桂枝加芍薬大黄湯（ケイシカシャクヤクダイオウトウ）

【基原】タデ科（Polygonaceae）のダイオウ属 種 *Rheum palma-tum* Linné、*R. tanguticum* Maximowicz、*Rheum officinale* Baillon、またはそれらの種間雑種の通例、根茎

【注意】下剤の効果は個人で異なるため、最初は少なめから少しずつ増量して使う必要がある。

✅ Dr.'s アドバイス

さまざまな生薬の中でも、よく使用される代表的な下剤といえます。精神的に落ち着かない状態のとき、下剤を用いて、体の下の方へ病気を「下げる」ことで改善させます。
柴胡加竜骨牡蛎湯（サイコカリュウコツボレイトウ）や大柴胡湯といった漢方薬で使われる方法もあります。

豆知識

便秘の際に用いる下剤に分類されていますが、実は、一部の下痢(り)にも使用されることがあります。スッキリ出ない下痢便を、大黄を用いて「下げる」作用で、外へ出すことで、快方へ向かうことがあるのです。

大棗【タイソウ】

食材 なつめ（P.138）

 気虚 血虚

気と血を補う、甘く飲みやすい「なつめ」

おもに脾気と心血を補う作用で、心身のエネルギーを補います。薬性が強くないので、さまざまな生薬と組み合わせますが、特に胃腸薬の補助的な役割で使用されることが多いでしょう。

甘い生薬なので、精神を落ち着ける作用があり、甘く飲みやすい漢方薬へ味を調整するという面もあります。甘味に属する甘草（カンゾウ）（P.214）と同じように、補助的に使用することもありますが、気と血を補う作用は大棗のほうが強力です。

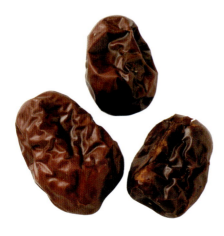

漢方DATA

この症状に 食欲不振、下痢（げり）、倦怠感（けんたいかん）、顔色不良、頭重、視力低下、精神不安、不眠、焦燥感（しょうそうかん）

【五性】微温　【五味】甘
【帰経】脾、胃、心、肝

【含まれる漢方薬】甘麦大棗湯（カンバクタイソウトウ）、葛根湯（カッコントウ）、桂枝湯（ケイシトウ）

【基原】クロウメモドキ科（Rhamnaceae）のナツメ Zizyphus jujuba Miller var. inermis Rehder の果実

【注意】うるおいを与える作用があるため、水毒には向かない。

✓ Dr.'s アドバイス

食材でいうと「なつめ」。食材としても購入できる生薬のひとつで、料理や中国茶でもよく使われます。子どもには飲みにくいような漢方薬に、味をととのえ、飲みやすくする目的で加えることも多いのです。ただし、食材として食べすぎると、胃がもたれることがありますので、注意を。

豆知識

東洋医学的に、食材の色で「赤いものは血を補う」とされています。このなつめ（大棗）もそのひとつです。ほかに、食材（生薬）でいうと、くこの実（枸杞子）（クコシ）、にんじん（人参）（ニンジン）なども挙げられます。食材ではまぐろなども。

沢瀉【タクシャ】

 水毒   気虚   実熱

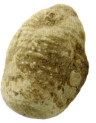 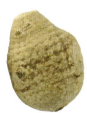

余分な水分を尿として外に出す効能

冷やす力と、水分を排泄(はいせつ)する力をもっています。熱をもった体内の余分な水分を、尿として取り除きます。むくみや腹水(ふくすい)など余分な水分がたまっている状態や、排尿痛、夜間尿や頻尿(ひんにょう)といった排尿トラブルにも使われます。

漢方DATA

この症状に むくみ、腹水、めまい、尿量が少ない・出ない、排尿痛、排尿困難、頻尿、尿混濁など

【五性】寒
【五味】甘 淡
【帰経】腎(じん)、膀胱(ぼうこう)

【含まれる漢方薬】五苓散(ゴレイサン)、五淋散(ゴリンサン)、猪苓湯(チョレイトウ)、半夏白朮天麻湯(ハンゲビャクジュツテンマトウ)、当帰芍薬散(トウキシャクヤクサン)

【基原】オモダカ科(Alismataceae)のサジオモダカ Alisma orientale Juzepczuk の塊茎で、通例、周皮を除いたもの
【注意】特になし

知母【チモ】

 気虚   実熱

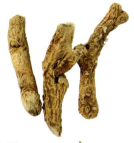

熱を冷まし、渇きをうるおす重要薬

さまざまな熱に使用できる生薬。のどの渇き、口や皮膚の乾燥、痰(たん)に水分が足りなくて出しづらいなど、さまざまな渇きを伴う症状に使われます。暑気あたりや、一部の熱感を伴う関節炎などにも、広く用いられています。

漢方DATA

この症状に 高熱、口の渇き、乾いたせき、寝汗、皮膚炎など

【五性】寒
【五味】苦
【帰経】肺、胃、腎(じん)

【含まれる漢方薬】白虎加人参湯(ビャッコカニンジントウ)、消風散(ショウフウサン)、桂芍知母湯(ケイシャクチモトウ)など

【基原】ユリ科(Liliaceae)のハナスゲ Anemarrhena asphodeloides Bunge の根茎
【注意】冷ます力が強いので冷え症の人は注意。

釣藤鈎【チョウトウコウ】

実熱

子どもの症状に使う、つり針のようなトゲ

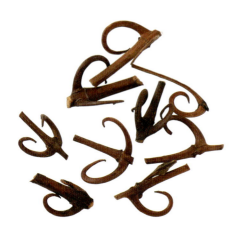

　カギカズラの茎についている、つり針のようなトゲが基原です。

　けいれんやてんかんなど、子どもの症状によく使われてきました。体の上に熱がこもった状態で現れるさまざまな症状、たとえばイライラ、頭痛、ふらつき、めまい、目の充血などの際に、熱を散らすことで作用を発揮します。そのほか、皮膚の発疹が出きらないときに、外へしっかり出す「透疹」の作用ももっています。

漢方DATA

この症状に 頭痛、イライラ、目の充血、めまい、耳鳴りなど

【五性】微寒　【五味】甘
【帰経】肝、心包（しんぽう）

【含まれる漢方薬】釣藤散（チョウトウサン）、抑肝散（ヨクカンサン）、七物降下湯（シチモツコウカトウ）

【基原】アカネ科（Rubiaceae）のカギカズラ *Uncaria rhynchophylla* Miquel、*Uncaria sinensis* Haviland または *Uncaria macrophylla* Wallich の通例トゲ

【注意】長時間煮ると効力が減弱するため、煎じる時間は短くする。

☑ Dr.'s アドバイス

日本では子どもだけでなく、大人のイライラなどにもよく使われる、抑肝散（ヨクカンサン）や抑肝散加陳皮半夏（ヨクカンサンカチンピハンゲ）に入っています。注意にもありますが、煎じ薬で用いるときには、ほかの生薬を煎じ終わった最後に入れます。揮発成分が飛んでしまう前に、すぐに内服すると効果的です。

豆知識

かつては、カギカズラのトゲではなく、樹皮を使用していたため、効能が現在と異なっていたともいわれています。カギカズラはもともと南方系の植物で、日本では千葉県、神奈川県、京都府、島根県などに分布が限られます。

陳皮【チンピ】

食材 みかん（皮）(P.28)

気滞　水毒

生薬

❖釣藤鈎／陳皮

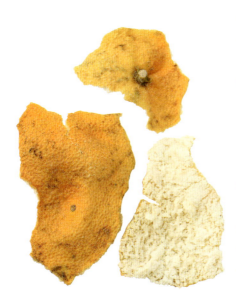

みかんの皮を使った、湿気を取り去るやさしい生薬

みかんの皮を使った生薬で、昔から、日本では民間薬としても用いられています。

体についた湿気を取り去る作用をもち、胃もたれや下痢（げり）などの消化器症状や、痰（たん）を伴うせきなどの呼吸器症状に使用されます。

薬性は温和で、胃腸にやさしく非常に使いやすい薬とされています。湿度の高い日本では、湿気を取り去るために重要な生薬のひとつです。

漢方DATA

この症状に 腹部膨満感（ぼうまんかん）、嘔吐（おうと）、下痢（げり）、食欲不振、せきなど

【五性】温　【五味】辛　苦
【帰経】脾、肺
【含まれる漢方薬】二陳湯（ニチンウトウ）、六君子湯（リックンシトウ）、平胃散（ヘイイサン）

【基原】ミカン科（*Rutaceae*）のウンシュウミカン *Citrus unshiu* Markovich または *Citrus reticulata* Blanco の成熟した果皮

【注意】乾燥させる作用をもつので、口の渇きや皮膚乾燥など、乾燥症状には向かない。

✓ Dr.'s アドバイス

湿気のある日本では、それを取り除いてくれる必須の生薬です。基原のみかんも温州（うんしゅう）みかんを使っています。
煎（せん）じ薬として使う場合、もともと消化器が弱い人に対して、漢方薬に陳皮を加えることもよくあります。陳皮の温和な性質を生かして、より胃腸にやさしい漢方薬にするのです。

豆知識

「陳」には「古い」という意味があります。生薬に使う場合、みかんの皮を3年以上かけてゆっくり陰干しした、古いものほどよいとされています。自分で陳皮を作るときは、カラカラになるまで陰干ししましょう。

当帰【トウキ】

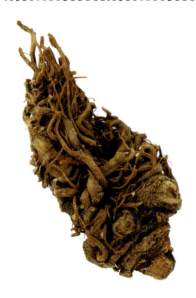

血を補う生薬の代表
さまざまな痛みの症状に

　血を補う生薬の代表が、この当帰。さまざまな漢方薬に、補血を目的として組み合わされています。

　補血以外に活血作用（瘀血を改善させる作用）があり、全身の症状以外に、皮膚疾患にも使用されます。活血による止痛作用で、頭痛や胸痛、筋肉痛、月経に関連した痛みにも用いられています。そのほか、腸をうるおし、便通を改善させる作用があることから、便秘にも使用されることがあります。

（漢方DATA）

【この症状に】めまい、動悸、不眠、顔色不良、皮膚化膿症、頭痛、月経痛、便秘症

【五性】温　　【五味】甘 辛 苦
【帰経】心、肝、脾

【含まれる漢方薬】当帰芍薬散、補中益気湯、帰脾湯、人参養栄湯、温経湯

【基原】セリ科（Umbelliferae）のトウキ Angelica acutiloba Kitagawa またはホッカイトウキ Angelica acutiloba Kitagawa var. sugiyamae Hikino の根を、通例、湯通ししたもの

【注意】胃腸が弱い人は、胃もたれ等が出る場合がある。

✓ Dr.'s アドバイス

補血といえば、まずこの当帰を考えるほど、ポピュラーな生薬。活血作用もあるため、ひとつでふた役を兼ねることができ、使いやすい薬です。血を補う処方だけでなく、気を補う有名な漢方薬・補中益気湯にも入っています。疲れの症状があるときには、補血が必要な場合があり、一部に補血の生薬を入れていることがあります。

豆知識

マトンと当帰を煮たスープ「当帰羊肉湯」が薬膳としては有名です。生薬としては、薬効を考慮して、部位を分けて使われることがあります。中心部の当帰身は補血、先端部分の当帰尾は活血に利用されます。

冬虫夏草【トウチュウカソウ】

気虚

生薬
❖当帰／冬虫夏草／桃仁

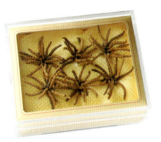

虫に寄生したきのこ、腎と肺を補う生薬

腎と肺を補う生薬です。腎では不妊症、EDなどの生殖器の症状や、足腰の痛み、耳鳴りなどの老化に伴う症状、肺ではせきや呼吸困難に使用されます。限られた高地の土地でしか育たない貴重で高価な生薬です。

漢方DATA

この症状に　不妊症、ED、夢精、耳鳴り、健忘、せき、呼吸困難

【五性】温
【五味】甘
【帰経】腎、肺

【基原】コウモリガ科などの幼虫にフユムシナツクサタケ *Cordyceps sinensis* Sacc. が寄生し、子実体を形成したもの

【注意】特になし

【含まれる漢方薬】保険適応や、一般的な漢方薬には含まれない。

桃仁【トウニン】

食材　桃（種）（P.106）

瘀血

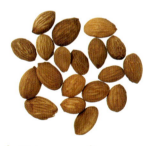

血を巡らせる、桃の種を使った生薬

瘀血に対し、血をよく巡らせる（活血）薬の代表。瘀血による月経痛など、さまざまな瘀血に使用されます。色形のよく似た杏仁とは、形のみでなく、共通したせき止め作用ももっています。便秘にも効果があります。

漢方DATA

この症状に　月経痛、外傷、打撲、皮膚化膿症

【五性】平
【五味】苦 甘
【帰経】心、肝、大腸

【基原】バラ科（*Rosaceae*）のモモ *Prunus persica* Batsch などの種子

【注意】妊婦には使用しないほうがよい。

【含まれる漢方薬】桂枝茯苓丸、桃核承気湯、大黄牡丹皮湯、腸癰湯、通導散、潤腸湯

杜仲【トチュウ】

心身衰弱からの腰痛や妊娠中にも安心して使える

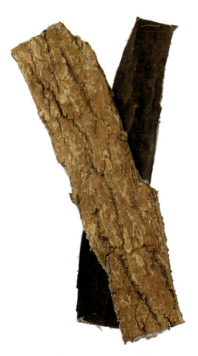

杜仲の葉を使った「杜仲茶(とちゅうちゃ)」で有名ですが、生薬としては樹皮を使います。

まず、足腰関節などを補う作用があり、腎虚(じんきょ)(心身衰弱症)の腰痛、筋萎縮による下肢の脱力感に用いられます。

ほかにも、腎虚に伴う耳鳴り、めまいなどにも使用されます。また安胎(あんたい)(赤ちゃんがやすらぐ状態)作用があり、腎虚による習慣性流産など、妊娠中のトラブルにも用いられる、重要な薬です。

漢方DATA

この症状に ひざ関節の痛み、腰痛、筋萎縮、耳鳴り、めまい、胎動不安

【五性】温　【五味】甘
【帰経】肝、腎
【含まれる漢方薬】十補丸(ジュウホガン)、杜仲丸(トチュウガン)など

【基原】トチュウ科(Eucommiaceae)のトチュウ Eucommia ulmoides Oliver の樹皮

【注意】特になし

Dr.'s アドバイス

東洋医学的に、腎を補う際に、胃腸虚弱の人には、杜仲を選択します。特に高齢者では、腎虚が多く、胃腸が弱い人も多いので、使いやすい生薬なのです。さらに、安胎作用もあるので、もちろん妊婦でも使用できます。
安全で、老若男女に幅広く使用可能な補腎薬です。

豆知識

粘り気のあるものは、東洋医学的な腎(成長発達、生殖や老化をつかさどる臓器)を補うとされますが、杜仲にも粘り気があります。ほかに、山薬(サンヤク)という生薬は、食材のやまいものこと。これも粘り気をもち、腎を補います。

人参【ニンジン】

食材 高麗人参(こうらいにんじん)

気虚　陰虚

生薬 ❖ 杜仲／人参

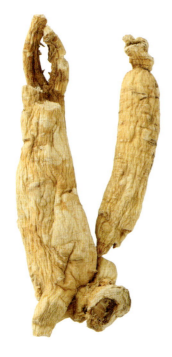

胃腸の力を補う「高麗人参」

　ウコギ科オタネニンジンの根、よく聞く「高麗人参」です。気(き)を補う重要生薬であり、さまざまな漢方薬に含まれます。

　補気の中でも、特に胃腸の力を補う作用があり、倦怠感(けんたいかん)や息切れ、食欲不振、下痢(げり)、嘔吐(おうと)などさまざまな症状に使われます。救急用には、大量に使用されることも。

　うるおす力もあり、急性熱性疾患により体の水分が消耗したときなど、水分を補う目的でも用いられます。

☑ Dr.'s アドバイス

補気の生薬といえば、漢方医は、この人参が第一に浮かびます。気を補うことで、臓器が正常に動き始め、すべての症状に効果があるからです。
おもに胃腸を補うのですが、それだけでなく、呼吸器も補うことができます。せきや声がれ、疲れで悪化するかぜへの抵抗力を高めることができます。

漢方DATA

この症状に 疲労、倦怠感、息切れ、慢性のせき、食欲不振、下痢、嘔吐、口の渇き、多汗

【五性】微温　【五味】甘　微苦
【帰経】肺、脾(ひ)

【含まれる漢方薬】人参湯(ニンジントウ)、六君子湯(リックンシトウ)、補中益気湯(ホチュウエッキトウ)、十全大補湯(ジュウゼンタイホトウ)

【基原】ウコギ科(Araliaceae)のオタネニンジン Panax ginseng C.A.Meyer の細根を除いた根

【注意】特になし

豆知識　紅参末(コウジンマツ)という粉末の生薬も保険適応となっています。人参を蒸すと赤くなるので、この名がついています。蒸してから乾燥させた粉末を用いますが、補う作用が人参に比べて強いとされています。

237

麦門冬 【バクモンドウ】

陰虚

うるおす作用があり、のどの乾燥やせきに効く

ユリ科の植物ジャノヒゲの根を生薬として用いています。

のどの乾燥感やせきなどの症状に、肺をうるおして、冷ましながら、せきを止める作用をもちます。

そのほか、心を補うことで、精神的に落ち着かないときに、安定させる作用も。またうるおす作用で、乾いたかたい便しか出ない便秘のとき、便通を改善させる作用もあわせもっています。

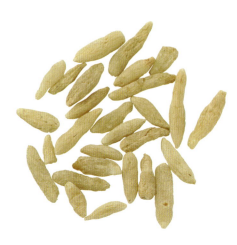

漢方DATA

この症状に 乾いたせき、切れにくい痰、口の中の渇き、不眠、焦燥感、便秘など

【五性】微寒　【五味】甘 微苦
【帰経】肺、心、胃

【含まれる漢方薬】麦門冬湯（バクモンドウトウ）、滋陰至宝湯（ジインシホウトウ）、竹筎温胆湯（チクジョウウンタントウ）

【基原】ユリ科 Liliaceae のジャノヒゲ Ophiopogon japonicus Ker-Gawler の塊根

【注意】胃腸虚弱の人は、胃がもたれることがある。

Dr.'s アドバイス

類似した生薬に「天門冬（テンモンドウ）」があり、滋陰降火湯（ジインコウカトウ）という生薬では、麦門冬とペアで用いられています。この薬は、目、肌、口の中も含め、体の大部分の乾燥に使われます。天門冬は、麦門冬に比べて、うるおす力が強いのですが、気持ちを落ち着かせる作用をもっていない短所があります。

豆知識

一般的には、ジャノヒゲの根の芯を抜いたものを用いますが、心を冷やしてうるおす作用を強化する目的の場合、芯がついたまま用いることがあります。

薄荷【ハッカ】

食材　はっか（P.194）

気滞　実熱

生薬

麦門冬／薄荷

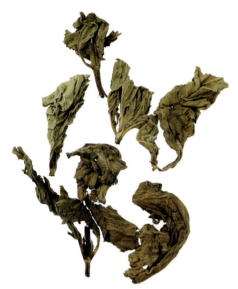

冷やしながら夏かぜや頭痛などの熱症状を治す

　西洋のハーブでは「ミント」。冷やしながら夏かぜを治し、頭痛や目の充血、のどの痛みといった熱症状を取り除く効果をもっています。皮膚のかゆみ、精神的なストレスによる胸のわきのハリ、下痢症（げり）や嘔吐症（おうと）、腹痛などにも用いられます。

　感冒（かぜ）薬としての面と、精神的にうっ滞した熱を除く作用がある生薬。煎（せん）じる際は最後に入れ、揮発性の有効成分がなくならないよう注意。

漢方DATA

【この症状に】夏かぜ、頭痛、目の充血、のどの痛み、湿疹、胸脇部のハリ

【五性】涼　【五味】辛
【帰経】肺、肝
【含まれる漢方薬】桑菊飲（ソウギクイン）、銀翹散（ギンギョウサン）、加味逍遥散（カミショウヨウサン）、清上防風湯（セイジョウボウフウトウ）、川芎茶調散（センキュウチャチョウサン）

【基原】シソ科（Labiatae）のハッカ Mentha arvensis Linné var. piperascens Malinvaud の地上部

【注意】特になし

✓ Dr.'s アドバイス

薄荷を含む漢方薬で有名な加味逍遥散は、ゆううつで気分が不快なときに使用しますが、これには薄荷が重要な働きをしているとされます。うつうつとこもった熱を、薄荷のスッとする清涼感で散らし、さらにぼやけた頭や目を明瞭にさせる作用もあるのです。

豆知識

同じシソ科のペパーミントが有名ですが、薄荷のほうがメントールを多く含みます。ですが、いくら多いといっても、煎じすぎて揮発成分が飛んでしまわないように、煎じるときには、ほかの生薬のあとから入れましょう。

半夏【ハンゲ】

気滞　水毒

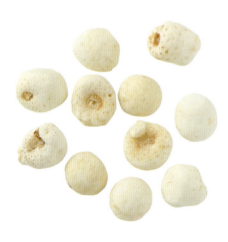

体の湿気を取り除いて
のどや胸のつかえを取る

　体の湿気を、乾燥させることで取り除く作用をもっています。湿（しつ）と関連するような、体のつかえ、痰（たん）の多いせき、嘔吐（おうと）やめまいなどの症状に使われます。

　半夏厚朴湯（ハンゲコウボクトウ）は「のどのつかえ感があるが、検査では異常がない」というような咽喉頭異常症（いんこうとういじょうしょう）に使われますが、これは半夏の「つかえを取る力」を利用しています。

　また陳皮（チンピ）(P.233)と一緒に組み合わせて使われることが多く、六君子湯（リックンシトウ）や抑肝散加陳皮半夏（ヨクカンサンカチンピハンゲ）などがその例です。

漢方DATA

この症状に　せき、頭痛、めまい、嘔吐、のどや胸のつかえ感、胸苦しさ

【五性】温　【五味】辛
【帰経】脾、胃

【含まれる漢方薬】二陳湯（ニチントウ）、朮天麻湯（ジュツテンマトウ）、半夏厚朴湯（ハンゲコウボクトウ）、半夏白朮天麻湯、半夏瀉心湯（ハンゲシャシントウ）

【基原】サトイモ科（Araceae）のカラスビシャク Pinellia ternata Breitenbach の外側を除いた塊茎

【注意】特になし

✓ Dr.'s アドバイス

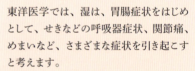

東洋医学では、湿は、胃腸症状をはじめとして、せきなどの呼吸器症状、関節痛、めまいなど、さまざまな症状を引き起こすと考えます。
この半夏は、湿気のある気候の地域、特に日本では欠かせない生薬です。

豆知識　針状の物質を含んでおり、生で摂取すると強い刺激性と毒性があります。通常は、加熱等の処理をしたものを用いています。

白朮【ビャクジュツ】

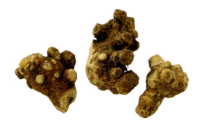

湿気を取り除き、腹部症状に効く

体の余分な湿気を取り除き、消化器を補う作用をもちます。下痢(げり)や食欲不振、腹部膨満(ぼうまん)感など腹部症状を中心に用いられ、むくみやふらつき、めまい、関節痛などにも効果が。また、汗を止める作用で多汗症にも使われます。

漢方DATA

この症状に 下痢、食欲不振、腹部膨満感、むくみ、ふらつき、めまい、関節痛、多汗症

【五性】温
【五味】甘 苦
【帰経】脾(ひ)、胃

【含まれる漢方薬】半夏白朮天麻湯(ハンゲビャクジュツテンマトウ)、人参養栄湯(ニンジンヨウエイトウ)、帰脾湯(キヒトウ)、二朮湯(ニジュツトウ)

【基原】キク科(Compositae)のオケラ Atractylodes japonica Koidzumi ex Kitamura の根茎(和ビャクジュツ)など

【注意】特になし

枇杷葉【ビワヨウ】

食材 びわ(葉)(P.70)

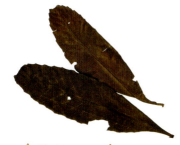

のどの症状に効くびわの葉

特にのどのかゆみや、乾燥感を伴うときに最適。痰(たん)を除きせきを止める作用、吐き気を和らげる作用をもちます。苦みと、体を冷やす性質から、肺に熱がこもる肺熱によるせき、痰、胃に熱がこもる胃熱による吐き気に使われます。

漢方DATA

この症状に せき、呼吸困難、のどの違和感、げっぷ、吐き気、嘔(おう)吐(と)、口やのどの乾燥

【五性】涼
【五味】苦
【帰経】肺、胃

【含まれる漢方薬】辛夷清肺湯(シンイセイハイトウ)

【基原】バラ科(Rosaceae)のビワ Eriobotrya japonica Lindley の葉

【注意】葉の背面には絨毛(じゅうもう)が多く刺激性があるため、除去してから使用する。

茯苓【ブクリョウ】

水毒 気虚

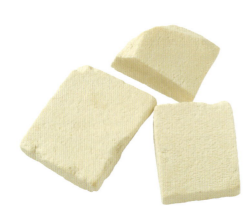

余分な水分を取り除くほか精神的な不安にも

　サルノコシカケ科マツホドの菌核を用います。きのこの一種で、おもに中心部の白色の部位を用います。

　体から余分な水分を取り除く作用をもつ代表的な生薬。体に水分がたまることで起こるむくみや尿量減少、めまい症に使用されます。

　そのほか、食欲低下、下痢（げり）、吐き気などの消化器症状や、不眠、不安感、驚きやすい、動悸（どうき）といった精神不安の際にも使われます。

漢方DATA

この症状に むくみ、尿量減少、下痢、食欲低下、腹部膨満感（ぼうまんかん）、吐き気、不眠、不安、夢が多い

【五性】平　【五味】甘 淡
【帰経】心、脾、胃、肺、腎

【含まれる漢方薬】五苓散（ゴレイサン）、四君子湯（シクンシトウ）、半夏白朮天麻湯（ハンゲビャクジュツテンマトウ）、桂枝茯苓丸（ケイシブクリョウガン）

【基原】サルノコシカケ科（Polyporaceae）のマツホド Poria cocos Wolf の外層を除いた菌核

【注意】特になし

✓ Dr.'s アドバイス

薬性は温和で、胃腸にもやさしく、対象者が誰でも使いやすい生薬です。効果も穏やかであるため、茯苓単独ではなく、ほかの生薬と組み合わせて使用されることが多いでしょう。
代表的な漢方薬の桂枝茯苓丸は産婦人科でよく使われます。

豆知識

茯苓（マツホドの菌核）の皮は、茯苓皮（ブクリョウヒ）として、皮膚の水分を取り除く作用に特化しています。皮膚の病気には、生薬の表面にある皮を用いるという考えがあるのです。マツホドは、松に寄生するきのこの一種です。

附子【ブシ】

陽虚　水毒

生薬　❖茯苓／附子

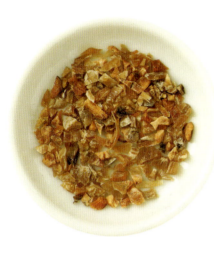

トリカブトが急性病に効く毒にも薬にもなる生薬

　有毒のトリカブトの根を用います。古来は、急性病などで激しく消耗した際や、ショック症状となったときに用いられるような、強力に温めて補う生薬です。体を温め、巡りをよくし、体の余分な水分を排泄(はいせつ)する作用があります。下痢(げり)症や頭痛、関節痛にも使用されます。

　高齢者の腰痛や冷え性など、加齢に伴って代謝が低下した状態で用いられることが多く、牛車腎気丸(ゴシャジンキガン)、八味地黄丸(ハチミジオウガン)などがその例です。

漢方DATA

この症状に　冷え性、腰痛、関節痛、むくみ、下痢症

【五性】**大熱**　【五味】**大辛**
【帰経】十二経（五臓六腑を巡って流れる経脈）

【含まれる漢方薬】真武湯(シンブトウ)、牛車腎気丸、八味地黄丸、桂枝加朮附湯(ケイシカジュツブトウ)、大防風湯(ダイボウフウトウ)、麻黄附子細辛湯(マオウブシサイシントウ)

【基原】キンポウゲ科(Ranunculaceae)のハナトリカブト Aconitum carmichaeli Debeaux またはオクトリカブト Aconitum japonicum Thunberg の塊根を加工したもの

【注意】毒性が強く、加熱等の減毒加工したものを用いる必要がある。

✓ Dr.'s アドバイス

温める作用がある附子ですが、冷え性すべての人に有効というわけではありません。特にむくみなど、水分の停滞を伴う冷え症に効果があります。附子が水分の代謝をさかんにする性質があるからです。また、温めたいからといって、とりすぎると、不整脈などの副作用もあるため、注意が必要です。

豆知識

本来は、トリカブトの母根(ぼこん)（茎と直接つながっている塊根）は「烏頭(ウズ)」という生薬で、子根を附子と呼んでいます。現在の日本薬局方では、烏頭は加熱処置していないもの、附子は加熱乾燥したものと区別して扱っています。

防風【ボウフウ】

 水毒

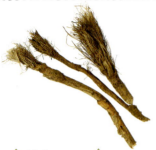

かぜをはじめ、さまざまな症状に効く

感冒(かぜ)の症状である頭痛、咽頭痛、悪寒、体の痛み、関節痛に対して用いられ、東洋医学的にかぜを追い出す「解表作用」をもっています。そのほか皮膚のかゆみ、下痢や出血などさまざまな症状に対して使われます。

漢方DATA

この症状に：頭痛、咽頭痛、関節痛、皮膚のかゆみ、けいれん、下痢、出血、体の重だるさなど

【五性】微温
【五味】辛
【帰経】膀胱、肝、脾

【基原】セリ科(Umbelliferae)のボウフウ Saposhnikovia divaricata Schischkin の根および根茎
【注意】特になし

【含まれる漢方薬】荊芥連翹湯(ケイガイレンギョウトウ)、疎経活血湯(ソケイカッケツトウ)、川芎茶調散(センキュウチャチョウサン)、大防風湯(ダイボウフウトウ)、立効散(リッコウサン)

牡丹皮【ボタンピ】

気虚 実熱 瘀血

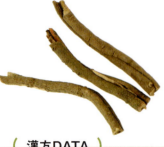

体の熱を取りながら、血を巡らせて

体の熱を取りながら、血をよく巡らせる(活血)薬。慢性病の微熱や出血など、熱を取り、月経痛、外傷を含むさまざまな瘀血にも使用されます。また、ストレスによる熱感、頭痛や眼球充血などの東洋医学的熱症状にも。

漢方DATA

この症状に：発熱、熱感、頭痛、眼球充血、外傷による疼痛腫脹

【五性】微寒
【五味】苦 辛
【帰経】心、肝、腎

【基原】ボタン科(Paeoniaceae)のボタン Paeonia suffruticosa Andrews(Paeonia moutan Sims)の根皮
【注意】特になし

【含まれる漢方薬】加味逍遥散(カミショウヨウサン)、六味丸(ロクミガン)、八味地黄丸(ハチミジオウガン)、大黄牡丹皮湯(ダイオウボタンピトウ)

麻黄【マオウ】

生薬 ❖ 防風／牡丹皮／麻黄

水毒

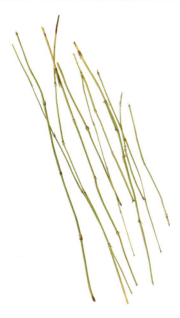

病気のもとを追い出す
かぜによく効く生薬

　冬季のさまざまな感冒(かぜ)に使用される生薬で、よく桂枝(P.218)と組み合わせて用いられます。発汗作用をもつ感冒薬で、症状としては頭痛やせきに有効です。皮膚から「病邪(病気のもと)」が出ていかないときに、「透疹」という皮膚の外へ追い出す作用があり、じんましんなどにも使用されます。

　ほかにも、関節痛や皮膚のむくみといった、水の滞りによる症状に対しても効果があります。

漢方DATA

【この症状に】寒けの強い感冒、せき、頭痛、関節痛、じんましんなど

【五性】温　【五味】辛　微苦
【帰経】肺、膀胱
【含まれる漢方薬】葛根湯、麻黄湯、小青竜湯、麻杏甘石湯、越婢加朮湯

【基原】マオウ科(Ephedraceae)のシナマオウ Ephedra sinica Stapf、Ephedra intermedia Schrenk et C.A. Meyer または Ephedra equisetina Bunge の地上茎

【注意】東洋医学的な気を消耗するため、長期連用はしないほうがよい。

✓ Dr.'s アドバイス

かぜ薬である麻黄湯が有名ですが、そのほかに重要なのが、水を動かす効果をもっている点です。東洋医学的に、病的な水が関節にたまった状態に使用されます。
リウマチや肩関節周囲炎(いわゆる五十肩)を含む、さまざまな関節痛に有効な場合があります。

豆知識

「古いほどよい」とされる生薬のひとつ。ストロー状になった茎が基原で、これには通りをよくする働きがありますが、古典では茎のふしを取り去って、見た目にも通りをよくしてから使用するよう記載されているものがあります。

竜眼肉 【リュウガンニク】

食材 竜眼肉

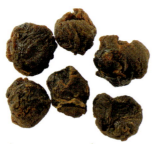

精神が安定し元気になれるドライフルーツ

リュウガンの果肉で別名「佳圓肉（けいえんにく）」とも呼ばれます。生薬としてはドライフルーツの状態で使用されます。疲れやすい状態には、脾気を補うことで元気にし、気持ちが落ち着かない状態には、心血（しんけつ）を補い精神を安定させます。

（ 漢方DATA ）

この症状に 全身倦怠感（けんたいかん）、息切れ、顔色不良、汗をかきやすい、動悸（どうき）、不眠など

【五性】平
【五味】甘
【帰経】心、脾

【基原】ムクロジ科（Sapindaceae）のリュウガン Euphoria longana Lamarck の仮種皮（ひ）

【注意】熱証や水毒（ねっしょう・すいどく）では使用注意。

【含まれる漢方薬】
帰脾湯（キヒトウ）、加味帰脾湯（カミキヒトウ）

霊芝 【レイシ】

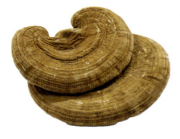

体の消耗を補い、体力をつける

体力低下を含む、さまざまな体の消耗を補う力があり、倦怠感（けんたいかん）や食欲不振など「一切の虚証虚労（きょしょうきょろう）」に用います。補う力は人参（ニンジン）のように強力ではなく穏やか。また、精神安定や、せき止めとしても用いられます。

（ 漢方DATA ）

この症状に 倦怠感、食欲不振、動悸（どうき）、不眠、健忘（けんぼう）、せき、気管支ぜんそくなど

【五性】平
【五味】甘
【帰経】脾

【基原】サルノコシカケ科（Polyporaceae）マンネンタケ Ganoderma lucidum (Leysser ex Fries) Karst の子実体

【注意】特になし

【含まれる漢方薬】
煎（せん）じ薬に加えて用いることがある

【 漢方用語解説 】

- ◆ **活血【かっけつ】** 血を活性化させ、血液の循環を改善させること。
- ◆ **火熱【かねつ】** 六気(気候の変化のこと。風・寒・暑・湿・燥・火)のひとつで、夏にあらわれる。火は熱がきわまったもの。
- ◆ **寒湿痹【かんしつひ】** 寒邪と湿邪が引き起こしたしびれ。体内や関節に水が滞り、そこに寒冷刺激が加わって、関節が冷えて痛み、しびれる状態。
- ◆ **気がのぼる・気を降ろす【きがのぼる・きをおろす】** 気の状態が正常でなくなり、体の上部(首から上など)にたまってしまっているのが「気がのぼる」。頭痛などの症状が出る。のぼってしまった気を、全身にまんべんなく巡るようにすることを「気を降ろす」という。
- ◆ **帰経【きけい】** 生薬・食材のもつ効能が、人体の臓腑、経絡、部位などに対し、特別な作用を示す。たとえば、帰経が「胃」であれば、胃に、その効能が特別に作用する。(→ P.14)
- ◆ **気・血・水【き・けつ・すい】** 漢方の考えで、人体を構成する三要素。気は生命エネルギー、血は血液、水(津液)は血液以外の体液。気・血・水のバランスで、現在の体質を判断する。(→ P.15)
- ◆ **基原【きげん】** 生薬の原材料となる動物、植物、鉱物の学名とその薬用部位。
- ◆ **去瘀止痛【きょおしつう】** 瘀血を取り去り、痛みを止めること。活血去瘀・消腫止痛(血液の循環をよくして、瘀血を取り去り、腫れを鎮め、痛みを止める)という用語もある。
- ◆ **去湿【きょしつ】** 湿邪を取り除くこと。(→邪気)
- ◆ **虚熱【きょねつ】** 体になくてはならない陰液(うるおい。水や血も含む)が不足し、陽の気が余るために発生した熱。微熱、のぼせ、ほてり、口やのどの渇きなどが起こる。
- ◆ **去風【きょふう】** 風邪を取り除くこと。(→邪気)
- ◆ **解毒【げどく】** 漢方での意味は、体に蓄積した老廃物や病邪を取り除くこと。
- ◆ **解表【げひょう・かいひょう】** 体表を開いて、浅い部分にとりついた邪気を発散させながら取り除くこと。発汗などで、体の表側にある邪気を取り除く。
- ◆ **三焦【さんしょう】** 「五臓六腑」の六腑のひとつ。実際に人体にある部位ではなく、気や水の移動する経路と考えられている。
- ◆ **湿熱【しつねつ】** 湿邪と熱邪が結びついた病気の原因。気や水が体にたまり、消化器系の症状を起こしやすい。
- ◆ **邪気【じゃき】** 体に必要がない有害な病気の原因。外から侵入する「外邪」と、体内から発生するものがある。また、六気(気候の変化のこと。風・寒・暑・湿・燥・火)がそれぞれ邪気に変わって、病因となったものを六邪(風邪や湿邪など)という。
- ◆ **十二経【じゅうにけい】** 経絡系統中の主要な構成部分で、十二の経脈の総称。五臓六腑を巡っている主要幹線道路のようなもの。
- ◆ **上品薬【じょうぼんやく】** 生薬を、性質によって3つのランクに分けることを「三品分類」と呼び、そのひとつ。作用がおだやかで、長期服用して体質改善をはかるための薬。副作用がほとんどない。「中品」は、新陳代謝の活性化をはかる。副作用もあまりない。「下品」は、作用が強く、即効性があるが、副作用を伴うこともある。
- ◆ **心血【しんけつ】** 心の機能によって、血液循環などが促進されること。心血が不足すると、不安や動悸などが起こりやすい。
- ◆ **腎精・腎の精【じんせい・じんのせい】** 生命を底支えするもの、生命の根本となるものが「精」。腎に貯蔵されている。
- ◆ **心包【しんぼう】** 心を、邪気の侵入から守っている膜のこと。心のかわりに、邪気を受けたり、全身を温める熱のもとを作ったりする。
- ◆ **水湿【すいしつ】** 湿邪のひとつ。飲食から得た水分が停滞して発生する邪気。食欲不振、下痢などが起こりやすくなる。
- ◆ **清熱【せいねつ】** 熱を冷ましたり、炎症を鎮めたりする作用。
- ◆ **体表【たいひょう】** 体の内部(内臓)ではなく、体の表側のこと。体表に起こりやすい症状は、頭痛、悪寒、発熱、うなじのこわばり、手足の関節痛など。
- ◆ **淡【たん】** 五味のほか、加えられることのある味で、薄い味のこと。利尿の作用があり、湿邪を尿として排出する。「淡」のほかには、渋みがある味の「渋」もある。
- ◆ **透疹【とうしん】** はしかなどで、発疹を促し、発汗とともに毒素を体外に排泄する。
- ◆ **熱毒【ねつどく】** 化膿、高熱、腫れ物などを起こす病邪、または症状。熱の勢いが強い状態。
- ◆ **脾気【ひき】** 五臓のひとつである脾の働きのこと。(→ P.14)
- ◆ **芳香化湿【ほうこうかしつ】** 芳香性の生薬を用い、湿邪を発散したり、利水して除去したりすること。よい香りのするものは、水分代謝をよくするので、これを使って体内の余分な水分を取り去る方法。
- ◆ **補気【ほき】** 気虚のとき、気を補い、治療すること。
- ◆ **補血【ほけつ】** 血虚のとき、血を補い、治療すること。
- ◆ **理気【りき】** 気を正常に巡らせて、機能が滞っているのを解消する方法。
- ◆ **利水【りすい】** 湿邪として排泄する方法。むくみや下痢などに使う。
- ◆ **涼血【りょうけつ】** 血熱を冷ますこと。清熱。

食材・生薬 五十音別さくいん

あ
- アーモンド ……… 137
- 青じそ ……… 24
- 阿膠 ……… 206
- あご→とびうお ……… 114
- あさつき ……… 25
- あさり ……… 75
- あじ ……… 76
- あずき ……… 52
- アボカド ……… 84
- あわ ……… 131

い
- いか ……… 46
- いちご ……… 26
- いちじく ……… 85
- 岩がき ……… 108
- いわし ……… 77

う
- ういきょう→フェンネル ……… 195
- ウーロン茶 ……… 197
- ウコン(食材)
  →ターメリック ……… 190
- 鬱金(生薬) ……… 206
- うど ……… 27
- うなぎ ……… 109
- 梅 ……… 86

え
- えごま油 ……… 186
- 枝豆 ……… 53
- えび ……… 47

お
- 黄耆 ……… 207
- 黄芩 ……… 209
- 黄柏 ……… 208
- 黄連 ……… 209
- おおば→青じそ ……… 24
- 大麦 ……… 54
- オクラ ……… 87
- オリーブ油 ……… 186
- オレンジ ……… 28

か
- 艾葉 ……… 210
- かき ……… 176
- 柿 ……… 118
- カシューナッツ ……… 137
- 花椒 ……… 186
- かつお ……… 48
- 藿香 ……… 211
- 葛根 ……… 212
- かに ……… 110
- かぶ ……… 29
- かぼす ……… 119
- かぼちゃ ……… 88
- 鴨肉 ……… 150
- からし ……… 186
- カリフラワー ……… 162
- かりん ……… 120
- カルダモン ……… 187
- かれい ……… 177
- 乾姜 ……… 213
- 甘草 ……… 214

き
- キウイフルーツ ……… 89
- 桔梗 ……… 215
- 菊花 ……… 121
- 枳実 ……… 215
- キヌア ……… 131
- きび ……… 131
- キャノーラ油
  →なたね油 ……… 192
- キャベツ ……… 30
- 牛肉 ……… 111
- 牛乳 ……… 151
- きゅうり ……… 90
- 杏仁 ……… 216
- きんかん ……… 163
- 金銀花 ……… 217
- 金針菜 ……… 55
- ぎんなん ……… 122

く
- くこの実 ……… 123
- くず ……… 164
- くず粉 ……… 164
- 栗 ……… 124
- グリーンアスパラガス ……… 31
- グリンピース ……… 32
- くるみ ……… 165
- グレープフルーツ ……… 33
- クローブ→丁子 ……… 191
- 黒きくらげ ……… 34
- 黒米 ……… 131
- 黒豆 ……… 125
- 桑の実 ……… 56

け
- 荊芥 ……… 217
- 桂皮 ……… 218
- 玄米 ……… 126

こ
- 膠飴 ……… 219
- 紅花 ……… 219
- こうじ ……… 188
- 紅茶 ……… 197
- 香附子 ……… 220
- 厚朴 ……… 220
- 高野豆腐(凍り豆腐) ……… 91
- コーヒー ……… 197
- ゴーヤー→にがうり ……… 101
- ココア ……… 197
- ココナッツミルク ……… 187
- 呉茱萸 ……… 221
- こしょう ……… 188
- ごぼう ……… 166
- ごま ……… 127
- ごま油 ……… 188
- 小松菜 ……… 167
- 五味子 ……… 221
- 小麦 ……… 128
- コリアンダー→パクチー ……… 68
- こんにゃく ……… 129
- こんぶ ……… 57

さ
- 柴胡 ……… 222
- 細辛 ……… 223
- さくらんぼ ……… 58
- ざくろ ……… 130
- さけ ……… 152
- 雑穀 ……… 131
- さつまいも ……… 132
- さといも ……… 133
- 砂糖 ……… 188
- さば ……… 153
- さやいんげん ……… 92
- さやえんどう ……… 32
- さわら ……… 178
- 山査子 ……… 223
- 山梔子 ……… 224
- 山椒(食材) ……… 186
- 山椒(生薬) ……… 224
- さんま ……… 154

し
- しいたけ ……… 59
- 塩 ……… 189
- 地黄 ……… 225
- ししとう(ししとうがらし) ……… 93
- しじみ ……… 75
- シナモン ……… 189
- しめじ ……… 134
- じゃがいも ……… 60
- 芍薬 ……… 226
- ジャスミン茶 ……… 198
- 春菊 ……… 168
- しょうが ……… 61
- 焼酎 ……… 198
- しょうゆ ……… 189
- 白きくらげ ……… 135

す
- 酢 ……… 189
- すいか ……… 94
- すずき ……… 112
- スターアニス→八角 ……… 195
- すもも ……… 95

せ
- セージ ……… 190
- 石膏 ……… 227
- せり ……… 35

セロリ ……………… 36	人参(生薬)………… 237	ほうれんそう ……… 175
川芎 ……………… 227	にんにく …………… 67	ほたて ……………… 115
そ 蒼朮 ……………… 228	**ね** ねぎ ……………… 172	牡丹皮 …………… 244
そば ………………… 96	**の** のり ………………… 57	**ま** 玫瑰花 …………… 196
蘇葉 ……………… 228	**は** 胚芽米 …………… 126	まいたけ ………… 143
そら豆 ……………… 62	パイナップル ……… 102	麻黄 ……………… 245
た ターメリック ……… 190	ハイビスカス茶 …… 198	まぐろ ……………… 48
たい ……………… 179	白菜 ……………… 173	マスタード ………… 186
大黄 ……………… 229	パクチー …………… 68	松の実 …………… 144
大根 ……………… 169	白米 ……………… 139	マトン ……………… 182
大豆 ………………… 63	麦門冬 …………… 238	マルベリー→桑の実… 56
大棗 ……………… 230	バジル …………… 193	**み** みかん ……………… 28
沢瀉 ……………… 231	はすの実 ………… 140	みそ ……………… 196
たけのこ …………… 37	パセリ …………… 193	みょうが …………… 71
たこ ……………… 113	バター …………… 194	みりん …………… 196
たまご …………… 155	はちみつ ………… 194	ミント→はっか(食材)… 194
たまねぎ …………… 38	はっか(食材) …… 194	**む** ムール貝 ………… 116
たら ……………… 180	薄荷(生薬) ……… 239	**め** メロン …………… 105
たらこ …………… 181	八角 ……………… 195	**も** 桃 ………………… 106
ち チーズ …………… 156	はと麦 …………… 141	モロヘイヤ ……… 107
知母 ……………… 231	バナナ …………… 102	**や** やまいも ………… 136
丁子 ……………… 191	パパイヤ ………… 103	**ゆ** ゆず ………………… 43
釣藤鉤 …………… 232	パプリカ …………… 41	ゆりね …………… 145
チンゲン菜 ……… 170	はまぐり …………… 78	**よ** ヨーグルト ………… 49
陳皮 ……………… 233	はるさめ …………… 74	よもぎ ……………… 44
と とうがらし ……… 191	半夏 ……………… 240	**ら** ラズベリー ………… 72
とうがん …………… 97	**ひ** ピーナッツ	らっかせい ……… 146
当帰 ……………… 234	→らっかせい …… 146	らっきょう ………… 73
冬虫夏草 ………… 235	ビーフン ………… 139	ラム ……………… 182
桃仁 ……………… 235	ピーマン …………… 41	**り** 竜眼肉 …………… 246
豆腐 ………………… 63	ひじき ……………… 69	緑茶 ……………… 199
豆苗 ………………… 39	羊肉 ……………… 182	緑豆 ……………… 74
とうもろこし ……… 64	白朮 ……………… 241	緑豆もやし ………… 74
杜仲 ……………… 236	ひらめ …………… 183	りんご …………… 147
とびうお ………… 114	びわ ………………… 70	**れ** 霊芝 ……………… 246
トマト ……………… 98	枇杷葉 …………… 241	レタス …………… 107
鶏肉 ………………… 79	**ふ** プーアル茶 ……… 199	レモン ……………… 43
な ながいも ………… 136	フェンネル ……… 195	れんこん ………… 148
梨 …………………… 99	フォー …………… 139	**ろ** ローズヒップ茶 …… 199
なす ……………… 100	ふき ………………… 42	**わ** ワイルドライス …… 149
なたね油 ………… 192	ふきのとう ………… 42	ワイン …………… 199
ナッツ類 ………… 137	茯苓 ……………… 242	わかめ ……………… 57
納豆 ………………… 65	附子 ……………… 243	わらび ……………… 45
なつめ …………… 138	豚肉 ……………… 157	
ナツメグ ………… 192	ぶどう …………… 103	
菜の花(菜花) …… 40	ぶり ……………… 184	
に にがうり ………… 101	ブルーベリー …… 104	
日本酒 …………… 198	プルーン ………… 142	
にら ……………… 171	ブロッコリー …… 174	
にんじん(食材)…… 66	**ほ** 防風 ……………… 244	

食材 症状別 さくいん

疲労、体力低下など

春
- あさつき ……… 25
- キャベツ ……… 30
- グリーンアスパラガス 31
- グレープフルーツ … 33
- 菜の花 ……… 40
- パプリカ ……… 41
- ピーマン ……… 41
- ゆず ……… 43
- レモン ……… 43
- かつお ……… 48
- まぐろ ……… 48

梅
- 枝豆 ……… 53
- 大麦 ……… 54
- さくらんぼ ……… 58
- そら豆 ……… 62
- 大豆 ……… 63
- 豆腐 ……… 63
- にんにく ……… 67
- あじ ……… 76
- いわし ……… 77
- 鶏肉 ……… 79

夏
- アボカド ……… 84
- 梅 ……… 86
- オクラ ……… 87
- かぼちゃ ……… 88
- 高野豆腐 ……… 91
- さやいんげん ……… 92
- そば ……… 96
- パパイヤ ……… 103
- ぶどう ……… 103
- メロン ……… 105
- 岩がき ……… 108
- うなぎ ……… 109
- 牛肉 ……… 111

秋
- くこの実 ……… 123
- 栗 ……… 124
- 玄米 ……… 126
- 胚芽米 ……… 126
- ごま ……… 127
- さつまいも ……… 132
- 白きくらげ ……… 135
- ながいも ……… 136
- やまいも ……… 136
- なつめ ……… 138
- 鴨肉 ……… 150
- さけ ……… 152
- さば ……… 153
- さんま ……… 154
- 豚肉 ……… 157

冬
- くるみ ……… 165
- かき ……… 176
- かれい ……… 177
- さわら ……… 178
- たい ……… 179
- たら ……… 180
- たらこ ……… 181
- 羊肉 ……… 182
- ひらめ ……… 183
- ぶり ……… 184

通
- 砂糖(黒砂糖) ……… 188
- パセリ ……… 193
- バター ……… 194
- はちみつ ……… 194
- ココア ……… 197
- ハイビスカス茶 ……… 198

胃腸の不調
(吐き気・胃もたれ・消化不良・食欲不振・おなかのハリなど)

春
- 青じそ ……… 24
- あさつき ……… 25
- いちご ……… 26
- オレンジ ……… 28
- みかん ……… 28
- かぶ ……… 29
- キャベツ ……… 30
- グリンピース ……… 32
- さやえんどう ……… 32
- グレープフルーツ ……… 33
- せり ……… 35
- たけのこ ……… 37
- たまねぎ ……… 38
- 豆苗 ……… 39
- パプリカ ……… 41
- ピーマン ……… 41
- ふき ……… 42
- ゆず ……… 43
- レモン ……… 43
- えび ……… 47

梅
- あずき ……… 52
- 枝豆 ……… 53
- 大麦 ……… 54
- さくらんぼ ……… 58
- しいたけ ……… 59
- じゃがいも ……… 60
- しょうが ……… 61
- そら豆 ……… 62
- 大豆 ……… 63
- 豆腐 ……… 63
- とうもろこし ……… 64
- 納豆 ……… 65
- にんじん ……… 66
- にんにく ……… 67
- パクチー ……… 68
- びわ ……… 70
- みょうが ……… 71
- らっきょう ……… 73
- あじ ……… 76
- 鶏肉 ……… 79

夏
- いちじく ……… 85
- 梅 ……… 86
- オクラ ……… 87
- かぼちゃ ……… 88
- キウイフルーツ ……… 89
- さやいんげん ……… 92
- ししとう ……… 93
- そば ……… 96
- トマト ……… 98
- なす ……… 100
- パイナップル ……… 102
- パパイヤ ……… 103
- ぶどう ……… 103
- 桃 ……… 106
- モロヘイヤ ……… 107
- 牛肉 ……… 111
- ほたて ……… 115

秋
- かぼす ……… 119
- 小麦 ……… 128
- さつまいも ……… 132
- さといも ……… 133
- ながいも ……… 136
- やまいも ……… 136
- なつめ ……… 138
- 白米 ……… 139
- ビーフン ……… 139
- フォー ……… 139
- はと麦 ……… 141
- らっかせい ……… 146
- りんご ……… 147
- れんこん ……… 148
- さけ ……… 152
- さんま ……… 154

冬
- カリフラワー ……… 162
- きんかん ……… 163
- 小松菜 ……… 167
- 春菊 ……… 168
- 大根 ……… 169
- ブロッコリー ……… 174
- かれい ……… 177
- ひらめ ……… 183

通
- えごま油 ……… 186
- 花椒 ……… 186
- 山椒 ……… 186
- からし ……… 186
- マスタード ……… 186
- カルダモン ……… 187
- ココナッツミルク ……… 187
- こうじ ……… 188
- こしょう ……… 188
- 砂糖(黒砂糖) ……… 188
- 塩 ……… 189
- しょうゆ ……… 189
- 酢 ……… 189
- セージ ……… 190
- ターメリック ……… 190
- 丁子 ……… 191
- とうがらし ……… 191
- ナツメグ ……… 192
- バジル ……… 193
- パセリ ……… 193
- はちみつ ……… 194
- 八角 ……… 195
- フェンネル ……… 195
- 玫瑰花 ……… 196
- みそ ……… 196
- みりん ……… 196
- ウーロン茶 ……… 197
- ジャスミン茶 ……… 198
- プーアル茶 ……… 199
- ワイン ……… 199

便秘

春
- いちご ……… 26
- かぶ ……… 29
- 黒きくらげ ……… 34
- セロリ ……… 36
- たけのこ ……… 37
- ふき ……… 42
- わらび ……… 45
- ヨーグルト ……… 49

梅
- あずき ……… 52
- 大麦 ……… 54
- こんぶ ……… 57
- のり ……… 57
- わかめ ……… 57
- じゃがいも ……… 60
- そら豆 ……… 62
- 大豆 ……… 63
- 豆腐 ……… 63
- とうもろこし ……… 64
- 納豆 ……… 65
- にんじん ……… 66
- ひじき ……… 69
- らっきょう ……… 73

夏
- アボカド ……… 84
- いちじく ……… 85
- オクラ ……… 87
- かぼちゃ ……… 88
- ししとう ……… 93
- すもも ……… 95
- パイナップル ……… 102
- ブルーベリー ……… 104
- 桃 ……… 106
- モロヘイヤ ……… 107
- レタス ……… 107

秋
- 玄米 ……… 126
- 胚芽米 ……… 126
- ごま ……… 127
- こんにゃく ……… 129
- 雑穀 ……… 131
- さつまいも ……… 132
- さといも ……… 133
- しめじ ……… 134
- 白きくらげ ……… 135
- ナッツ類 ……… 137
- プルーン ……… 142
- 松の実 ……… 144

250　　春…春の食材　　梅…梅雨の食材　　夏…夏の食材　　秋…秋の食材　　冬…冬の食材　　冬…冬の食材　　通…通年の食材

らっかせい …… 146	花椒 ………… 186	こしょう ……… 188	大豆 ………… 63
りんご ………… 147	山椒 ………… 186	砂糖(黒砂糖) … 188	豆腐 ………… 63
れんこん ……… 148	ココナッツミルク … 187	シナモン ……… 189	とうもろこし …… 64
ワイルドライス … 149	こしょう ……… 188	酢 …………… 189	ひじき ………… 69
牛乳 ………… 151	砂糖(黒砂糖) … 188	丁子 ………… 191	緑豆 ………… 74
チーズ ………… 156	シナモン ……… 189	とうがらし …… 191	緑豆もやし …… 74
豚肉 ………… 157	丁子 ………… 191	ナツメグ ……… 192	はるさめ ……… 74
㊄くるみ ……… 165	ナツメグ ……… 192	八角 ………… 195	はまぐり ……… 78
ごぼう ………… 166	ローズヒップ茶 … 199	焼酎 ………… 198	㊄きゅうり ……… 90
小松菜 ……… 167			さやいんげん …… 92
春菊 ………… 168	**肩こり・腰痛・関節痛**	**貧血**	ししとう ……… 93
ねぎ ………… 172			すいか ………… 94
白菜 ………… 173	㊄うど ………… 27	㊄黒きくらげ …… 34	すもも ………… 95
ほうれんそう …… 175	せり …………… 35	せり …………… 35	とうがん ……… 97
㊄オリーブ油 …… 186	よもぎ ………… 44	よもぎ ………… 44	なす ………… 100
ココナッツミルク … 187	わらび ………… 45	いか …………… 46	パイナップル …… 102
ごま油 ………… 188	㊄あずき ………… 52	かつお ………… 48	ぶどう ………… 103
なたね油 ……… 192	さくらんぼ …… 58	まぐろ ………… 48	レタス ………… 107
ナツメグ ……… 192	納豆 …………… 65	金針菜 ………… 55	かに …………… 110
バター ………… 194	㊄うなぎ ……… 109	㊄ひじき ………… 69	すずき ………… 112
はちみつ ……… 194	かに …………… 110	ラズベリー …… 72	㊄柿 …………… 118
	㊄菊花 ………… 121	あさり ………… 75	かりん ………… 120
下痢	黒豆 ………… 125	しじみ ………… 75	黒豆 ………… 125
	さば …………… 153	はまぐり ……… 78	玄米 ………… 126
㊄グリンピース …… 32	さんま ………… 154	高野豆腐 ……… 91	胚芽米 ……… 126
さやえんどう …… 32	㊄くず ………… 164	岩がき ……… 108	さつまいも …… 132
豆苗 ………… 39	くず粉 ………… 164	すずき ………… 112	さといも ……… 133
㊄あずき ………… 52	くるみ ………… 165	ムール貝 …… 116	ナッツ類 ……… 137
大麦 …………… 54	チンゲン菜 …… 170	㊄黒豆 ………… 125	はと麦 ……… 141
にんじん ……… 66	ねぎ ………… 172	雑穀 ………… 131	ワイルドライス … 149
にんにく ……… 67	ブロッコリー …… 174	しめじ ………… 134	鴨肉 ………… 150
らっきょう …… 73	㊄シナモン …… 189	プルーン ……… 142	さけ ………… 152
㊄いちじく ……… 85	八角 ………… 195	らっかせい …… 146	㊄花椒 ………… 186
梅 ……………… 86	フェンネル …… 195	鴨肉 ………… 150	山椒 ………… 186
そば …………… 96		さんま ………… 154	みそ ………… 196
とうがん ……… 97	**冷え、冷え症**	㊄ほうれんそう … 175	ウーロン茶 …… 197
ブルーベリー … 104		かき ………… 176	ハイビスカス茶 … 198
牛肉 ………… 111	㊄青じそ ……… 24	たい ………… 179	緑茶 ………… 199
㊄かりん ……… 120	うど …………… 27	羊肉 ………… 182	
玄米 ………… 126	よもぎ ………… 44	ぶり ………… 184	**せき・痰**
胚芽米 ……… 126	えび …………… 47	㊄パセリ ……… 193	
小麦 ………… 128	かつお ………… 48		㊄いちご ……… 26
ざくろ ………… 130	まぐろ ………… 48	**むくみ**	オレンジ ……… 28
雑穀 ………… 131	㊄さくらんぼ …… 58		みかん ………… 28
さといも ……… 133	しょうが ……… 61	㊄かぶ ………… 29	かぶ …………… 29
白きくらげ …… 135	納豆 …………… 65	グリンピース …… 32	グリーンアスパラガス … 31
はすの実 …… 140	にんにく ……… 67	さやえんどう …… 32	たけのこ ……… 37
はと麦 ……… 141	らっきょう …… 73	せり …………… 35	ふき …………… 42
りんご ………… 147	㊄ししとう ……… 93	セロリ ………… 36	ゆず …………… 43
れんこん ……… 148	㊄さけ ………… 152	たまねぎ ……… 38	レモン ………… 43
ワイルドライス … 149	さんま ………… 154	㊄あずき ………… 52	㊄びわ ………… 70
㊄くず ………… 164	㊄にら ………… 171	大麦 …………… 54	あさり ………… 75
くず粉 ………… 164	ねぎ ………… 172	金針菜 ………… 55	しじみ ………… 75
にら ………… 171	たらこ ……… 181	こんぶ ………… 57	はまぐり ……… 78
ねぎ ………… 172	羊肉 ………… 182	のり …………… 57	㊄いちじく ……… 85
たい ………… 179	㊄花椒 ………… 186	わかめ ………… 57	梅 ……………… 86
羊肉 ………… 182	山椒 ………… 186	さくらんぼ …… 58	梨 ……………… 99
㊄えごま油 …… 186	こうじ ………… 188	そら豆 ………… 62	㊄柿 …………… 118

※症状、食材は代表的なものだけを挙げています。くわしい効能、作用は各食材のページをごらんください。

食材 症状別さくいん

秋 かぼす ……… 119
かりん ……… 120
ぎんなん ……… 122
玄米 ……… 126
胚芽米 ……… 126
ざくろ ……… 130
さといも ……… 133
白きくらげ ……… 135
ながいも ……… 136
やまいも ……… 136
松の実 ……… 144
ゆりね ……… 145
らっかせい ……… 146
りんご ……… 147
れんこん ……… 148
たまご ……… 155
チーズ ……… 156
豚肉 ……… 157
冬 きんかん ……… 163
くるみ ……… 165
ごぼう ……… 166
春菊 ……… 168
大根 ……… 169
通 えごま油 ……… 186
オリーブ油 ……… 186
からし ……… 186
マスタード ……… 186
砂糖(氷砂糖) ……… 188
塩 ……… 189
バター ……… 194
はちみつ ……… 194
プーアル茶 ……… 199
緑茶 ……… 199

かぜ・寒け

春 青じそ ……… 24
ゆず ……… 43
レモン ……… 43
梅 しょうが ……… 61
にんにく ……… 67
みょうが ……… 71
らっきょう ……… 73
夏 かぼちゃ ……… 88
秋 さけ ……… 152
冬 くず ……… 164
くず粉 ……… 164
ごぼう ……… 166
ねぎ ……… 172
通 砂糖(黒砂糖) ……… 188
バジル ……… 193
紅茶 ……… 197
緑茶 ……… 199

頭痛

春 たけのこ ……… 37
夏 すもも ……… 95

にがうり ……… 101
たこ ……… 113
秋 菊花 ……… 121
さんま ……… 154
冬 くず ……… 164
くず粉 ……… 164
春菊 ……… 168
チンゲン菜 ……… 170
たらこ ……… 181
通 緑茶 ……… 199

月経痛・月経不順

春 セロリ ……… 36
菜の花 ……… 40
よもぎ ……… 44
いか ……… 46
梅 金針菜 ……… 55
みょうが ……… 71
ラズベリー ……… 72
夏 なす ……… 100
桃 ……… 106
すずき ……… 112
たこ ……… 113
秋 栗 ……… 124
黒豆 ……… 125
ながいも ……… 136
やまいも ……… 136
プルーン ……… 142
さば ……… 153
冬 チンゲン菜 ……… 170
かき ……… 176
通 砂糖(黒砂糖) ……… 188
シナモン ……… 189
セージ ……… 190
ターメリック ……… 190
玫瑰花 ……… 196
ハイビスカス茶 ……… 198

更年期症候群・のぼせ・ほてり

春 あさつき ……… 25
かぶ ……… 29
セロリ ……… 36
たけのこ ……… 37
菜の花 ……… 40
パプリカ ……… 41
ピーマン ……… 41
ヨーグルト ……… 49
梅 こんぶ ……… 57
のり ……… 57
わかめ ……… 57
大豆 ……… 63
豆腐 ……… 63
びわ ……… 70
はまぐり ……… 78
夏 キウイフルーツ ……… 89
きゅうり ……… 90

すいか ……… 94
とうがん ……… 97
トマト ……… 98
にがうり ……… 101
ムール貝 ……… 116
秋 菊花 ……… 121
黒豆 ……… 125
小麦 ……… 128
ざくろ ……… 130
ゆりね ……… 145
りんご ……… 147
ワイルドライス ……… 149
鴨肉 ……… 150
冬 小松菜 ……… 167
春菊 ……… 168
大根 ……… 169
白菜 ……… 173
かき ……… 176
通 セージ ……… 190
はっか ……… 194
八角 ……… 195
みそ ……… 196
緑茶 ……… 199

ストレス・イライラ

春 あさつき ……… 25
かぶ ……… 29
せり ……… 35
セロリ ……… 36
たけのこ ……… 37
たまねぎ ……… 38
菜の花 ……… 40
えび ……… 47
梅 パクチー ……… 68
キウイフルーツ ……… 89
夏 すいか ……… 94
すもも ……… 95
にがうり ……… 101
バナナ ……… 102
メロン ……… 105
モロヘイヤ ……… 107
レタス ……… 107
岩がき ……… 108
とびうお ……… 114
秋 菊花 ……… 121
くこの実 ……… 123
玄米 ……… 126
胚芽米 ……… 126
ナッツ類 ……… 137
なつめ ……… 138
ゆりね ……… 145
牛乳 ……… 151
さんま ……… 154
冬 きんかん ……… 163
小松菜 ……… 167
春菊 ……… 168
チンゲン菜 ……… 170

ほうれんそう ……… 175
かき ……… 176
かれい ……… 177
羊肉 ……… 182
ひらめ ……… 183
通 こうじ ……… 188
セージ ……… 190
ターメリック ……… 190
バター ……… 194
はっか ……… 194
玫瑰花 ……… 196
みそ ……… 196
ウーロン茶 ……… 197
コーヒー ……… 197
ココア ……… 197
ジャスミン茶 ……… 198
日本酒 ……… 198
緑茶 ……… 199

ゆううつ感・不安

梅 金針菜 ……… 55
にがうり ……… 101
バナナ ……… 102
夏 岩がき ……… 108
秋 玄米 ……… 126
胚芽米 ……… 126
小麦 ……… 128
なつめ ……… 138
はすの実 ……… 140
りんご ……… 147
牛乳 ……… 151
たまご ……… 155
冬 かき ……… 176
たら ……… 180
通 セージ ……… 190
八角 ……… 195

食材 体質別さくいん

気虚

春
- あさつき ……… 25
- キャベツ ……… 30
- グリンピース ……… 32
- さやえんどう ……… 32
- パプリカ ……… 41
- ピーマン ……… 41
- えび ……… 47
- かつお ……… 48
- まぐろ ……… 48
- ヨーグルト ……… 49

梅
- 枝豆 ……… 53
- 大麦 ……… 54
- さくらんぼ ……… 58
- しいたけ ……… 59
- じゃがいも ……… 60
- しょうが ……… 61
- そら豆 ……… 62
- 大豆 ……… 63
- 豆腐 ……… 63
- とうもろこし ……… 64
- にんじん ……… 66
- パクチー ……… 68
- あじ ……… 76
- いわし ……… 77
- 鶏肉 ……… 79

夏
- アボカド ……… 84
- いちじく ……… 85
- かぼちゃ ……… 88
- さやいんげん ……… 92
- そば ……… 96
- パイナップル ……… 102
- パパイヤ ……… 103
- ぶどう ……… 103
- 岩がき ……… 108
- うなぎ ……… 109
- 牛肉 ……… 111
- すずき ……… 112
- たこ ……… 113
- とびうお ……… 114
- ほたて ……… 115

秋
- かぼす ……… 119
- ぎんなん ……… 122
- 栗 ……… 124
- 玄米 ……… 126
- 胚芽米 ……… 126
- 小麦 ……… 128
- 雑穀 ……… 131
- さつまいも ……… 132
- さといも ……… 133
- ながいも ……… 136
- やまいも ……… 136
- ナッツ類 ……… 137
- なつめ ……… 138
- 白米 ……… 139
- ビーフン ……… 139
- フォー ……… 139

- はすの実 ……… 140
- はと麦 ……… 141
- まいたけ ……… 143
- 松の実 ……… 144
- 鴨肉 ……… 150
- さけ ……… 152
- さば ……… 153
- さんま ……… 154
- 豚肉 ……… 157

冬
- カリフラワー ……… 162
- くるみ ……… 165
- ブロッコリー ……… 174
- かき ……… 176
- かれい ……… 177
- さわら ……… 178
- たい ……… 179
- たら ……… 180
- たらこ ……… 181
- 羊肉 ……… 182
- ひらめ ……… 183
- ぶり ……… 184

通
- ココナッツミルク ……… 187
- ごま油 ……… 188
- 砂糖（氷砂糖）……… 188
- バター ……… 194
- はちみつ ……… 194
- みりん ……… 196
- ウーロン茶 ……… 197
- ココア ……… 197
- プーアル茶 ……… 199
- ローズヒップ茶 ……… 199

気滞

春
- 青じそ ……… 24
- オレンジ ……… 28
- みかん ……… 28
- かぶ ……… 29
- キャベツ ……… 30
- グリンピース ……… 32
- さやえんどう ……… 32
- グレープフルーツ ……… 33
- せり ……… 35
- セロリ ……… 36
- たけのこ ……… 37
- たまねぎ ……… 38
- 菜の花 ……… 40
- パプリカ ……… 41
- ピーマン ……… 41
- ゆず ……… 43
- レモン ……… 43
- よもぎ ……… 44
- えび ……… 47

梅
- 納豆 ……… 65
- にんにく ……… 67
- パクチー ……… 68
- びわ ……… 70
- みょうが ……… 71

- らっきょう ……… 73
- 鶏肉 ……… 79

春
- いちじく ……… 85
- オクラ ……… 87
- キウイフルーツ ……… 89
- そば ……… 96
- にがうり ……… 101
- メロン ……… 105
- レタス ……… 107

秋
- かぼす ……… 119
- かりん ……… 120
- ごま ……… 127
- 小麦 ……… 128
- こんにゃく ……… 129
- ナッツ類 ……… 137
- ゆりね ……… 145
- りんご ……… 147
- カリフラワー ……… 162

冬
- きんかん ……… 163
- 小松菜 ……… 167
- 春菊 ……… 168
- 大根 ……… 169
- にら ……… 171
- ねぎ ……… 172
- 白菜 ……… 173
- ブロッコリー ……… 174

通
- えごま油 ……… 186
- からし ……… 186
- マスタード ……… 186
- カルダモン ……… 187
- こうじ ……… 188
- こしょう ……… 188
- 酢 ……… 189
- ターメリック ……… 190
- とうがらし ……… 191
- ナツメグ ……… 192
- バジル ……… 193
- パセリ ……… 193
- はっか ……… 194
- 八角 ……… 195
- フェンネル ……… 195
- 玫瑰花 ……… 196
- 紅茶 ……… 197
- コーヒー ……… 197
- ココア ……… 197
- ジャスミン茶 ……… 198
- 焼酎 ……… 198
- ワイン（赤）……… 199
- ワイン（白）……… 199

血虚

春
- キャベツ ……… 30
- 黒きくらげ ……… 34
- いか ……… 46
- かつお ……… 48
- まぐろ ……… 48
- ヨーグルト ……… 49

春…春の食材　梅…梅雨の食材　夏…夏の食材　秋…秋の食材　冬…冬の食材　冬…冬の食材　通…通年の食材

253

食材 体質別 さくいん

- 梅 金針菜 ……………… 55
  - 桑の実 ……………… 56
  - さくらんぼ …………… 58
  - しいたけ ……………… 59
  - にんじん ……………… 66
  - ひじき ………………… 69
  - ラズベリー …………… 72
  - あじ …………………… 76
  - いわし ………………… 77
- 夏 アボカド ……………… 84
  - ぶどう ………………… 103
  - 岩がき ………………… 108
  - 牛肉 …………………… 111
  - すずき ………………… 112
  - たこ …………………… 113
  - とびうお ……………… 114
  - ほたて ………………… 115
  - ムール貝 ……………… 116
- 秋 くこの実 ……………… 123
  - 黒豆 …………………… 125
  - ごま …………………… 127
  - さつまいも …………… 132
  - しめじ ………………… 134
  - なつめ ………………… 138
  - はすの実 ……………… 140
  - プルーン ……………… 142
  - らっかせい …………… 146
  - 牛乳 …………………… 151
  - さば …………………… 153
  - さんま ………………… 154
  - たまご(卵黄) ………… 155
  - チーズ ………………… 156
  - 豚肉 …………………… 157
- 冬 くるみ ………………… 165
  - チンゲン菜 …………… 170
  - ほうれんそう ………… 175
  - かき …………………… 176
  - たい …………………… 179
  - たら …………………… 180
  - たらこ ………………… 181
  - 羊肉 …………………… 182
  - ぶり …………………… 184
- 通 ごま油 ………………… 188
  - 砂糖(黒砂糖) ………… 188
  - パセリ ………………… 193

瘀血

- 春 グレープフルーツ …… 33
  - 黒きくらげ …………… 34
  - せり …………………… 35
  - たまねぎ ……………… 38
  - 菜の花 ………………… 40
  - ふき …………………… 42
  - ふきのとう …………… 42
  - よもぎ ………………… 44
  - いか …………………… 46
  - かつお ………………… 48
  - まぐろ ………………… 48
- 梅 あずき ………………… 52

- 枝豆 …………………… 53
- 金針菜 ………………… 55
- しいたけ ……………… 59
- 大豆 …………………… 63
- 豆腐 …………………… 63
- 納豆 …………………… 65
- にんにく ……………… 67
- ひじき ………………… 69
- みょうが ……………… 71
- ラズベリー …………… 72
- いわし ………………… 77
- はまぐり ……………… 78
- 夏 ししとう ……………… 93
  - なす …………………… 100
  - ブルーベリー ………… 104
  - 桃 ……………………… 106
  - うなぎ ………………… 109
  - かに …………………… 110
  - たこ …………………… 113
- 秋 栗 ……………………… 124
  - 黒豆 …………………… 125
  - こんにゃく …………… 129
  - さといも ……………… 133
  - ナッツ類 ……………… 137
  - プルーン ……………… 142
  - れんこん ……………… 148
  - さけ …………………… 152
  - さんま ………………… 154
- 冬 ごぼう ………………… 166
  - 小松菜 ………………… 167
  - 大根 …………………… 169
  - チンゲン菜 …………… 170
  - にら …………………… 171
  - ほうれんそう ………… 175
  - さわら ………………… 178
  - たら …………………… 180
  - たらこ ………………… 181
- 通 こうじ ………………… 188
  - 砂糖(黒砂糖) ………… 188
  - 酢 ……………………… 189
  - セージ ………………… 190
  - ターメリック ………… 190
  - とうがらし …………… 191
  - バジル ………………… 193
  - パセリ ………………… 193
  - はっか ………………… 194
  - フェンネル …………… 195
  - 玫瑰花 ………………… 196
  - ウーロン茶 …………… 197
  - 紅茶 …………………… 197
  - ジャスミン茶 ………… 198
  - 焼酎 …………………… 198
  - 日本酒 ………………… 198
  - ハイビスカス茶 ……… 198
  - プーアル茶 …………… 199
  - ワイン(赤) …………… 199

陽 虚

- 春 うど …………………… 27

- よもぎ ………………… 44
- えび …………………… 47
- 梅 さくらんぼ …………… 58
  - しょうが ……………… 61
  - にんにく ……………… 67
  - らっきょう …………… 73
- 夏 ししとう ……………… 93
  - 牛肉 …………………… 111
  - ムール貝 ……………… 116
- 秋 栗 ……………………… 124
  - さば …………………… 153
- 冬 きんかん ……………… 163
  - くるみ ………………… 165
  - にら …………………… 171
  - ねぎ …………………… 172
  - 羊肉 …………………… 182
- 通 えごま油 ……………… 186
  - 花椒 …………………… 186
  - 山椒 …………………… 186
  - こうじ ………………… 188
  - こしょう ……………… 188
  - 砂糖(黒砂糖) ………… 188
  - シナモン ……………… 189
  - 丁子 …………………… 191
  - とうがらし …………… 191
  - ナツメグ ……………… 192
  - 八角 …………………… 195
  - 紅茶 …………………… 197
  - 日本酒 ………………… 198
  - ローズヒップ茶 ……… 199

陰 虚

- 春 あさつき ……………… 25
  - いちご ………………… 26
  - グリーンアスパラガス … 31
  - 黒きくらげ …………… 34
  - 豆苗 …………………… 39
  - いか …………………… 46
  - ヨーグルト …………… 49
- 梅 桑の実 ………………… 56
  - 大豆 …………………… 63
  - 豆腐 …………………… 63
  - びわ …………………… 70
  - ラズベリー …………… 72
  - あさり ………………… 75
  - しじみ ………………… 75
  - はまぐり ……………… 78
  - 鶏肉 …………………… 79
- 夏 アボカド ……………… 84
  - いちじく ……………… 85
  - 梅 ……………………… 86
  - オクラ ………………… 87
  - キウイフルーツ ……… 89
  - 高野豆腐 ……………… 91
  - すいか ………………… 94
  - すもも ………………… 95
  - とうがん ……………… 97
  - トマト ………………… 98
  - 梨 ……………………… 99

にがうり ……………… 101	オレンジ ……………… 28	プーアル茶 ……… 199
パイナップル ……… 102	みかん ………………… 28	緑茶 …………………… 199
バナナ ………………… 102	かぶ …………………… 29	
パパイヤ ……………… 103	グリンピース ………… 32	**実 熟**
メロン ………………… 105	さやえんどう ………… 32	
桃 ……………………… 106	セロリ ………………… 36	春 いちご ……………… 26
レタス ………………… 107	たけのこ ……………… 37	グリーンアスパラガス ‥ 31
岩がき ………………… 108	たまねぎ ……………… 38	せり …………………… 35
うなぎ ………………… 109	ゆず …………………… 43	セロリ ………………… 36
かに …………………… 110	レモン ………………… 43	たけのこ ……………… 37
たこ …………………… 113	わらび ………………… 45	豆苗 …………………… 39
ほたて ………………… 115	梅 あずき ……………… 52	梅 あずき ……………… 52
秋 柿 …………………… 118	枝豆 …………………… 53	金針菜 ………………… 55
かぼす ………………… 119	大麦 …………………… 54	桑の実 ………………… 56
かりん ………………… 120	こんぶ ………………… 57	こんぶ ………………… 57
ぎんなん ……………… 122	のり …………………… 57	のり …………………… 57
くこの実 ……………… 123	わかめ ………………… 57	わかめ ………………… 57
ごま …………………… 127	しょうが ……………… 61	緑豆 …………………… 74
小麦 …………………… 128	そら豆 ………………… 62	緑豆もやし …………… 74
ざくろ ………………… 130	大豆 …………………… 63	はるさめ ……………… 74
さつまいも …………… 132	豆腐 …………………… 63	あさり ………………… 75
さといも ……………… 133	とうもろこし ………… 64	しじみ ………………… 75
しめじ ………………… 134	ひじき ………………… 69	夏 キウイフルーツ …… 89
白きくらげ …………… 135	緑豆 …………………… 74	きゅうり ……………… 90
冬 ながいも …………… 136	緑豆もやし …………… 74	高野豆腐 ……………… 91
やまいも ……………… 136	はるさめ ……………… 74	すいか ………………… 94
はすの実 ……………… 140	あさり ………………… 75	とうがん ……………… 97
まいたけ ……………… 143	しじみ ………………… 75	トマト ………………… 98
松の実 ………………… 144	はまぐり ……………… 78	梨 ……………………… 99
ゆりね ………………… 145	夏 きゅうり …………… 90	なす …………………… 100
らっかせい …………… 146	さやいんげん ………… 92	にがうり ……………… 101
りんご ………………… 147	すいか ………………… 94	バナナ ………………… 102
れんこん ……………… 148	すもも ………………… 95	メロン ………………… 105
ワイルドライス ……… 149	とうがん ……………… 97	モロヘイヤ …………… 107
鴨肉 …………………… 150	なす …………………… 100	かに …………………… 110
牛乳 …………………… 151	パパイヤ ……………… 103	秋 柿 …………………… 118
たまご（卵黄・卵白） ‥ 155	ぶどう ………………… 103	菊花 …………………… 121
チーズ ………………… 156	すずき ………………… 112	しめじ ………………… 134
豚肉 …………………… 157	ムール貝 ……………… 116	はと麦 ………………… 141
冬 くず ………………… 164	秋 かりん ……………… 120	りんご ………………… 147
くず粉 ………………… 164	黒豆 …………………… 125	れんこん ……………… 148
くるみ ………………… 165	はと麦 ………………… 141	ワイルドライス ……… 149
白菜 …………………… 173	まいたけ ……………… 143	たまご（卵白） ……… 155
かき …………………… 176	鴨肉 …………………… 150	冬 くず ………………… 164
たい …………………… 179	冬 ごぼう ……………… 166	くず粉 ………………… 164
ぶり …………………… 184	春菊 …………………… 168	ごぼう ………………… 166
通 オリーブ油 ………… 186	通 からし ……………… 186	小松菜 ………………… 167
ココナッツミルク …… 187	マスタード …………… 186	大根 …………………… 169
ごま油 ………………… 188	カルダモン …………… 187	白菜 …………………… 173
砂糖（氷砂糖） ……… 188	ココナッツミルク …… 187	ほうれんそう ………… 175
バター ………………… 194	こうじ ………………… 188	通 オリーブ油 ………… 186
はちみつ ……………… 194	シナモン ……………… 189	塩 ……………………… 189
みそ …………………… 196	酢 ……………………… 189	しょうゆ ……………… 189
日本酒 ………………… 198	セージ ………………… 190	セージ ………………… 190
ハイビスカス茶 ……… 198	ターメリック ………… 190	なたね油 ……………… 192
ワイン（白） ………… 199	みそ …………………… 196	バター ………………… 194
	ウーロン茶 …………… 197	みそ …………………… 196
水 毒	コーヒー ……………… 197	緑茶 …………………… 199
	焼酎 …………………… 198	
春 うど ………………… 27	ハイビスカス茶 ……… 198	

255

監修／東邦大学医学部東洋医学研究室

● **橋口 亮**（はしぐち・まこと）
東邦大学医学部東洋医学科客員講師、緑蔭診療所院長。東邦大学医学部卒業。産婦人科、麻酔科の研修を経て、北京中医科大学日本校にて漢方を学ぶ。1994年より緑蔭診療所で現代医学と漢方を併用した診療を行っている。著書に『橋口先生のおいしい漢方ごはん』（平凡社）、『クスリの飲み方知っておくべきこと—より安全で早く治すためのクスリの新常識』（河出書房新社）、『野菜薬膳食材事典』（マイナビ）など。

● **田中耕一郎**（たなか・こういちろう）
東邦大学医学部東洋医学科准教授、東邦大学医療センター大森病院 東洋医学科診療部長。北海道大学教育学部、富山医科薬科大学医学部医学科（現：富山大学）卒業。自治医科大学附属病院 一般内科を経て、東邦大学医学部東洋医学科入局。著書に『漢方処方 保険で使える全種類まるごと解説』『漢方一問一答99の素朴なギモンに答えます！』（どちらも共著・中外医学社）など。

● **奈良和彦**（なら・かずひこ）
東邦大学医学部東洋医学科助教。聖マリアンナ医科大学、大学院卒業。聖マリアンナ医科大学病院内科、東邦大学医療センター大森病院総合内科を経て現職。内科分野を中心に漢方治療を実践。

● **千葉浩輝**（ちば・こうき）
東邦大学医学部東洋医学科医員。日本小児科学会専門医。日本東洋医学会、日本小児科学会、日本アレルギー学会所属。富山大学医学部卒業後、千葉大学小児科等を経て現職。

Staff

装丁	桑原菜月（有限会社 Zapp!）
本文デザイン・DTP	柳田美樹、桑原菜月（有限会社 Zapp!）
撮影	天野憲仁（日本文芸社）、内田祐介
写真協力	東邦大学医学部東洋医学研究室 stock.adobe.com
イラスト	やのひろこ
執筆協力	高橋裕子
校正	夢の本棚社
編集・制作	株式会社 童夢

参考文献
『イキイキ！食材図鑑』（佐藤秀美）『おいしいクスリ 食べもの栄養事典』（池上保子）『あたらしい栄養事典』（田中明・蒲池桂子）以上 日本文芸社、『現代の食卓に生かす「食物性味表」』（日本中医食養学会／燎原書店）、『中医臨床のための中薬学』（神戸中医学研究会／医歯薬出版）、『中医営養学』（山崎郁子／第一出版）、『食の医学館一体に効く食品を全網羅』（本多京子／小学館）、『野菜薬膳食材事典』（橋口亮・橋口玲子／マイナビ）

薬膳と漢方の食材小事典
やくぜん かんぽう しょくざいしょうじてん

2019年11月20日　第1刷発行
2025年6月20日　第5刷発行

監修者	東邦大学医学部東洋医学研究室 とうほうだいがくいがくぶとうよういがくけんきゅうしつ
発行者	竹村響
印刷所	株式会社光邦
製本所	株式会社光邦
発行所	株式会社 日本文芸社 〒100-0003 東京都千代田区一ツ橋1-1-1 パレスサイドビル8F

Printed in Japan　112191101-112250606 Ⓝ05　(240077)
ISBN978-4-537-21742-1
URL https://www.nihonbungeisha.co.jp/
©NIHONBUNGEISHA 2019
編集担当　吉村

乱丁・落丁などの不良品、内容に関するお問い合わせは小社ウェブサイトお問い合わせフォームまでお願いいたします。
ウェブサイト　https://www.nihonbungeisha.co.jp/

法律で認められた場合を除いて、本書からの複写・転載（電子化を含む）は禁じられています。また、代行業者等の第三者による電子データ化および電子書籍化は、いかなる場合も認められていません。
※QRコードを読み取ってのWEBページ閲覧機能は、予告なく終了する可能性がございます。（QRコード掲載がある場合）
※QRコードは株式会社デンソーウェーブの登録商標です。